脑　积　水

Hydrocephalus
What do we know? And what do we still not know?

Ahmed Ammar　**主编**

曹　轲　章　薇　**主译**

孙　涛　**主审**

上海科学技术出版社

图书在版编目（CIP）数据

脑积水 /（沙特）艾哈迈德·阿马尔主编；曹轲，章薇主译. -- 上海：上海科学技术出版社，2023.1
书名原文：Hydrocephalus: What do we know? And what do we still not know?
ISBN 978-7-5478-5870-7

Ⅰ. ①脑… Ⅱ. ①艾… ②曹… ③章… Ⅲ. ①脑积水－诊疗 Ⅳ. ①R742.7

中国版本图书馆CIP数据核字(2022)第218739号

First published in English under the title
Hydrocephalus: What do we know? And what do we still not know?
edited by Ahmed Ammar
Copyright © Springer International Publishing AG, 2017
This edition has been translated and published under licence from
Springer Nature Switzerland AG.

上海市版权局著作权合同登记号　图字：09-2019-1081号

封面图片由主译提供。

脑积水

主编　Ahmed Ammar

主译　曹　轲　章　薇

主审　孙　涛

上海世纪出版(集团)有限公司
上海科学技术出版社　出版、发行
(上海市闵行区号景路159弄A座9F-10F)
邮政编码201101　www.sstp.cn
苏州工业园区美柯乐制版印务有限责任公司印刷
开本 787×1092　1/16　印张18.25
字数 380千字
2023年1月第1版　2023年1月第1次印刷
ISBN 978-7-5478-5870-7 / R·2601
定价：188.00元

本书如有缺页、错装或坏损等严重质量问题，请向印刷厂联系调换

内容提要

  对于不同种类的脑积水，如何选择最佳治疗方案，如何最大限度地减少手术对患者的伤害及术后并发症的发生……本书围绕这些问题，尤其是针对一些临床上相对罕见的、比较特殊的病种，进行了全面、翔实的阐述，包括各种脑积水分类的分子生物学基础、病理生理学、病因学、临床特征、诊断和鉴别诊断、治疗方案、手术相关的风险和可能的并发症、预后，以及对未来的展望等。

  本书内容全面、图文并茂、实用性强，可拓展和提高神经外科医师对脑积水的认识，继而使更多的患者受益。本书适合神经外科、神经内科医师，以及其他相关专业的读者阅读。

译者名单

主　译　曹　轲　章　薇

副主译　章　翔　武　弋　李宗正

主　审　孙　涛

译　者（按姓氏汉语拼音排序）

曹　轲　上海交通大学医学院附属仁济医院颅脑创伤中心
　　　　上海市颅脑创伤研究所

李宗正　宁夏医科大学总医院神经外科
　　　　宁夏颅脑疾病重点实验室

刘　净　宁夏医科大学总医院神经外科
　　　　宁夏颅脑疾病重点实验室

刘玉飞　深圳市第二人民医院（深圳大学第一附属医院）神经外科

时庭玉　空军军医大学西京医院全军神经外科研究所

王　峰　浙江大学医学院附属第一医院神经外科

吴晨星　安徽医科大学无锡临床学院

武　弋　东阳市人民医院（温州医科大学附属东阳医院）神经外科

徐兴国　宁夏医科大学总医院神经外科

杨　溪　上海交通大学医学院附属仁济医院颅脑创伤中心
　　　　上海市颅脑创伤研究所

章　薇　清华大学附属北京清华长庚医院神经外科

章　翔　空军军医大学西京医院神经外科

章文斌　南京医科大学附属脑科医院神经外科

朱　军　空军军医大学西京医院全军神经外科研究所

本书翻译委员会邮箱：njsbwh@126.com

主译简介

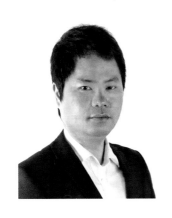

曹 轲

    上海交通大学医学院附属仁济医院颅脑创伤中心医师，上海市颅脑创伤研究所成员，神经外科主治医师。从事神经外科临床工作 10 余年，对各种颅脑损伤及脑积水的治疗有丰富的临床经验，尤其在各种脑积水的手术治疗及神经内镜治疗脑室内疾病领域具有较高水平。

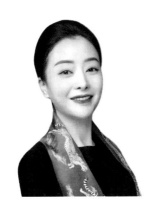

章 薇

    清华大学附属北京清华长庚医院神经外科副主任医师，清华-IDG/ 麦戈文脑科学研究院研究员。担任中国抗癌协会神经肿瘤专业委员会委员、中国医师协会神经修复学专业委员会委员、世界华人神经外科协会脊柱脊髓分会委员等学术职务，在各种神经外科肿瘤治疗方面颇有成就。

主审简介

孙 涛

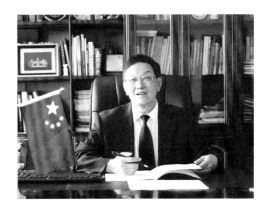

国家卫生健康委员会重点专科神经外科首席专家，宁夏医科大学名誉校长，二级教授，博士研究生导师，宁夏颅脑疾病重点实验室——省部共建国家级重点实验室培育基地主任，宁夏医科大学总医院神经病学中心主任。中国医师协会神经外科医师分会副会长，宁夏医师协会会长，《中华神经外科杂志》副主编。主持国家重点基础研究发展计划（"973"计划）、国家自然科学基金项目等23项。先后在国内外发表科研论文300余篇，主编专著9部，包括国内第一部癫痫方面的专著《神经外科与癫痫》，在国内最早提出"岛叶癫痫"的概念体系并开展了一系列基础和临床研究，相关工作成果（《岛叶癫痫》，人民卫生出版社出版）及发表的文章均促成了学术界对"岛叶癫痫"的公认。主编的专著 *Research Techniques in Neuroscience* 一书于2021年在英国独立出版社出版，并被译成意大利语、德语、法语、西班牙语等多种语言。获省部级及以上科学技术进步奖40余项；获"王忠诚中国神经外科医师学术成就奖""何梁何利基金科学与技术创新奖"。在神经外科多个亚专科领域的研究中均有很深的造诣。

中文版序一

Hydrocephalus: What do we know? And what do we still not know? 的主编 Ahmed Ammar 教授是世界范围内研究脑积水方面问题的著名专家，他主编的这部专著包含了欧美国家的多位业内著名专家的临床经验、观点和循证医学论述，内容新颖，覆盖面广。本书的出版说明了专注于脑积水的一个神经外科分支性理论已经形成。

在现代医学中，循证医学越来越被重视。本书开头的"脑积水导论"，着重阐述了循证医学在临床医学中的价值，这有助于我们理解"循证医学"和"基于价值观的医学"之间的关系。"循证医学式"指南为何优于"传统综述式"指南？这是因为循证医学先以"系统综述"筛选出"合格"的文献，继而对其进行"meta 分析"，再根据客观证据得出结论。这是一项全新的内容，也是这部专著的核心之一。

本书在脑积水经典理论的基础上，增加了两方面全新的内容。主要体现在：① 以经典理论为基础，制定了 Dandy-Walker 综合征（DWS）新的分类方案，即根据幕上和幕下颅内压（经颅多普勒监测性估计法）之差的不同结果，将DWS 分为四型（高压力型、平衡压力型、低压力型和变异型），这一新分类对DWS 手术方法的决策具有重要意义。② 客观而具体地描述了关于多房性脑积水的病理生理和自然进程，生动而形象地阐述了造成脑积水"多房性"的"隔膜"形成的因素及具体进程。这一理论为多房性脑积水的早期诊断及治疗提供了合理的解释及根据。

除了从"经典"的角度介绍"婴儿和儿童"的原发性脑积水之外，还相对深入地介绍了各神经外科专著中比较少见的三种继发性脑积水：感染后脑积水、成人和儿童创伤（开颅术）后性脑积水、蛛网膜下腔出血和脑出血后脑积水，并对目前各临床专著中篇幅很少的婴幼儿相关性脑积水进行了大篇幅的介绍，同时做出了鉴别诊断及对比分析。这可为该类脑积水的治疗提供实质性的指导和帮助。

从 20 世纪 50 年代至今，脑积水的治疗水平并没有取得显著进步，目前在循证医学指导下关于脑积水的治疗效果仍不十分令人满意，这说明解决问题的艰难性。

本书的出版将有助于临床医生加深对该疾病的认知，并能为该疾病的临床治疗提供一定帮助。同时，也希望更多医生加入脑积水研究之中，助力脑积水的救治及脑脊液科理论的发展！

"脑脊液神经外科学"理论创立者

"脑脊液神经外科学"开科人

北京北亚骨科医院李小勇脑脊液科主任、教授

2022 年 9 月

中文版序二

　　随着科学技术的飞速发展，医学上对很多疾病的研究已经取得了质的突破。这在神经外科领域尤为明显，尤其是多种新的影像学及基因技术的出现与发展，不仅使人们能客观地了解疾病的病理学改变，还让人们从基因学的角度对相关疾病有了更深的认知。

　　脑积水是人类发现的最古老的疾病之一。然而，在神经外科领域，学术界对脑积水的研究相对比较缓慢。从医学上所记录的人类对脑积水的最早描述开始，至今已有 2 000 多年，但直至今日，在脑积水的发病机制及分类方面，仍延续 100 多年前的观点，几乎没有太大的突破，不得不说这是一种遗憾。

　　脑积水到底是一种什么样的问题，究竟是脑室的问题，还是大脑的问题？Ahmed Ammar 教授等编写的 *Hydrocephalus: What do we know? And what do we still not know?* 一书，围绕脑积水的发病机制、临床表现和治疗，给出了比较新颖的观点和见解。本书主要围绕脑脊液动力学、颅内压、脑血流量、脑代谢、电解质平衡、内分泌和脑组织的完整性等多个方面，对脑积水进行了更为立体的阐述，解释脑积水不仅仅是脑室的问题，更是整个大脑的问题。

　　本书的亮点是关于脑积水的最新前沿性研究几乎均有涉及。难能可贵的是，书中还介绍了关于脑积水基因学方面的最新研究成果，甚至在基因学的角度上，根据相应的分子遗传学特点及临床表现提出了新的分类方案，从而提出了新的诊疗标准和治疗理念，在临床上将会给脑积水的诊治带来新的希望。

　　对于常规脑积水的治疗，基本上每个神经外科医师都会处理，但临床上经常会遇到一些比较棘手的、难以处理的脑积水情况。而如何对这一类患者进行合理有效的治疗及管理，从而取得最佳的治疗效果，这才是临床医师所面临的真正挑战。

　　上海交通大学医学院附属仁济医院的曹轲医师及清华大学附属北京清华长庚医院的章薇医师组织全国各地优秀的专家翻译本专著，充分忠于原著，给脑积水的临床治疗提供了全新的参考。愿此书能对神经内科、神经外科临床医师起到积极的作用。

国家卫生健康委员会重点专科神经外科首席专家

中国医师协会神经外科分会副会长

《中华神经外科杂志》副主编

博士研究生导师

2022 年 7 月

中文版前言

  脑积水是每个神经外科医师在临床上都会遇到的"令人头痛"的问题,尤其是继发于其他疾病的或手术后的继发性脑积水。此类脑积水患者一般在脑积水发生前状态尚可,一旦出现继发性脑积水,患者的状态可能迅速恶化。虽然目前临床上早已有多种有效的治疗方案,但围绕此类手术的相关问题却较多,并可能会伴随患者终身,严重影响患者的生活质量,甚至可能危及患者的生命。

  本书对临床上脑积水的相关问题给出了一些独到的见解和比较新颖的观点。全书共6个部分、25个专题,对脑积水目前的研究现状和前沿进展进行了全新的、系统性的阐述。比如,对于"多房性脑积水"这种复杂性的脑积水,由于其病因、病理(包括形态学)表现极其复杂,临床上关于此类疾病的治疗没有相对统一、规范的治疗方案。采用不同的治疗方案,患者预后可能差异很大。因此,针对特定的患者如何选择适合的最佳方案,从而使患者损伤最小、获益最大,本书给出了适当的指导,并提供了部分典型案例供读者学习参考,使读者更加形象、直观地认识该疾病。再比如,在描述脑积水的分级时,学术上通常将"侧脑室的直径"作为分级的标准及依据。然而,侧脑室直径到底指的是哪一个部位的直径,是双侧侧脑室还是单侧侧脑室,是侧脑室的前角还是后角,是体部还是下角,抑或是三角区(房部),许多学术论文、专著上也没有给出明确的解答,从而给临床工作增加了许多疑惑。而本书客观、直接地将脑积水的测量直径描述为"侧脑室房部"的直径,简单明了。诸如此类,本书内容贴近临床实际工作,实用性强。

在本书的翻译过程中，所有译者都非常认真、负责。我们遇到许多脑积水相关的罕见疾病，国内几乎找不到相关的中文资料，甚至连疾病的中文名称也难以找到。所面临的一些病种及名词可能对于部分医师或医务工作人员来说是完全陌生的，甚至可能是全新的概念。对于这些问题，本书译者追根溯源找到国外的原始文献，在对相关疾病的原始文献做出了仔细研读、客观了解后，才对该新病种进行翻译。然而，由于对这些疾病可能存在客观上的认识欠缺，在翻译过程中难免有疏漏和不足，敬请各位前辈和同仁多多包涵并批评指正。

本书的出版得到孙涛教授、章翔教授、李宗正教授等多位国内著名专家学者的大力支持，他们直接参与了本书的审校，这充分保证了本书的质量。在此，我们向他们及所有参与翻译的专家、教授致以衷心的感谢！

曹轲　章薇

2022 年 7 月

英文版前言

脑积水不单单是脑室问题，而是整个大脑的问题！

了解脑积水是了解大脑及其功能的关键问题之一。为简化问题而假设脑积水仅仅是脑室扩张，且可以通过简单的脑室分流或内镜下第三脑室底造瘘术或脉络丛烧灼术治疗，这种表述在科学上并不准确。这个错误的假设导致人们对脑积水的认识形成了一个误区，从而让人们无法完全理解脑积水及其发病的机制。脑积水是整个大脑的问题，涉及遗传学和临床症状，包括脑脊液动力学、颅内压、脑血流量、脑代谢、电解质平衡、内分泌和脑组织的完整性等多方面。

理解脑积水及其病理生理学的演变，对改善这种严重疾病的预后有重大、积极意义。这种理解应引领新的治疗方案和方法的探索。脑积水是已知最古老的人类疾病之一，最早由希波克拉底命名。但 2 300 多年过去了，有关脑积水的许多问题仍有待进一步研究。

国际上公认的先天性脑积水发病率约为 3/1 000，这一发生率可能会因地理区域的不同而异。但是，获得性脑积水的发病率并不准确，因为脑积水可能由血管畸形、肿瘤、感染和创伤等多种因素引起。目前分流术（脑室-腹腔分流术或脑室-心房分流术）仍是治疗脑积水最常用的方法，在北美、日本和欧洲，每年大约开展 10 万台次的分流手术。Choux 教授认为，分流失败的发病率在早产儿中差异很大，波动在 0.5% ～ 90%。分流失败或延迟治疗脑积水均可能导致严重的神经功能障碍甚至死亡。我们强调的是，分流手术并不是脑积水的标准治疗方案，分流手术只是一种通过排出脑脊液以达到降低颅内压的措施，从而缓解脑积水的临床症状。毫无疑问，临床医师已在医学领域中取得较大的进步，并从中受益。因此,临床上采用的"开箱即用"的智能分流器已被广泛用于脑积水的临床治疗中。虽然我们不应过多地强调及鼓励脑积水研究的重要性,但开发宫内干预的新方法,如对染色体和基因异常进行早期检测、早期诊断和干预等的相关研究,可能会给临床脑积水的防治带来新的希望。

本书旨在描述我们已知的对脑积水的了解,同时补充了部分脑积水的病理生理学、脑脊液动力学和遗传学观点,并鼓励神经科学家开发新的思路,进行进一步深入的研究,在治疗方案上开辟新的领域来战胜这种疾病,从而让脑积水患儿更为安全。

我希望本书可作为一系列长期研究和努力的契机,为我们的脑积水患者提供更多有价值的参考意见及治疗,从而丰富我们所学的知识,为未来打开一扇窗。

Ahmed Ammar

MBCh.B., DMSc, FACS, FICS, FAANS

Dammam University

King Fahd University Hospital Dammam University

Al Khobar

Saudi Arabia

致山下真美教授：

　　本书献给一位敬爱的朋友、一位伟大的小儿神经外科医师，神经科学家和教育家——山下真美教授。她撰写了本书的第 4 个专题——"理解脑积水：遗传学观点"。本书的这个专题内容是她的遗作。

　　她在神经外科领域的贡献是不可磨灭的。

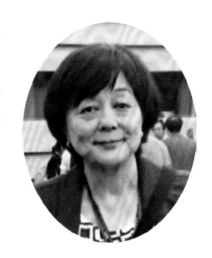

　　谨以此书献给所有脑积水患者及其家属，以及我的导师们：

　　Kenichiro Sugita 教授；

　　Shigeaki Kobayashi 教授；

　　Anthony J Raimondi 教授。

致　谢

感谢本书所有编者、参与编写的人员及 Janice Liwanag-Ventura 夫人等提供的帮助及支持。

目　录

第 6 部分　胎儿脑积水
Fetal Hydrocephalus

第1部分

脑积水导论

Introduction to Hydrocephalus

1 基于价值观的医学：脑积水中的伦理问题
Values-based Medicine: Ethical Issues in Hydrocephalus

Ahmed Ammar

1.1 基于价值观的医学

患者始终是医疗的中心。良好的神经外科治疗理念主要是以知识、技能和态度作为依托，并整合以上所有三个基本要素，为每位患者提供清晰的治疗愿景、方案和管理计划。对于患者的治疗愿景、方案等医疗过程，都应该在严格的价值观和道德框架内进行（图 1.1）。因此，在每个继续医学教育（CME）培训计划中，都包含着重要的医学伦理问题。不仅应该鼓励医疗过程中的参与者了解相关的道德知识，还应该在日常实践中考虑这些道德问题的执行情况[1]，例如：

（1）患者参与：患者有权选择或拒绝其医疗问题的处理方法。神经外科医生应该意识到，正确的治疗方案是与患者合作，以提供并决定最佳的治疗方案。

（2）有益原则：医生应将患者的最大利益视为他与患者关系的唯一目标。神经外科医生应该考虑所建议的治疗方案是否是为患者带来最佳获益的方案。该问题是治疗过程中医学伦理的基础，神经外科医生在治疗患者过程中都应该予以考虑。

（3）不伤害原则：医疗的基本问题是

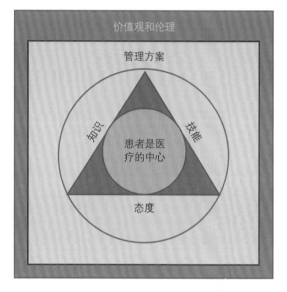

图 1.1 以价值观为基础的医学概念，患者是医疗的中心，医疗过程中的每一步都应该在严格的伦理和价值观框架内进行

"首先不要伤害"，神经外科医生必须尽力避免伤害患者。在一些挽救生命所必需的操作中有可能存在着高危因素，因此在实施操作前应该向患者解释说明这些风险，并且需要做足充分的预防措施以尽可能减少此类风险。

（4）公平公正：公正意味着患者能够获得公平、公正的医疗服务，包括医生的时间

A. Ammar, M.D., M.B.Ch.B., D.M.Sc.
Department of Neurosurgery, King Fahd University Hospital, Imam Abdulrahman Bin
Faisal University, Al Khobar, Saudi Arabia
e-mail: ahmed@ahmedammar.com

和注意力。每位患者都有权利获得优质、可负担的医疗服务。

（5）尊严：有两层含义，即患者及其医疗团队都应受到尊敬。对于患者而言，医生应该尊重患者的保密权和隐私权。

（6）信任和诚实：患者与其医疗团队之间的关系应该建立在坦诚、信任的基础之上。医生应该诚实地解答患者的问题；如果发生某些错误的操作、误诊或漏诊等情况，也应该开诚布公地向患者说明。

1.2　医疗主题的意义

神经外科医生的任务、责任在不同的治疗规范、指南[2-4]中均有类似的描述，即应为患者提供最好的医疗服务。神经外科医生应当经常性地更新知识，并学习新的技术。循证医学在神经外科领域能够有效帮助患者选择更佳的已经成为共识的治疗方案。在一定程度上，现代医学依据或参考是基于循证医学和荟萃分析（meta 分析）等以权衡不同的方法。对于年轻的神经外科医生及需要在偏远地区独立工作的同行而言，发现和追踪证据更为重要。神经外科医生有义务遵守医学伦理原则，包括：

（1）患者参与：患者有权拒绝或选择治疗方案。

（2）有益原则：医生时刻应从对患者的最佳利益出发。

（3）非伤害性：最大可能地减少医疗过程中对患者的伤害。

（4）公平公正：卫生资源的分配及优先治疗的决策应当公平、公正。

（5）尊严：患者和医务人员应彼此尊敬。

（6）坦诚：患者和医务人员之间应互相信任，彼此坦诚。

1.3　好医生还是熟练医生

有一种误解，优秀的医生即为技术娴熟的医生。但以往的经验和可靠的研究表明，这一概念并非总是如此。2002 年，在梅奥诊所的一项研究中，近 200 名患者表达了不同意见。他们认为一名优秀的医生应该是自信、富有同情心及人道主义，对患者尊重，是坦诚的、无私的。众所周知，热爱医疗卫生事业、对患者有同情心，把患者放在首位的医生是优秀的医生。因此，神经外科医生在培养年轻医生时有责任担任榜样的角色，教导学生不仅要乐于学习，更要仔细聆听患者的内心和感受，尊重他们的权利和尊严，做到真正地关心他们。成功的真正衡量标准不仅在于手术的成功，还在于让患者感到并相信他们的医生正在为他们的健康而努力，将患者的利益放在首位，坦诚可能出现的失误，并具有同情心[5-7]。

1.4　继续医学教育

是采用分流手术？还是采用内镜下第三脑室底造瘘术治疗脑积水？对此在伦理学及专业上学术界一直存在着争论。迄今对于分流方案而言，尚无绝对的证据表明哪一种类型的分流装置比其他类型更好[8]。同样的原则也适用于神经内镜技术，因为市场上有许多优质高效的神经内镜设备。

1.5　神经外科医生和新技术

新技术的出现和应用是现代神经外科的支柱。实施新型或复杂的技术需要必要的培训和训练。

为安全起见，许多神经外科医生在首次

使用某项技术或装置时，可能会要求产品公司的技术人员共同参加手术以获得必要的指引，确保正确使用该技术或装置。因此，在全世界各家医院的手术室中出现企业技术人员并不少见[9]。这使得医务人员和企业之间建立起一种超越商业利益的特殊关系。然而这也是为患者提供最新和最现代医疗服务的范例。但是这种由企业直接或间接参与外科手术的现象可能产生一定的伦理问题：如果手术没有按预定计划实施，谁应该对此负责？患者是否被告知会有相关企业的技术人员参加手术？是否应该征得患者的同意？患者是否应当与该代表会面并讨论相关事宜？根据医学伦理学原则（主动参与、真实性和诚实性），患者有权利知道谁将参加手术，并应征得患者的同意。神经外科医生应该负责选择治疗团队（包括在手术室的公司技术人员），并且需要对采用特定技术及其可能导致的并发症负责。因此，如果使用此类技术导致相关发症的发生，装置的制造公司及其技术人员也应共同承担相应责任。

1.6　神经外科医生的观点

技术的快速进步使得医务人员需要不断接受培训和更新知识来为患者提供更优质的医疗服务。医学伦理学亦要求经常性地、不断地更新知识和技能。在现实生活中医务人员可以通过参加学术研讨会来提升自己，但会议和研讨会的成本很高。大多数医院并没有相应的预算来支持医务人员这方面的开销。然而，不少医院对神经外科医生修学一定数量的学分（CH）仍有要求，不仅用于个人业务的提升，也是持续执业的要求。在一些国家，其税收制度可抵扣部分用于 CME 的费用。大多数医院要求其医务人

员获得 CME 学分用于晋升及续聘。因此，医务人员会产生疑问：谁应该支付 CME 费用？有医生和护士认为参加研讨会、讲座和学术会议对于获取新知识、提高技能及获得所需的继续教育学分至关重要，因此他们应全部承担或者部分支付相关的 CME 费用。然而，大多数人认为此类活动耗资不菲，医院或单位应该对此进行支付，因为正是他们要求医务人员参加并修习 CME 学分，此类成本理所应当由单位所负担。通过不断的学习，经验丰富且高度专业化的医务人员可以显著提升医院的医疗服务水平[10]。

大多数医院因为需要升级更现代化和更昂贵的设备而使得其预算面临巨大压力。因此可能导致用于资助 CME 的资金不足，这意味着只有部分 CME 可以获得资助。

不幸的是，一些管理人员忘记了这样一个事实：真正的投资是对人力的投资，而不是手术工具。Lars Leksell 教授为我们提供了极好的关于神经外科医生与新技术之间关系的例子和经验。他认为立体定向系统或伽马刀的操作人员在允许工作之前必须接受过全面的训练。他在书中写道："由于人类大脑所关注的地方不可能绝对精细，因此外科医生所使用的工具必须能适应其所承担的任务"[11]。医院、大学和相关的教育机构在组织课程、学术会议和研讨会时可能面临财务困难。因此，它可能会寻求相关医药单位和器械设备公司提供财政支持。医务人员、医院和教育机构及商业公司之间的关系应该是透明的和被严格监督的。神经外科医生个体应该被严格排除在此类关系之外，这在伦理及道德方面至关重要。在许多国家，行业赞助的 CME 计划必须由诸如美国继续医学教育认证委员会（ACCME）等独立机构监管，通过该机构的监管以确保 CME 计

划不受任何商业利益的影响。然而，一些研究人员认为这种监督形式是很容易被操纵的[1, 12, 13]。无论如何，商业赞助导向的 CME 项目与教育和科研导向的 CME 项目之间应该有着非常明确的界限。

1.7　行业的视角

近年来，不少企业对资助 CME 项目有浓厚的兴趣。相当数量的企业都将这些项目作为其营销策略的一部分。这些企业可能更愿意直接接触一些神经外科医生，尤其是与那些核心神经外科医生接触。然而，在许多情况下，他们必须与医院管理层或科学组织合作，避免此类联系，遵守并保护这种规定。

制药和器材设备公司通过向市场宣传产品并突出其优势来推广产品。实现该目标的一种方法是培训神经外科医生使用他们的产品。这些企业通常会聘请非常知名的神经外科医生担任他们的课程、研讨会和会议的教员。承担此类工作足以吸引各国的神经外科医生积极参加这样的课程或研讨会。不少知名专家认可他们与企业的关系。医药企业的最终目标是让医务人员使用他们的产品及药物。因此，医药企业有意培训医务人员使用他们的设备，了解他们的新药和疗法。他们发起、资助或组织除了 CME 以外的研讨会、座谈会和讲习班[9, 14-16]。由于目前的财务现状可能无法完全排除企业对 CME 项目的支持。伦理层面上解决这种困境的方案是通过严格的监管防止相关的利益冲突。其具体解决办法是在不同的医院或教育机构组建一个专门的办公室（教育委员会、CME 委员会等），用于接收不同公司的财政支持。这些办公室或委员会的主要任务是支持神经外科医生通过选定的 CME 计划获得新的技能和知识。

1.8　学习曲线

学习曲线事实存在，是内科学和外科学的职业特征。每个神经外科医生必然要面临第一次执行某种程序或首次使用特殊设备、器械或医药产品的经历。在这些情况下，应采取预防措施以保证患者的安全。这些预防措施包括监督、协助和培训。新的外科手术、发明和医疗设备的进步是开发和改进神经外科实践的基石。包括临床研究在内的研究对于设备的开发至关重要，了解不同的神经外科问题并发现适当的治疗方法应该受到基于伦理准则下的鼓励、支持和管理。

1.9　新理念与新医疗设备的首次使用

关于新产品，有两种不同的伦理考虑因素。第一个问题涉及接触有想法的高级职员或公司的伦理规范。年轻神经外科医生经常面临着试图将他的想法变为现实的艰巨任务。在许多情况下，资深医生或企业都希望将他们的名字附在产品上。如果这个想法来源于某个人，那么仅仅为了能够冠名而附加第二个名称是既不诚实也不可信的。第二个考虑因素是对患者的坦诚。患者有权被告知这是产品的首次使用，并充分了解相关风险。应制定道德规范以保护患者并确保安全使用新产品[17-19]。就伦理而言，神经外科医生必须遵循这条准则。因此，应采取相应的措施使这一重要的"关键性学习曲线"对患者安全有益。

如何监督学员的道德行为和实践，真的需要吗？

大多数初级医生在不同受训项目中接受"态度或行为"方面的评估。困难在于如何通过标准化的形式准确地衡量或评估伦理和行为[5]。

医学实践的早期，人们认为每个穿着白大褂的人都必须具备良好的价值观、有道德、诚实、有同情心和值得信任。然而遗憾的是，现实并非总是如此。评估医务人员行为和道德的最实用的方法是观察他与患者、同事和辅助医务人员的关系。问题在于是否应随机要求患者评估医务人员的行为和表现。关于在评估中是否应该包括或考虑医务人员的私人生活尚存在严重的伦理争论。一些研究人员认为，道德和价值观不能在生活的一方面付诸实践而在另一方面则被忽视。另一些观点认为，在医院内医务人员的行为是至关重要的，私生活不应该引起关注。这是一场关于良好品质和价值观的未解决的哲学辩论。在哲学角度上，人们持有、相信并实践良好的道德和价值观，以及将良好的价值观视为职责，或是出于对后果的恐惧。实际上，在培训期间只应考虑医院内医务人员的行为。医务人员的态度和道德表现根据现有的评估形式进行评估，包括优秀、非常好、良好、不适当或缺乏道德。这些类型的评估尚不够准确，有必要开发新的形式，这些形式应该是客观的而不是主观的。因而，自我监督和绝对遵守良好的价值观的观念非常重要，是医疗誓言的核心和意义。

1.10　讨　论

人们普遍认为，神经外科医生的主要任务和职责是为有需要的患者提供最佳的治疗。因此，神经外科医生应努力保持其专业知识、技能和现代技术的最新发展。不同培训计划的目的是培养出安全、知识渊博、技术精湛的神经外科医生。在许多培训计划中，学员有充分的机会学习这些技能。同样重要的是我们应该记住，从早期的历史来看，医学是以价值观为基础的。

持续的医学教育计划是现代神经外科的重要组成部分。每个神经外科医生都应该努力获得新技能并更新其知识。所在医疗机构应通过财政支持或提供方便促进医务人员参加各类学术会议、研讨会和培训等以获得 CME 学分。企业或可在支持 CME 项目中发挥重要作用。保持信息透明是防止利益冲突和道德问题的关键。

小　结

遵守医学伦理原则应该融入患者和医务人员之间的沟通和程序中的每一个方面。每一位神经外科医生的首要任务是为患者提供最好的医疗服务。患者有权了解和讨论医疗决策和实施的细节。然而，神经外科医生最终要对他为患者选择的治疗过程负责。神经外科医生应该定期进行医疗培训，以安全地推动他的学习曲线。现代科学技术在医学中的应用是必需的，是不能被忽视及淡化的。因此，应明确制定并坚定地遵守与工业／制药企业保持透明和道德的关系，以避免产生利益冲突。

参考文献

[1] Institute of Medicine. Conflict of interest in medical research, education, and practice. Washington, DC: National Academies Press; 2009.

[2] AANS Board of Directors. AANS Code of Ethics. 13 Apr 2007.

[3] AANS. The AANS Professional Conduct Program. Feb

2011.

[4] World Federation of Neurological Societies, European Association of Neurological Societies. Good practice: a guide for neurosurgeons. Acta Neurochir. 1999; 141: 791-9. (Final Version: August 1998).

[5] Johnson AG, Johnson PRV. Making sense of medical ethics. Oxford: Oxford University Press; 2007. p. 190-6.

[6] West M. What's a good doctor, and how can you make one? BMJ. 1973; 325: 669-70.

[7] Wolpe PR. We are trying to make doctors too good. BMJ. 2002; 325: 712-4.

[8] Drake JM, Kestle JR, Milner R, Cinalli G, Boop F, Piatt J Jr, Haines S, Schiff SJ, Cochrane DD, Steinbok P, MacNeil N. Randomized trial of cerebrospinal fluid shunt valve design in pediatric hydrocephalus. Neurosurgery. 1998; 43(2): 294-303.

[9] McCormick PW. OR friend/courtroom foe: does a product rep in your OR have a duty to your patient? AANS Bulletin. 2005; 14(2): 15.

[10] Accreditation Council for Continuing Medical Education. Standards for Commercial Support: Standards to Ensure Independence in CME Activities. Feb 2012.

[11] Leksell L. Sterotaxis and radiosurgery—an operative system. Springfield, IL: Charles C Thomas; 1969. p. 58.

[12] Ammar A, Bernstein M. Neurosurgical ethics in practice: value based medicine. New York: Springer; 2014.

[13] Minter RM, Angelos P, Coimbra R, Dale P, de Vera ME, Hardacre J, Hawkins W, Kirkwood K, Matthews JB, McLoughlin J, Peralta E, Schmidt M, Zhou W, Schwarze ML. Ethical management of conflict of interest: proposed standards for academic surgical societies. J Am Coll Surg. 2011; 213(5): 677-82.

[14] Morris L, Taitsman JK. The agenda for continuing medical education—limiting industry's influence. N Engl J Med. 2009; 361(25): 2478-82.

[15] Robertson JH. Neurosurgery and industry. J Neurosurg. 2008; 109(6): 979-88.

[16] White AP, Vaccaro AR, Zdeblick T. Counterpoint: physician-industry relationship can be ethically established, and conflicts of interest can be ethically managed. Spine (Phila Pa 1976). 2007; 32(11 Supp): S53-7.

[17] Ammar A. Influence of different culture on neurosurgical practice. Child's Nervous Systm. 1997; 13: 91-4.

[18] Ammar A. A young man has an idea. What should he do? Neurol Res. 1999; 21: 8-10.

[19] Bernstein M, Bampoe J. Surgical innovation or surgical evolution: an ethical and practical guide to handling noel neurosurgical procedures. J Neurosurg. 2004; 100(1): 2-7.

2 脑积水文献研究指南：系统综述、meta分析和循证医学
Evidence Based Medicine- Hydrocephalus Guideline for Systemic Reviews, Meta-analysis and Evidence Based Medicine

Dina El Kayaly, Ignatius Essene, and Ahmed Ammar

2.1 概　述

临床循证医学就是有意识地将目前可用于预防、诊断、临床评估、治疗和以患者为中心的治疗的最佳证据纳入日常的临床实践中。

将现有的知识应用于临床，对许多医生来说是一项重大挑战。因为通过查阅学术期刊、参加学术会议或其他形式的学习来掌握最新的临床治疗进展，都需要花费大量时间和精力。

在发展中国家，还面临许多其他方面的重大挑战，其中一些与医生数量不足有关，另一些与发展中国家学习及转化最新知识以改善本国的医疗能力有限有关。

缩小这一差距的关键方法是进行临床研究。参与研究的医生都必须了解相应的研究方法，以改善他的研究过程，从而用于优化临床的治疗。在本章中，我们将概述神经外科中常用的研究方法，着重通过对原始数据进行分析来充当循证医学的媒介。

神经外科领域的研究人员面临一些问题：他们中的一些人可能没有资质或能力批判性地阅读医学文献，这可能会阻碍医学教育并

最终影响患者的治疗。其他人可能通过选择错误的样本设计或错误判断样本大小，或使用不适当的分析技术来滥用研究方法。然而，这些混乱的文章可能会被其他研究人员发表和引用，这在一定程度上加剧了这个问题[5]。

2.2 脑积水患儿治疗的不同选择方法

对于儿童脑积水而言，不同的年龄和疾病阶段有多种不同类型的治疗方案。很多时候，作出决策性的治疗方案最为困难，对于一个特定患者的而言，最佳治疗方案究竟是什么？

循证医学可以为选择合适的治疗方法提供有用的参考。但是，决策始终应结合临床判断。循证医学指南特别工作组于2011年在美国成立，遵循美国神经外科医师协会（AANS）和神经外科大会（CNS）联合指导委员会（JGC）制定的协议[6]，旨在找出治疗不同病理、病因的小儿脑积水的最佳方案。

工作组通过从美国国家医学图书馆PubMed/MEDLINE数据库收集的数据，使用不同的MeSH标题和相关的关键词搜索

D. El Kayaly, M.D. (✉)
Maastricht School of Management, Cairo, Egypt
e-mail: dina@edgeegypt.com

I. Essene, M.D.
Department of Neurosurgery, Ain Shams University, Cairo, Egypt

A. Ammar, M.D., M.B.Ch.B., D.M.Sc.
Department of Neurosurgery, King Fahd University Hospital, Imam Abdulrahman Bin
Faisal University, Al Khobar, Saudi Arabia
e-mail: ahmed@ahmedammar.com

的 Cochrane 系统评价数据库，对比了不同的治疗方案，并在 2014 年的《神经外科学杂志：小儿神经外科学》增刊中发布了他们的研究（表 2.1）。

表 2.1　AANS 和 CNS 联合指导委员会（JGC）的研究结果

问题和作者	治疗方案	证据水平和强度
早产儿脑出血后脑积水的最佳治疗方法是什么（Mazzola et al.[14]）	脑室外引流（EVD）、脑室分流术（VSG）和用作临时治疗措施的腰椎穿刺术	一级 需要结合临床判断
	与脑室辅助引流（ventricle aided drainage, VAD）相比，VSG 可以减少每日脑脊液引流的次数	二级
	常规和频繁使用腰椎穿刺	二级 不推荐每日使用腰椎穿刺来缓解脑积水
	内镜下第三脑室底造瘘术（ETV）	三级 没有足够的证据推荐使用 ETV
脑室内镜置入、计算机辅助电磁引导（EM）或超声引导等辅助技术可以改善脑室分流术后患者的神经功能和生存情况吗（Flannery et al.[6]）	没有足够的证据建议使用内镜引导脑室内导管置入	一级 高度确定性
	常规使用超声引导辅助导管放置是可选方案	三级 临床确定性不明确
	使用计算机辅助电磁导航	三级 临床确定性不明确
脑脊液分流术或 ETV 作为儿童脑积水治疗的选择方案（Limbrick et al.[13]）	脑脊液分流术和 ETV 显示出相似的结果	二级 中度临床确定性
阀门类型对脑脊液分流功效的影响（Baird et al.[1]）	没有足够的证据表明对于治疗小儿脑积水而言，某种分流硬件设计绝地优于另一种分流硬件设计	一级 临床确定度高
	没有足够的证据推荐使用可编程阀门与不可编程阀门	二级 中度临床确定性
儿童脑积水分流手术术前使用抗生素（Klimo et al.[11]）	术前推荐常规使用抗生素	二级 中度临床确定性
抗生素浸渍分流系统是否可以降低儿童脑积水患者术后感染的风险（Klimo et al.[10]）	与常规分流相比，抗生素浸渍分流系统的感染风险较低	三级 临床确定程度不明确
脑脊液分流感染的管理 小儿脑积水患者分流术后感染的最佳治疗策略是什么（Tamber et al.[16]）	抗感染治疗，同时联合进行外引流或分流手术	二级 临床确定度适中
	进行外引流并彻底拆除分流系统	三级 临床确定程度不明确

问题和作者	治疗方案	证据水平和强度
脑脊液分流感染的管理 小儿脑积水患者分流术后感染的最佳治疗策略是什么（Tamber et al.[16]）	针对不能完全拆除分流装置的分流术后感染患者，或感染是由某种特定微生物引起时可给予鞘内注射和全身抗生素联合治疗，并立即更换分流系统。鞘内注射抗生素治疗的潜在神经毒性可能会限制其常规使用	三级 临床确定程度不明确 临床判断是必需的
脑室导管进入点和位置的影响 脑室导管的进入点和位置是否对分流功能和生存有影响（Kemp et al.[9]）	没有足够的证据推荐脑室导管应当由枕部还是由额部进入	三级 临床确定程度不明确 建议：两个入口点都是治疗小儿脑积水的选择
治疗后脑室大小对确定小儿脑积水手术干预的有效性有预测价值吗（Nikas et al.[15]）	没有足够的证据证明脑室大小变化可作为治疗脑积水的有效量度	三级 临床程度不明确

2.3　医学研究类型

　　研究方法多种多样，每种类型都有相应的优点和缺点。医学研究可分为初级研究与二级研究。二级研究是对现有研究进行综述和 meta 分析的总结，而初级研究是通过收集特定的数据进行研究，可分为基础或探索性研究、临床或干预性研究，以及流行病学或非干预性研究[21,22]。

　　研究人员需要了解每种研究类型的优缺点（表 2.2）。

　　各种医学研究类型与使用每种类型的目标之间存在的重要关系见图 2.1。

　　正确地选择研究类型将有助于研究目的的实施。选择正确的研究类型是研究设计的一个非常重要的方面，会直接影响研究的可靠性及结果（表 2.3）。

表 2.2　各类医学研究类型的优缺点

医学研究类型	优　点	缺　点
二级研究[34]	• 与初级研究相比具有更优的时间、成本效益 • 广泛的数据涵盖了大量问题，如果分析得当，可以提供更丰富的信息 • 以初级研究为工作基础	• 二级研究人员需要了解初级研究收集信息时所采取的各种参数和假设 • 数据不准确，取决于他人的结论和观点 • 研究结果存在滞后性 • 或与研究者的问题无直接联系
初级研究[33]	• 提出特定问题。研究人员可以控制全过程 • 更好的数据解读 • 数据来源于近期的研究结果且能够反映当前的情况	• 数据采集成本高 • 耗费时间和精力多 • 研究结果需要通过从涉及的目标受众中获取反馈，此反馈很可能是不准确的 • 还需要其他资源，如人力资源和材料

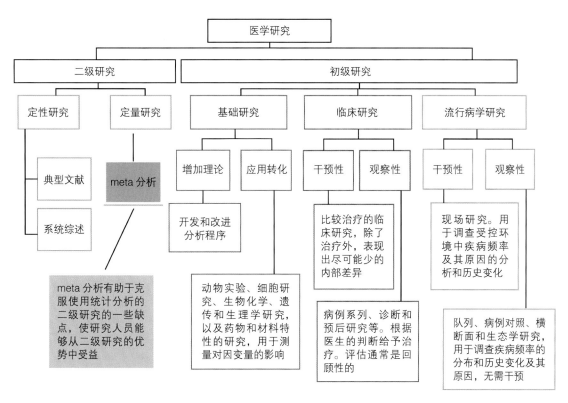

图 2.1 描述了各种类型的医学研究与使用每种类型的目的之间的关系

表 2.3 一些关键研究类型的缺点

项 目	定 义	应 用	缺 点
病例报告	关于个体患者治疗的报告集或单个患者的报告	研究罕见的暴露或多次暴露，如接触化学品	没有对照组来比较结果，几乎没有有效的统计学意义
病例对照研究	将已经患有特定病症的患者与没有患病的人进行比较	研究癌症及其他罕见疾病	比随机对照试验和队列研究效果差，因为统计学关系显示一个因素并不意味着必然导致另一个因素 选择和回忆偏倚较高
队列研究	确定一组已经接受特定治疗的患者，随着时间的推移逐步跟踪，然后将他们的结果与未受治疗影响的类似组进行比较	研究多个终点，如不同原因导致患者的死亡	观察性质并不像随机对照研究那样可靠，因为两组可能在研究变量之外的方式上有所不同。需要很长的时间和成本
随机对照研究	计划实验，使用程序减少偏倚，并允许干预组和对照组之间的比较	干预的研究效果	计划实验，可以提供合理的因果证据

续　表

项　目	定　义	应　用	缺　点
横断面研究	在特定人群中的某个时间点描述疾病与其他因素之间的关系	用于比较诊断性测试	缺乏关于暴露时间和结果关系的任何信息,仅包括流行病例,选择偏倚是适度的,但回忆偏倚很高
定性研究	使用各种方法（焦点小组、访谈、观察等）来理解和解释与健康相关的问题	描述、探索和解释与健康有关的现象	是一种补充性技术,需要结合偏见性较少的方法
生态学研究	在一系列群体中测量疾病发病率和暴露,并检查它们之间的关系	寻找特定群体中某疾病的病因与已知或可疑原因的关系	有赖于公布的统计数据,其质量因此受影响
系统综述	专注于临床主题	回答具体问题	二次研究,研究是回顾性的,其质量取决于纳入标准
meta 分析	彻底检验一些某个主题相关的有效研究,并进行数学分析		同大型研究一样,使用公认的统计方法报告结果

资料来源：作者根据多种资源编写，如 Röhrig 等（2009）、Overview of clinical research methods（2011）、Gandhi P（2011）、Clancy C 和 Cronin K（2005）。

2.4　循证医学和 meta 分析

　　meta 分析现在是循证医学的象征。在神经外科学中，通常可有不同类型的研究用于分析同一个问题，而其中一些研究无法在两种干预措施之间得出有效的统计学差异，但使用 meta 分析将这些研究结合起来，就可以发现这些治疗之间所存在的差异。

　　循证医学包括 3 个关键组成部分（图 2.2）：① 基于研究的证据；② 临床医生的经验、知识和技能；③ 患者的价值观和偏好[23]。

　　在当今的医疗环境中，循证医学非常重要，它可以帮助临床医生提高医疗服务质量，提高患者满意度，同时降低医疗成本。

　　2004 年，Lewis 和 Orland 在他们作为基础研究的《循证医学的重要性和影响》一文中提到，使用循证医学可以帮助医生选择

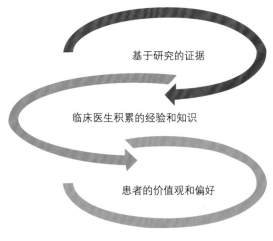

图 2.2　循证医学的组成部分

更合理的治疗方案，获得更好的结果[12]。

2.5　meta 分析的优点

　　循证医学（evidence-based medicine, EBM），

意为"遵循证据的医学"，又称实证医学，是一种医学诊疗方法，强调应用完善设计与执行的研究（证据）将决策最佳化。它具有以下优点[30]：

（1）节省时间：临床医生没有足够的时间、精力阅读大量的研究文章，通过运用标准化、基于证据的方案，EBM 可提供最佳的临床研究方法[20]。

（2）提供更好的医疗服务：在信息技术的支持下，医护人员可以更方便地访问数据库和查阅相关知识，使用 EBM 通过最新的实时数据提供更好的医疗服务[3]。

（3）透明度和问责制：EBM 的应用可以使政策变得更加透明，继而对纳税人和患者负责[13]。

（4）效率：根据 2013 年英国皇家医学院发布的各种案例研究，EBM 的应用可使康复更加高效[8, 22]。

但是 Greenhalgh 等人在 2013 年提出异议，循证医学虽然有很多好处，但也存在一些负面问题[4, 29]：① 一些商业投机者滥用 EBM，其中药品经营者使用相关指南来操纵从业人员。② 许多试验报告产生的结果有统计学差异，但无临床意义。③ 获得的证据不适用于临床实践，且数据量无法分析。

EBM 的成功主要取决于其建立及运用均立足于现实应用，保证 EBM 的核心价值，能使患者从实践中受益。

2.6 转向循证医学护理模式的流程

采用 EBM 作为一种实践方式，需要临床医生改变他们的诊断和治疗方法，并引入新的医疗模式。

牛津大学循证医学中心（CEBM）确定

了 EBM 的流程（图 2.3）[29]。

EBM 将在未来几年继续加速发展，从事医疗保健工作的人们也越来越需要学习如何进行 meta 分析。

2.7 meta 分析

系统评估方法是 meta 分析的核心。研究人员首先找到所有相关研究（已发表和未发表），并评估每项研究的设计和实施的方法学质量，旨在对现有研究进行公正的总结。这类回顾提供了对所包括的研究的净效益的定量统计估计[31]。

meta 分析试图：

（1）识别多个研究之间的效应异质性。

（2）提高检测效果的统计能力。

（3）减少研究比较的主观性。

（4）通过确定差距指导未来的研究[31]。

我们可以将所有试验的数据加在一起吗？

答案是绝对不行的，最重要的原因是试验可能存在引入不均衡的偏倚，这会破坏随机化的原则。

2.7.1 进行 meta 分析的步骤[24, 25, 36]

（1）明确综述的目标，并规划研究的（纳入/排除）标准，如随机对照试验的研究。

（2）充分检索符合资格标准的研究。

（3）列出每项研究的特征并评估其方法学质量。

（4）依据纳入、排除标准收集所需要的研究样本。

（5）对重要的研究特征进行分类和编码（样本量、随访时间、结果定义、干预等）。

（6）使用通用指标，并解释每项研究的结果。

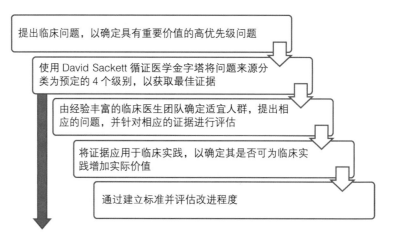

一级：主要来自随机对照临床试验（RCT），无偏倚

二级：主要来自以下几种常见的研究方案：无随机化的对照试验、队列研究、病例对照分析研究或多个时间序列研究

三级：专家意见，样本量通常较小，没有控制组，需采用统计学方案来控制研究结果，否则会留下很大的误差

四级：缺乏任何有效的统计方法

图 2.3　EBM 的流程

（7）汇总各研究的结果，得到效应大小的加权汇总估计。

（8）评估汇总研究的统计同质性。

（9）进行敏感性分析，以评估排除或减少低质量、陈旧研究的影响。

（10）对结构化报告进行回顾性分析，说明目标，描述材料和方法，以及报告结果。

2.7.2　meta 分析的要求

（1）计算效果大小。

对两组之间差异的定量测量，根据试验中两组之间的"标准化均数差"（SMD）计算；换而言之，是干预组参与者的均数与对照组参与者的均数之间的差异。

解释效果大小的最常见方式出自 Cohen 的研究结果，他认为：< 0.2 为作用效果较弱，$0.2 \sim 0.8$ 为作用效果一般，> 0.8 为作用效果显著[26, 28]。另一种常见的方法是绘制漏斗图。

（2）使用漏斗图检查发表偏倚。

漏斗图在效应大小与样本大小的图中显示 meta 分析中包含的研究。由于较小的研究比大型研究具有更大的机会变异性，因此预期的图像是对称的倒置漏斗样。如果该图是不对称的，这表明 meta 分析可能遗漏了部分研究，通常小型的研究表明没有效果。Egger 回归检验作为一项更加正式的检验已被广泛用于检验发表偏倚[31]。

（3）进行敏感性分析。

例如，它通过排除质量差的文章或较旧的文章，通过改变聚合方法来探索主要结果的变化方式。它还可以检查各个亚组结果的一致性，如干预类型[31]。

（4）绘制森林图。

森林图是 meta 分析的图形表示。它有一条线通过一个框来代表 meta 分析中的每项研究，根据标准化的平均差绘制。图形的大小与研究的精确度成正比。在每个研究的图形周围绘制 95% 置信区间（CI），以表示治疗效果估计的可能范围。通过组合所有研究获得的总效应大小通常显示为菱形[28]。

（5）评估异质性。

meta 分析的一个主要问题是它们在多大程度上混合了不同类型的研究（异质性）。通常使用的方法是 Cochran's Q 检验。如果不存在异质性，那么所有研究中治疗效果是相同的（固定的），并且研究之间看到的变化仅仅是由于偶然性导致的。如果异质性的数量很大，就通过 meta 回归来进行处理[31]。

（6）meta 回归。

该技术有助于研究人员探索哪些类型的患者或研究设计因素可能会导致异质性。最简单的 meta 回归分析使用每个试验的摘要数据，如平均效应大小、研究时的平均疾病严重程度和平均随访时间。这种方法很有价值，但识别重要因素的能力有限。幸运的是，使用个体患者数据可为重要问题提供答案：哪些类型的患者最有可能从这种治疗中获益[31]。

2.8 meta 分析软件

meta 分析软件有许多种类，其中有些是免费软件，还有些是收费的商业软件[27, 38]。

（1）免费软件

1）Meta Analysis Calculator 是一款由美国弗吉尼亚州马纳萨斯的 Larry C. Lyons

（Larry C. Lyons of Manassas, VA.）开发的一款可输入数据并进行 meta 分析及统计的免费软件。

下载地址：http://www.lyonsmorris.com/MetaA/contents.htm.

2）Meta-Analysis Easy to Answer 是由 David A. Kenny 开发的免费软件。该程序亦有 Windows 版本。下载地址：http://davidakenny.net/meta.htm.

3）MetaXL 是 Microsoft Excel 中的 meta 分析工具。它扩展了 Excel，具有多个输入和输出 meta 分析数据的功能。它采用了与一般统计软件包中相同的 meta 分析方法，但同时也提供了另外两种方法：逆方差异质性（IVhet）和质量效应（QE）模型。此外，还有一种新的检测方法用来检测发表偏倚——Doi 图。下载地址：http://www.epigear.com/index_files/metaxl.html.

（2）商业软件

1）Comprehensive Meta-Analysis 是一个商业软件，有可下载的演示程序和学术程序版本。下载地址：http://www.meta-analysis.com/pages/comparisons.html.

2）MetaWin 是一个商业软件，具有可下载的演示程序和学术程序版本。下载地址：http://www.meta-winsoft.com/mw2demo.html.

（3）其他软件

1）MIX（meta-analysis with interactive explanations）为基于 Excel 的软件。下载地址：http://www.mix-for-meta-analysis.info/index.html.

2）David B. Wilson 的 meta 分析网站包括 Excel 电子表格、SPSS 和 SAS 宏等，可用于进行 meta 分析。下载地址：http:// mason.u.edu/ ～ dwilsonb/ma.html.

2.9　meta 分析的好处

meta 分析功能强大，虽然也有争议，进行合理的 meta 分析时限定条件较多。然而，Walker 等人仍列出了 meta 分析的一系列好处[35]：

（1）结果可以推广到更大范围的人群。

（2）随着使用更多数据，可以提高评估的精确度和准确度。反过来，这也可增加检测效果的统计能力。

（3）可以量化和分析研究结果的不一致性。

（4）假设检验可应用于汇总估计。

（5）项目主持者可对研究之间的差异进行解释。

（6）可以调查是否存在发表偏倚。

2.10　meta 分析的优点和缺点

虽然近来 meta 分析的使用变得非常流行，但是进行合理的 meta 分析才是有必要的。Finckh 和 Tramèr 于 2008 年发表了相关的研究论文，讨论了 meta 分析的优缺点，如表 2.4 所述[26]。

2.11　进行 meta 分析的分步操作

为了制作进行 meta 分析的分布流程，我们使用了 MetaXL[38]，它是 Microsoft Excel for Windows 中 meta 分析的附加程序。它几乎支持所有主要的 meta 分析方法，加上独特的逆方差异质性和质量效应模型，可输出为表格和图形格式的结果。

我们创建了一个用于演示该过程的人工数据集。

（1）meta 分析的要求

1）数据输入。

我们使用 MetaXL 的一个示例文件创建了一个人工数据集，反映了预测试和后期结果，因此关键指标是表 2.5 中第 2 列所示的平均差异，我们进行了相应地分析。

2）使用漏斗图检验发表偏倚。

漏斗图测量单个研究的治疗效果（优势比）的大小，并与样本量或研究的精确度（标准误）进行对比，以检验发表偏倚。如图所示，对称的倒置漏斗意味着所发现的研究结果可能具有包容性（图 2.4）。

但是当出现图形不对称的情况时，就意味着可能忽略了小的、负面的或中性的研究。垂直线代表所有纳入研究的治疗效果的

表 2.4　meta 分析的优缺点[32]

优　点	缺　点
• 规范了研究成果的总结过程 • 以客观的方式表达调查结果，而不是回顾 • 可以检验隐藏的研究之间的关系 • 防止过度解读研究中的差异 • 可以处理大量的研究	• 需要毅力和努力工作 • 忽略研究之间的质的差异 • 主要的错误是把毫不相关的东西放在一起进行比较（无效比较） • 大多数 meta 分析都包含有错误的研究结果 • 存在选择偏倚是一个明显的缺点 • 严重依赖于已发表的研究结果，这可能会增加其影响力，因为无统计学意义的研究结果很难被发表

表 2.5 数 据 集

研　究	MD	LCI 95%	HCI 95%	Weight
AAAA	−0.400	−1.066	0.266	1590
BBBB	−0.150	−0.953	0.653	2.969
CCCC	−2.200	−9.749	5.349	2.024
DDDD	−0.860	−1.677	−0.043	4.479
HHHH	−1.200	−1.851	−0.549	5.320
LLLL	−0.390	−0.709	−0.071	8.081
MMMM	−0.150	−1.066	0.766	5.614
NNNN	−0.200	−0.680	0.280	7.252
WWWW	−0.620	−1.758	0.518	5.055
QQQQ	−2.250	−5.409	0.909	3.117
RRRR	0.010	−0.733	−0.733	8.098
YYYY	0.070	−0.617	0.757	3.319
OOOO	−0.500	−1.571	0.571	3.869
PPPP	−0.580	−2.153	0.993	3.413
SSSSS	−0.600	−1.270	0.070	3.386
FFFF	−0.360	−1.008	0.288	1.622
JJJJJ	−0.600	−0.824	−0.376	22.419
KKKK	−0.170	−0.597	0.257	8.373
Pooled	−0.525	−0.764	−0.285	100.00
统计值				
I-squared 检验	0.542	0.000	50.239	
Cochran's Q 检验	17.093			
Chi2	0.448			
Q-index	46.575			

注：MD，均数差；LCI 95%，95% 置信区间下限；HCI 95%，95% 置信区间上限；Weight，加权。
资料来源：研究人员使用可免费下载的 Excel 软件（MetaXL）开发。

汇总估计[37]。

下图是 Doi 图（图 2.5），是检验发表偏倚的另一种方法，它表现出一个轻度的不对称性，这证实了我们所得出的结论。

● 进行灵敏度分析（图 2.6）。

它探讨了通过排除质量较差的文献或较早的文献来改变主要结论的方式。

例如，我们排除了最后两种情况并重新计算，发现几乎相似的结果，表明它们具有一致性。以下森林图和指标（左下角）证明了我们的论点。

（2）绘制森林图（图 2.7）。

它是 meta 分析的一种图形表示。它有一条线通过一个框来代表 meta 分析中的每项研究，根据标准化的平均差绘制。图形的大小与研究的精确度成正比。在每个研究的图形周围绘制 95% CI，以代表治疗效果估计的不确定性。通过综合所有研究得出的总效应大小通常显示为菱形图。我们可以看到在无效线的左边有更多的研究，这表明两种治疗方法之间存在差异。然而，森林图底部的菱形图代表了所有研究的集合数据，并显

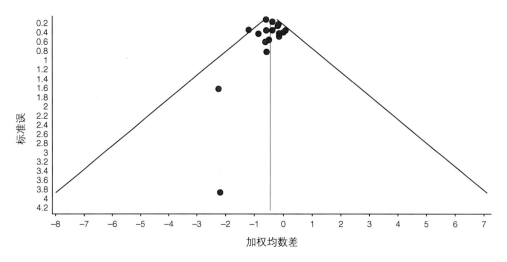

图 2.4　漏斗图

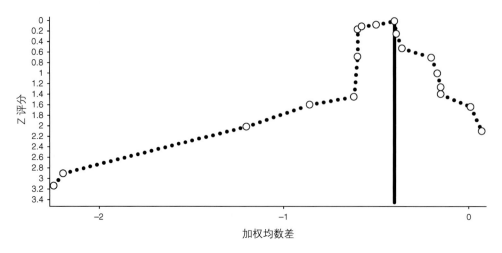

图 2.5　Doi 图

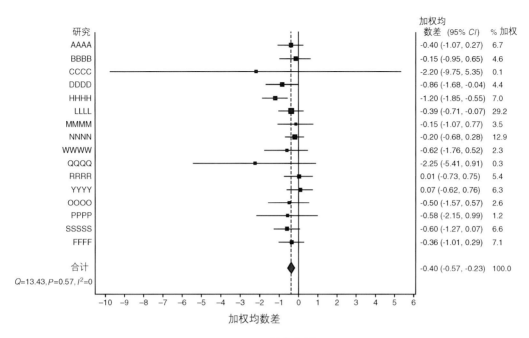

图 2.6　灵敏度分析

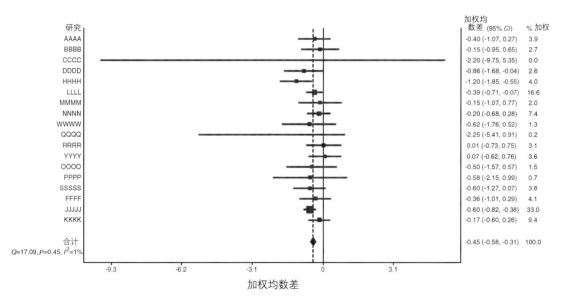

图 2.7　森林图

示出了一定的置信区间。因此，该 meta 分析的结论是两种治疗方法之间存在差异[31]。

（3）评估异质性。

meta 分析的一个主要问题是它在多大程度上混合了不同类型的研究（异质性）。

常用的检验方案是 Cochran's Q 检验。如果不存在异质性（因为 $P > 0.05$），那么我们得出的结论是，所有研究中治疗效果是相同的，研究之间的差异仅仅是概率导致的[17]。

另一个检验方案是 I-squared 检验，解释它的经验法则是 25% 对应低异质性，50% 对应中等异质性，75% 对应高异质性。因此，在我们的案例中，异质性中等，可能是因为研究的规模较小[31]。

基于上述的两种检验，没必要进行 meta 分析。

小　　结

对于不同类型的脑积水，我们别无选择，只能继续努力寻找最佳的治疗方法。而大多数现有证据为Ⅱ级或Ⅲ级。因此，我们需要继续研究，以了解脑积水的病理生理学，并探索寻找新的治疗方案，不仅为挽救此类儿童的生命，而且还为可以保护或恢复其正常的神经和认知功能，让他们也能拥有一个美好的未来。研究应该扩展到预防医学范畴内，或以减少不同治疗方法的并发症和后果为目标。

meta 分析是一种定量的、正式的流行病学研究设计，用于系统地评估以前的研究，以得出关于该研究主体的结论。它是循证医学的基石，通过使个体的研究结果更适用于临床实践。与个体研究相比，meta 分析的结果可能包括更准确地估计治疗效果、疾病风险因素。严格进行 meta 分析是循证医学的有力工具。因为 meta 分析需要整合许多研究结果，所以开展 meta 分析是值得的，而已有的大量研究结果确保了 meta 分析开展的可行性。

参考文献

[1] Baird LC, Mazzola CA, KI A, Klimo P Jr, Flannery AM, Pediatric Hydrocephalus Systematic Review and Evidence-Based Guidelines Task Force. Pediatric hydrocephalus: systematic literature review and evidence-based guidelines. Part 5: effect of valve type on cerebrospinal fluid shunt efficacy. J Neurosurg Pediatr. 2014; 14(Suppl 1): 35–43.

[2] Berry JG, Toomey SL, Zaslavsky AM, Jha AK, Nakamura MM, Klein DJ, et al. Pediatric readmission prevalence and variability across hospitals. JAMA. 2013; 309: 372–80. (Erratum in JAMA 309: 986, 2013).

[3] Clancy C, Cronin K. Evidence-based decision making: global evidence, local decisions. Health Aff. 2005; 24(1): 151–62.

[4] Croft P, Malmivaara A, van Tulder V. The pros and cons of evidence-based medicine. Spine (Phila Pa 1976). 2011; 36(17): E1121–5. doi: 10.1097/BRS.0b013e318223ae4c.

[5] Esene I, El-Shehaby A, Baeesa S. Essentials of research methods in neurosurgery and allied sciences for research, appraisal and application of scientific information to patient care (Part I). Neurosciences. 2016; 21(2): 97–107.

[6] Flannery AM, Duhaime AC, Tamber MS, Kemp J, Pediatric Hydrocephalus Systematic Review and Evidence-Based Guidelines Task Force. Pediatric hydrocephalus: systematic literature review and evidence-based guidelines. Part 3: endoscopic computer-assisted electromagnetic navigation and ultrasonography as technical adjuvants for shunt placement. J Neurosurg Pediatr. 2014; 14(Suppl 1): 24–9.

[7] Gandhi P. Clinical research methodology. Indian J Pharm Educ Res. 2011; 45(2): 199–209.

[8] Gaspar L. The role of whole brain radiation therapy in the management of newly diagnosed brain metastases: a systematic review and evidence-based clinical practice guideline. J Neuro-Oncol. 2010; 96(1): 17–32.

[9] Kemp J, Flannery AM, Tamber MS, Duhaime AC, Pediatric Hydrocephalus Systematic Review and Evidence-Based Guidelines Task Force. Pediatric hydrocephalus: systematic literature review and evidence-based guidelines. Part 9: effect of ventricular catheter entry point and position. J Neurosurg Pediatr. 2014; 14(Suppl 1): 72–6.

[10] Klimo P Jr, Thompson CJ, Baird LC, Flannery AM, Pediatric Hydrocephalus Systematic Review and Evidence-Based Guidelines Task Force. Pediatric hydrocephalus: systematic literature review and evidence-based guidelines. Part 7: antibiotic-impregnated shunt systems versus conventional shunts in children: a systematic review and meta-analysis. J Neurosurg Pediatr. 2014; 14(Suppl 1): 53–9.

[11] Klimo P Jr, Van Poppel M, Thompson CJ, Baird LC, Duhaime AC, Flannery AM, Pediatric Hydrocephalus Systematic Review and Evidence-Based Guidelines Task Force. Pediatric hydrocephalus: systematic literature review and evidence-based guidelines. Part 6: preoperative antibiotics for shunt surgery in children with hydrocephalus: a systematic review and meta-analysis. J Neurosurg Pediatr. 2014; 14(Suppl 1): 44–52.

[12] Lewis S, Orland B. The importance and impact of evidence-based medicine. J Manag Care Pharm. 2004; 10(5): S3–5.

[13] Limbrick DD, Baird LC, Klimo P Jr, Riva-Cambrin J, Flannery AM. Pediatric hydrocephalus: systematic literature review and evidence-based guidelines. Part 4: cerebrospinal fluid shunt or endoscopic third ventriculostomy for the

treatment of hydrocephalus in children. J Neurosurg Pediatr. 2014; 14(Suppl 1): 30−4.

[14] Mazzola CA, Choudhri AF, Auguste KI, Limbrick DD Jr, Rogido M, Mitchell L, Flannery AM, Pediatric Hydrocephalus Systematic Review and Evidence-Based Guidelines Task Force. Pediatric hydrocephalus: systematic literature review and evidence-based guidelines. Part 2: management of posthemorrhagic hydrocephalus in premature infants. J Neurosurg Pediatr. 2014; 14(Suppl 1): 8−23.

[15] Nikas DC, Post AF, Choudhri AF, Mazzola CA, Mitchell L, Flannery AM, Pediatric Hydrocephalus Systematic Review and Evidence-Based Guidelines Task Force. Pediatric hydrocephalus: systematic literature review and evidence-based guidelines. Part 10: change in ventricle size as a measurement of effective treatment of hydrocephalus. Neurosurg Pediatr. 2014; 14(Suppl 1): 77−81.

[16] Tamber MS, Klimo P Jr, Mazzola CA, Flannery AM, Pediatric Hydrocephalus Systematic Review and Evidence-Based Guidelines Task Force. Pediatric hydrocephalus: systematic literature review and evidence-based guidelines. Part 8: management of cerebrospinal fluid shunt infection. J Neurosurg Pediatr. 2014; 14(Suppl 1): 60−71.

[17] Sedgwick P. Meta-analyses: heterogeneity and sub-group analysis. BMJ. 2013; 346: f4040.

[18] Röhrig B, et al. Types of study in medical research. Dtsch Arztebl Int. 2009; 106(15): 262−8.

[19] Williams MA, McAllister JP, Walker ML, Kranz DA, Bergsneider M, Del Bigio MR, et al. Priorities for hydrocephalus research: report from a National Institutes of Health-sponsored workshop. J Neurosurg. 2007; 107(5 Suppl): 345−57.

[20] Youngblut J, Brooten D. Evidence-based nursing practice: why is it important? AACN Clin Issues. 2001; 12(4): 468−76.

[21] Flannery AM, Mitchell L. Pediatric hydrocephalus: systematic literature review and evidence-based guidelines. Part 1: introduction and methodology. J Neurosurg Pediatr. 2014; 14(Suppl 1): 3−7.

Online Sources

[22] Overview of clinical research methods, compiled by Crowe Associates Ltd for James Lind Alliance December 2011: https://www.nottingham.ac.uk/research/groups/cebd/documents/patientscarers/overview-of-clinical-research-methods.pdf. Accessed 5 Oct 2016.

[23] Sense About Science, Academy of Medical Royal Colleges: www.senseaboutscience.org. Accessed 5 Oct 2016.

[24] Himmelfarb Health Science Library: www.libguides.gwumc.edu. Accessed 5 Oct 2016.

[25] DeCoster, J. Meta-analysis notes. http://www.stat-help.com/notes.html (2004). Accessed 5 Oct 2016.

[26] Haidich, A. Meta-analysis in medical research. https://www.ncbi.nlm.nih.gov/pmc/articles/ PMC3049418/ (2010). Accessed 5 Oct 2016.

[27] Meta-analysis Research Methodology: www.academia.edu. Accessed 5 Oct 2016.

[28] Computer Programs for Meta-Analysis. www.commfaculty.fullerton.edu. Accessed 5 Oct 2016.

[29] For Practitioners/What is a good evidence. www.cebi.ox.ac.uk.

[30] Greenhalgh T, et al.: Evidence based medicine: a movement in crisis? www.nbci.nlm.nih.gov (2013).

[31] 5 Reasons the Practice of Evidence-Based Medicine Is a Hot Topic. www.healthcatalyst.com. Accessed 30 Oct 2016.

[32] What is meta-analysis? www.whatisseries.co.uk. Accessed 5 Oct 2016.

[33] Centre for Evidence-Based Medicine (CEBM) Oxford, UK, The steps to EBM include: http:// www.cebm.net Accessed 5 Oct 2016.

[34] Primary research advantages and disadvantages. http:// www.ianswer4u.com/2012/02/. Accessed 5 Oct 2016.

[35] Secondary research advantages and disadvantages. http:// www.ianswer4u.com/2012/05/. Accessed 5 Oct 2016.

[36] Meta-analysis: its strengths and limitations. Cleveland Clinic Journal of Medicine. http:// www.ccjm.org/. Accessed 5 Oct 2016.

[37] Primer: strengths and weaknesses of meta-analysis. https://www.researchgate.net/publication/. Accessed 5 Oct 2016.

[38] Statistics V.: Introduction to clinical trials and systematic reviews Abdul Ghaaliq Lalkhen and Anthony McCluskey. http://ceaccp.oxfordjournals.org/. Accessed 11 Oct 2016.

[39] MetaXL—EpiGear: www.epigear.com. Accessed 11 Oct 2016.

第2部分

脑积水的病因学和病理生理学

Etiology and Pathophysiology of Hydrocephalus

3 脑积水的病理生理学
Pathophysiology of Hydrocephalus

Deepak Gupta, Raghav Singla, and Chinmay Dash

3.1 概 述

脑脊液（CSF）从其在的脑室内产生的位置到其吸收进入体循环的位置的流动过程中，因吸收不充分导致脑室进展性扩张的情况，称为脑积水[1]。脑脊液流体动力学的经典假说认为，脑脊液产生于脑室内并向皮层蛛网膜下腔单向流动，进而被吸收回流至静脉窦中。

Dandy 从他标志性的脉络丛切除术中得出结论，脑脊液是从脉络丛中产生的。该结论的前提是，假设脑室内的室管膜与脑脊液的产生无关[2]。

脑脊液的生理学基于 3 个关键前提：① 脑脊液的分泌是活跃的；② 脑脊液的吸收过程是被动的；③ 脑脊液从形成部位到吸收部位是单向流动的（图 3.1）。

3.2 脑脊液的形成

通过对分离的脉络丛组织进行检验发现，约 80% 或更多的脑脊液形成于脉络丛[3]。血浆通过脉络丛内皮形成的超滤液是生成脑脊液的第一步。该过程是静水压导致的。然后，超滤液再通过脉络膜上皮分泌进入脑室腔中，形成脑脊液，这是一个持续活跃的代谢过程。然而，对切除脉络丛的脑室系统进行灌注研究表明，30% ～ 60% 的脑脊液为非脉络膜来源的[4]，这一观点可能解释了为什么脉络丛切除术后仍无法控制脑积水进行性加重。脑实质可能是脉络膜之外脑脊液形成的主要来源。

3.2.1 脑脊液的吸收

脑脊液吸收的速率取决于吸收部位的压力差，在一定的生理范围内，脑脊液的吸收速率与吸收部位的压力差呈线性关系。脑脊液主要通过蛛网膜颗粒、脑组织和脑血管进行吸收[5, 6]。脑脊液顺着静水压梯度差从颅内蛛网膜下腔被动地吸收到颅静脉血中[7]。

3.2.2 单向流动

脑脊液是以往复运动的方式循环的，最终自脑室流向蛛网膜下腔[8]。脑脊液从侧脑室单向流经室间孔（Monro 孔），然后通过第三脑室和中脑导水管（Sylvius）进入第四脑室，最后通过第四脑室外侧孔（Luschka 孔）和第四脑室中央孔（Magendie孔）进入蛛网膜下腔。脑脊液的生成机制中，脉络丛的泵运功能发挥着重要作用，主

D. Gupta, M.D. (✉) • R. Singla, M.D. • C. Dash, M.D.
Department of Neurosurgery, Neurosciences Centre and Association, JPN Apex Trauma Centre AIIMS, Delhi, India
e-mail: drdeepakgupta@gmail.com

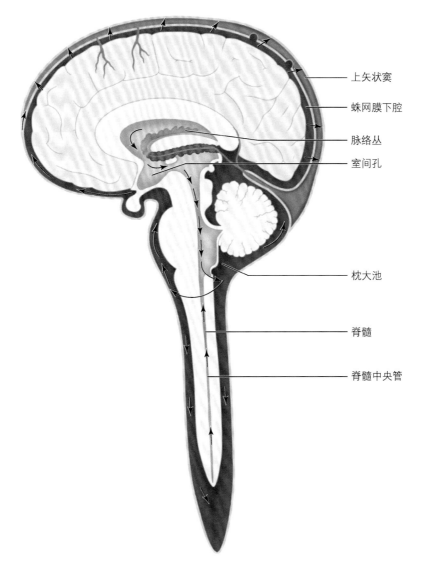

上矢状窦

蛛网膜下腔

脉络丛

室间孔

枕大池

脊髓

脊髓中央管

图 3.1　脑积水的发生和脑脊液流体动力学的经典假说（改编自 Orešković D, Klarica M. Development of hydrocephalus and classical hypothesis of cerebrospinal fluid hydrodynamics: facts and illusions）

要通过对脉络丛反复进行血流灌注和滤过产生脑脊液[9, 10]。

　　因此，这种脑脊液生理学理论被认为是脑脊液流体动力学的经典假说，即脑脊液主要从脑室内的脉络丛（图 3.2）主动产生（分泌），然后从脑室循环到蛛网膜下腔，并被蛛网膜颗粒被动地吸收进入静脉窦（图3.3）。这意味着在生理条件下，由脉络丛主

动形成的脑脊液必须等体积地被动地运送到皮质蛛网膜下腔中。

　　如果脑脊液产生和吸收出现不平衡，出现液体的净积累和脑室扩张，最终会导致脑积水的发生。脑脊液的产生和吸收之间的平衡至关重要。如果积聚的脑脊液对脑组织的压力过高，就会出现脑积水的症状和体征。

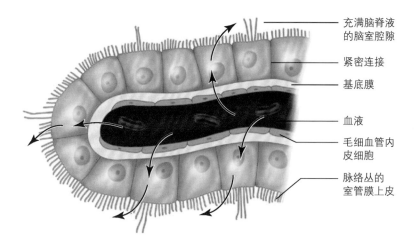

充满脑脊液
的脑室腔隙

紧密连接

基底膜

血液

毛细血管内
皮细胞

脉络丛的
室管膜上皮

图 3.2 脉络丛的显微结构，显示脑脊液形成过程中液体的路径

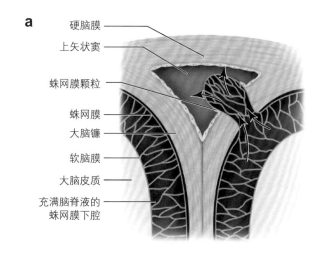

a

硬脑膜

上矢状窦

蛛网膜颗粒

蛛网膜

大脑镰

软脑膜

大脑皮质

充满脑脊液的
蛛网膜下腔

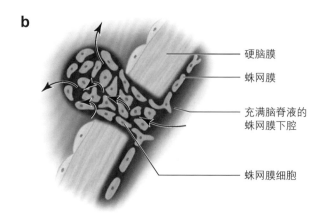

b

硬脑膜

蛛网膜

充满脑脊液的
蛛网膜下腔

蛛网膜细胞

图 3.3 a. 上矢状窦的冠状面，可见蛛网膜颗粒。b. 蛛网膜颗粒的放大视图，显示脑脊液进入静脉系统的路径
（引自 Snell's clinical neuroanaomy，并重新绘制）

然而，最近这种经典假说受到了质疑。有新的假说认为，脑脊液并不主要是由脉络丛产生的。相反，脑脊液循环主要由脑脊液、间质液（ISF）和毛细血管之间所形成静水压和渗透压相互作用所致，最终影响脑脊液的产生和吸收。渗透压和静水压力对 ISF–CSF 容量的调节至关重要[11, 12]。这表明脑脊液和组织之间存在持续的液体和物质交换，这种交换受到在这些区域内占主导地位的各种病理或生理作用的精细调节。与脉络丛相比，脑组织毛细血管的表面积大得多，这表明脑脊液的"形成"和"吸收"可能主要发生在脑毛细血管中[13, 14]。由于水占 ISF–CSF 体积的 99%，因此在血浆和 ISF–CSF 之间的所有区域内都会持续地进行水的快速转运[11]。

在人体内，中枢神经系统内的水的转动受渗透压和静水压的影响，并取决于该部位的生理或病理生理过程（创伤、缺血、炎症、脑积水等），这些过程可导致液体渗透压和静水压的变化。根据这一新的假设，ISF 和 CSF 之间平衡的破坏是导致脑积水的关键。这表明，这些病理生理的改变在"梗阻性脑积水"中起着至关重要的作用，如果没有其他活跃的病理过程，仅阻断脑脊液循环途径，可能不会导致临床脑积水（图 3.4）。

经典的脑脊液循环假说可以解释脑积水的大多数病因。主要包括"脑脊液泵"（脉络丛）的功能过度活跃、脑脊液的过度生成、循环障碍、吸收抑制和脑脊液的静水压增加等。然而，它还远不够完美，并受到 Orešković 和 Klarica 假说的质疑。

根据脑脊液流体动力学的经典假说，脑积水是由于循环通路的阻塞、脑脊液的吸收能力降低或脑脊液分泌过多造成的。Dandy 认为脑脊液的产生部位是脉络丛，在最初的时候就将脑积水分为两种类型："交通性"脑积水和"非交通性"脑积水[15]。从那时起，这种分类一直被作为公认的分类方法，并且在许多情况下仍然作为其他新分类的基础。在脑室造影的基础上，Dandy 将交通性脑积水定义为脑室内注射的染料可以流通至脊髓蛛网膜下腔的脑积水；而非交通性脑积水中染料无法到达脊髓蛛网膜下腔。

该分类的基础主要是基于脑脊液的循环通路，非交通性脑积水的特征在于脑室和腰椎蛛网膜下腔之间存在梗阻。

Ransohoff 等人将非交通性脑积水改为"脑室内梗阻性脑积水"；同时，他们认为交通性脑积水是由基底池或蛛网膜颗粒水平处的阻塞引起的，并将其称为"脑室外梗阻性脑积水"[16]。

Rekate 等人提出的一种新的分类方案，仅将由脉络丛乳头状瘤产生过量脑脊液的情况定义为交通性脑积水，而将所有其他形式的脑积水均视为梗阻性脑积水（表 3.1）[1]。

表 3.1 Rexate 等提出的脑积水分类

阻 塞 部 位	病 因	脑积水类型
无	脉络丛乳头状瘤	交通性
室间孔	肿瘤	梗阻性
中脑导水管	肿瘤，先天性	梗阻性

续 表

阻 塞 部 位	病 因	脑积水类型
第四脑室出口	脑膜炎、Chiari 畸形	梗阻性
基底池	脑膜炎、蛛网膜下腔出血后	梗阻性
蛛网膜颗粒	出血、感染	梗阻性
静脉流出道	颅底异常、心脏病	梗阻性

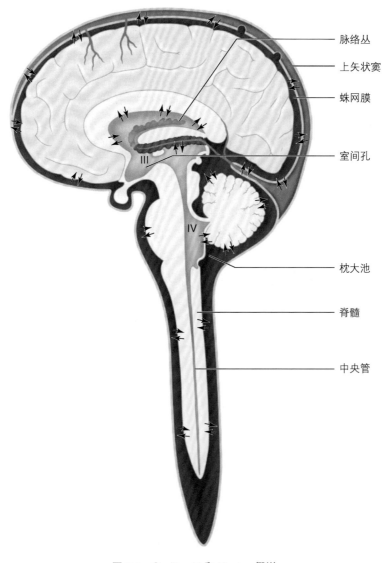

图 3.4 Orešković 和 Klarica 假说

3.3 脑积水的实验模型

3.3.1 先天性脑积水的动物模型

H-Tx 系大鼠是实验研究最常用的先天性脑积水大鼠模型，可用于在围产期因中脑导水管狭窄而导致梗阻性脑积水的研究[17, 18]。依据非孟德尔遗传理论，通过对近交系Wistar-Lewis（LEW/Jms）大鼠的研究中发现，可在妊娠 21 天中的第 17 天出现中脑导水管狭窄[19]。多种因素使这些大鼠模型成为研究新生儿和青少年脑积水的最佳选择，其中包括：自然发生的脑室扩张，这些大鼠的大脑大小足以进行分流研究；大鼠对行为测试的适应性；研究成本相对较低；以及能容易收集到的充足的、可用的实验相关数据。多种大鼠模型已经揭示了脑室扩大的原因[17, 18, 20]。这些模型主要包含 SUMS/NP[21]、hy3[22]、转化生长因子（TGF）-β1 过表达[23-25]，发生在中脑导水管狭窄之前 α-SNAP 中的hyh 点突变和室管膜剥脱[26-28]，成纤维细胞生长因子（FGF）-2[4]、细胞黏附因子-L1（L1-cell adhesion molecule deficient）缺陷[29]，水通道蛋白缺陷[30]、hpy[31]、保守的叉头框基因/翼状螺旋转录因子基因成员（Mf1）[32, 33]、肝素结合表皮生长因子和胶原蛋白的缺乏等[34]。Sweger 及其同事[35] 开发了一种双转基因小鼠模型，该模型可以进行 G1 耦联的 Ro1 受体表达，该受体仅在星形胶质细胞中表达。通过在饮用水中用四环素启动控制Ro1 的表达，使这些小鼠在特定时间内出现脑室扩大、室管膜部分剥脱、器官的形态改变和中脑导水管闭塞等。这是一个很好的动物实验模型，其研究脑积水的发病机制可适用于新生儿、青少年及成人发病的研究。然而这些模型也有一定的缺点，其主要缺点是模型动物颅腔的大小限制了脑脊液分流器的

置入和侵入性生理传感器的使用。

3.3.2 获得性脑积水的动物模型

高岭土常用于动物实验中诱导脑积水的发生。高岭土本质上是一种惰性硅酸盐，可通过将其注射到实验动物的脑脊液中诱发脑积水，目前它已被用于多种婴幼年和成年动物（小鼠、大鼠、兔子、仓鼠、猫、犬）的实验研究中。将高岭土注入小脑延髓池、第四脑室，或者两个部位都注入，可诱导产生梗阻性（非交通性或脑室内）脑积水。而用此类方法诱发产生获得性交通性脑积水比较困难。在成年大鼠[37, 38] 和犬[39, 40] 的皮质蛛网膜下腔注射高岭土或硅酮后[36]，仅可观察到中度的脑室扩大。也有采取类似的方式，将硅橡胶注入猴子的基底池中，但仅产生轻度的交通性脑积水[41]。Li 及其同事[42] 通过向成年大鼠的基底池注入高岭土，可诱导交通性脑积水的形成。有学术研究表明，通过使用接种病毒[43]或细菌[44, 45]的方法（非机械方法）也可用于诱发交通性脑积水。Davis 等人[43] 发现，在脑内接种病毒后，脑膜、室管膜和脉络丛会出现短暂的炎症反应，继而发生脑积水。生长因子如 TGF-β、FGF-1 和 FGF-2[25]，以及神经毒素[46]，在动物模型中进行鞘内或脑池内注射后都取得了不同程度的成功。

3.4 脑积水的数学模型

可用数学模型来揭示与脑积水发生相关的可能机制[47-52]。Pang 等人[51] 提出以下假设来解释 12 名分流患者的低压脑积水的成因。

（1）低压性脑积水与大脑黏弹性模量的改变有关，它继发于细胞外水从脑实质中排

出，以及由于长期过度拉伸导致的脑组织的结构变化。

（2）有些患者由于出现脑萎缩导致大脑固有弹性降低，从而容易形成低压性脑积水。

（3）低压性脑积水症状不是由压力变化引起的，而是由严重的脑室变形和脑内的径向压应力升高引起的脑组织扭曲和皮质缺血引起的。

（4）治疗必须着眼于允许水进入脑实质，并以恢复脑实质的弹性为目标。

该数学模型将大脑描述为一个准线性黏弹性组织，也就是说，在对脑室扩大的反应中，有一个初始的弹性反应，然后是一个不同的长期黏弹性反应。阻止该模型和所有其他模型具有预测性的缺陷在于物质特性，目前人们对大脑的了解仍不够完全清楚。

磁共振弹性成像[53, 54]是通过磁共振成像（MRI）检测变形组织中波的传播，来测量活体脑组织的弹性特性。具有不同材料特性的组织传导这些波的方式不同。尽管该方法在组织的无创性测量方面具有巨大潜力，但大脑客观的组织特性决定其无法被直接测量，因此该方法应用于大脑检测的准确性尚未得到验证。此外，用于对组织进行机械扰动的装置需要一个相对平坦的表面[54]，因此该方法用于对具有发达的脑沟回的大脑半球进行检查是存在问题的。

3.5　病理生理学机制

3.5.1　胶质细胞增生和炎症

脑积水患者中几乎均有胶质细胞增生现象，炎症和胶质瘢痕形成可能在导致脑积水患者出现的慢性症状中起着重要作用。许多研究者认为，瘢痕形成是脑积水患者大脑中几乎均存在的永久性改变[55, 56]。

先前对先天性和后天性脑积水模型的研究发现，胶质纤维酸性蛋白（GFAP）RNA 和蛋白质水平随着脑积水的进展而增加。此外，Mangano 及其同事[55]还指出，在远离皮质的"病变"区域，小胶质细胞增生和活性增加，这表明神经炎症与整个皮质通路的损伤有关。脑积水的实验模型已经证明，分流手术可以降低大脑皮质中 GFAP 和 RNA 水平，这表明反应性星形细胞增生对脑脊液的引流高度敏感，但大脑中这些物质含量的水平会随着时间的推移而再次上升[57]。临床上，正常压力脑积水患者和蛛网膜下腔出血继发性脑积水患者的脑脊液中 GFAP 水平较高。脑胶质细胞增生可能会显著改变大脑的物理特性，使其变得更加僵硬（顺应性差），继而使抵抗脑脊液压力和流量变化的能力变差。

近年来，有研究人员发现星形胶质细胞和水通道蛋白（AQP）之间存在较强的关联，这可能对脑脊液的吸收产生重大影响。中枢神经系统中有两种 AQP，即 AQP1 和 AQP4，可能在脑积水的发生过程中起作用，因此它们也可能是潜在的药物作用靶点。AQP1 在脉络丛上皮细胞面向脑室的膜中表达，可促进脑脊液的分泌。AQP4 在星形胶质细胞的足突和脑室室管膜壁细胞中表达，其可能将细胞内多余的水转运出大脑。在对脑积水的实验动物模型和有限的人体组织标本的研究发现，这些 AQP 的表达改变表明它们参与了脑积水的病理生理学过程。通过对小鼠进行研究发现，敲除 AQP1 对脑积水的发生具有保护作用，而 AQP4 的缺失则会出现损害作用[58]。在机械性梗阻导致的脑积水大鼠大脑皮质和海马中发现 AQP4 表达增加，这表明该水通道在脑室扩大期的脑脊液吸收中起着代偿调节作用。内皮细胞对慢性低灌注的一种反应性结构改变是基底层细胞出现异常，因此在脑积水实验的研究报告中会出现水通道蛋白的改变[59]。

3.5.2　脑搏动

Di Rocco 等[60]已经证实，对于没有物理屏障阻塞正常脑脊液流动的情况下，异常的脑搏动可以导致脑室扩张。脑搏动在MRI 电影成像（Line-MRI）上表现为中脑导水管内可检测到的脑脊液脉冲，该表现在脑积水患者中通常会显著升高[61]，并可将此作为正常压力脑积水有用的诊断标准。尽管有学者已经提出了关于导致这些搏动增强原因的理论[61, 63, 64]，但尚没有任何研究明确给出异常搏动与脑积水之间的病理生理学关系。此外，在每个脑搏动消散的过程中，会在毛细血管内外形成一个比较小的、相对稳定的静脉脉压，这一过程被认为是正常脑血管调节功能的关键[63]。大脑的微动脉主要位于充满脑脊液的蛛网膜下腔内，在脑搏动中有效地参与脉冲的耦合和传递。脑搏动可促进脑脊液通过枕骨大孔直接进入脊髓蛛网膜下腔，还可通过间接耦合作用促进脑脊液吸收进入矢状窦，进而将脑脊液从颅内转移出来。脑积水病理生理学的一个重要机制是脑组织顺应性出现改变，这种改变会导致脉冲耗散作用重新进行分布[62, 63]。脑毛细血管的搏动性增加可能会导致出现多种病理生理学改变的后果。脑组织出现结构反应性改变会导致脑实质中的微血管减少，在脑积水实验研究中已经证实研究样本脑组织中的毛细血管密度降低[65, 66]。另外，脑积水发生后也会使血脑屏障的完整性受损[67, 68]。这两种效应都可以解释临床性脑积水[69-71]和实验性脑积水[56, 72]中所出现脑灌注减少的原因。近期研究发现，过度的搏动应力可造成一氧化氮介导的血管内皮细胞的稳

态出现变化[73, 74]，从而损害脑的血流动力学[75]。用高岭土诱导脑积水的大鼠模型中，在脑室扩大的最初几周，也出现了一氧化氮合酶免疫反应性的显著增加[76]。这些研究都有力地证明了脉冲耗散机制在维持脑正常毛细血管的功能中发挥着重要作用。

3.5.3　脑脊液的吸收：淋巴、蛛网膜和微血管

传统观点认为脑脊液完全通过蛛网膜颗粒吸收进入上矢状窦或邻近的脊神经根周围的静脉中，但这一观点目前受到了一系列实验的质疑[77-79]。最初这些实验的结果受到质疑是因为这些实验是在动物或人类尸体上进行的，是通过向这些动物或尸体中注射乳胶微粒，来揭示蛛网膜下腔的潜在脑脊液通路。然而，在最新的人体研究发现，颅内淋巴管尤其是嗅神经周围的鼻通道淋巴管，能够输送大量的脑脊液。最重要的是，在患有交通性脑积水的成年大鼠中，这些通道表现为受损状态。

3.6　常见的临床症状

3.6.1　婴儿出血后脑积水

婴儿出血后脑积水的发病率与胎儿的出生体重和估计胎龄呈负相关。在一项对 20世纪 90 年代中期出生体重低于 1 500 g 的婴儿的研究中发现，22% 的婴儿患有出血后脑积水，其中又有约 1/4 的婴儿表现出进行性脑室扩张。然而，这些成活下来的婴儿当中，又有约 1/3 的患儿后续需要进行脑脊液分流[80]。胚胎生发基质是人体发育过程中在脑室壁室管膜中广泛存在的"暂时性结构"，主要存在于妊娠 8～28 周时，为上覆皮层产生神经细胞祖细胞。在妊娠 32 周后，

生发基质逐渐完成退化。增殖性生发基质是一个代谢比较活跃的区域，其内的血管易碎、未成熟，且容易出血。

多种因素均会增加生发基质出血倾向，虽然目前尚未完全清楚其病理生理过程。但早产儿由于发育不成熟，大脑的自主调节功能不完善，而无法起到良好的缓冲调节作用，此时如出现血容量、血流量和血压较大幅度的波动，就容易导致脆弱的生发基质出血。此外，纤维连接蛋白和其他细胞外基质的低水平表达，也可能会导致出血倾向增加[81]。婴儿出血后脑积水发生后，由于通过蛛网膜颗粒吸收到静脉系统和从室管膜吸收到脑实质中的脑脊液减少，进而表现出脑脊液的吸收障碍症状[82]。

3.6.2 感染后脑积水

TORCH 感染［弓形虫、其他（水痘、人类免疫缺陷病毒、梅毒）、风疹、巨细胞病毒和单纯疱疹病毒］是产前颅内感染的主要原因，可能会导致多种严重的后果，甚至会危及患者的生命。寄生虫感染后，虫体侵入并破坏侧脑室室管膜，可能会形成碎片并落入脑室，致脑脊液循环通道阻塞[83]。也有另外一种广泛被接受的观点认为，软脑膜炎症是此类患者脑积水的主要原因。在细菌性脑膜炎中，中性粒细胞会在颅内出现细菌感染后迁移至蛛网膜下腔中。由此产生的化脓性渗出物会积聚在大脑半球表面的中央沟和外侧沟内，以及蛛网膜下腔最深处、脑脊液流动最缓慢的基底池中。这些渗出物会干扰蛛网膜颗粒对脑脊液的吸收，还可能阻塞 Luschka 孔和 Magendie 孔，导致梗阻性脑积水。通常情况下，梗阻多发生于感染的第二周末，此时中性粒细胞开始消退，渗出液中出现大量的成纤维细胞增生[84]。在结核

性脑膜炎中，由于炎性渗出物会占据蛛网膜下腔、阻塞脑室通路，而导致脑积水。在疾病的早期阶段，厚厚的凝胶状渗出物会阻塞大脑底部的蛛网膜下腔（尤其是脚间池和环池），导致脑积水。在疾病的后期，渗出物会使蛛网膜下腔形成致密的瘢痕组织，继而导致脑积水的发生。当然，脑积水的发生也可能是由于渗出物阻塞了蛛网膜颗粒，从而阻止了脑脊液的循环吸收[85]。在感染的急性期，脉络丛和室管膜的炎症会导致脑脊液的过度分泌，致使患者的颅内压升高、脑积水的严重程度加剧。在整个炎症过程中，第四脑室出口最可能被渗出物或软脑膜上形成的瘢痕组织所堵塞，或者出现渗出物、室管膜下结核瘤等压迫脑干，导致中脑导水管阻塞从而形成脑积水[85]。脑内囊肿所导致的脑积水病因较多，包括脑室内囊肿、基底池蛛网膜下腔的葡萄状囊肿、基底池囊虫病性脑膜炎导致的第四脑室出口梗阻，以及不伴有囊肿的纤维化或室管膜炎等[86]。

3.6.3 创伤后脑积水

临床上重型颅脑损伤后出现脑室扩大很常见[87]。创伤后脑室扩张的原因可能有多种：头部创伤导致的神经元丢失、可能出现的继发性脑组织缺血性损伤，以及脑脊液循环通道阻塞导致形成脑积水。鉴别创伤后脑积水（PTH）和神经胶质增生很重要。然而通常鉴别诊断并不容易[88]。

在颅脑伤合并有蛛网膜下腔出血时，可能会迅速发生创伤后脑积水。创伤性蛛网膜下腔出血会形成无菌性脑膜炎使基底池梗阻，导致脑积水。同时，颅脑损伤后所形成的无菌性炎症也会导致脑脊液的吸收障碍，从而形成交通性脑积水。如果合并急性脑内血肿，血肿所形成的占位效应会使脑脊液的

流动受阻，继而导致急性脑积水。通常情况下，创伤后脑积水容易发生于颅脑损伤急性期后的数周或数月。蛛网膜下腔出血可影响创伤后脑积水的发生和进展。颅脑损伤和脑积水患者的蛛网膜下腔可因出现纤维化而消失；室管膜的破坏、室管膜下胶质增生，以及白质丢失（尤其是脑室周围）是另一个显著的改变[89]。实验研究表明，通过向蛛网膜下腔注入血浆或全血后，大鼠脑室的脑脊液的流出阻力和脑脊液压力增加，这是通过蛛网膜颗粒上皮的脑脊液运输减少所导致的。然而，关于人类脑脊液通路阻塞研究的直接证据很少。研究发现在出现蛛网膜下腔出血后不久即死亡的患者当中，纤维蛋白很少出现在蛛网膜颗粒内的引流通道中。蛛网膜颗粒/蛛网膜下腔纤维化及闭塞程度在迟

发性创伤后脑积水中的作用程度目前尚未完全清楚[90]。

研究表明，去骨瓣减压术后的脑积水可能与搏动性脑脊液流量减少有关[91]。目前已经通过实验探索了颅骨和硬脑膜对脑脊液流体动力学的影响：开颅去骨瓣减压术后脑脊液流出的阻力降低了一半，而大脑的顺应性［用压力-容积指数（PVI）表示］却在增加[92]。Waziri 等人研究发现，由于去骨瓣减压术后颅内的压力脉冲可通过颅骨缺损处向外传递，使患者的脑脊液搏动的双重脉冲机制被破坏。蛛网膜颗粒的功能取决于蛛网膜下腔与引流静脉之间的压力差。颅骨去骨瓣减压术后颅内压脉冲性动力学的破坏致使脑脊液流出和吸收平衡发生改变，进而导致脑积水[93]（图 3.5）。

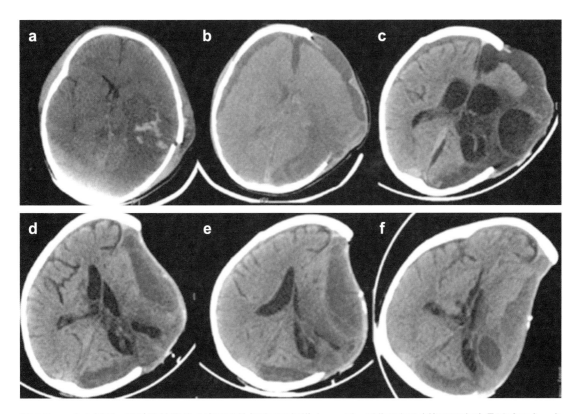

图 3.5　一个左侧颞、顶叶脑挫伤的 4 岁男孩的颅脑 CT 扫描（a～f）。受伤后行左侧额颞顶部去骨瓣减压术。术后患儿发生继发硬膜下积液和脑积水，并在进行腹腔分流术后症状改善

研究表明，靠近中线处的去骨瓣减压术导致的静脉回流改变与创伤后脑积水的发生存在相关性[94]。此外，患者的年龄、损伤的严重程度、颅内感染、脑室内出血、蛛网膜下腔出血及硬膜下积液等也是发生创伤后脑积水的危险因素[88, 89, 95-97]。然而，去骨瓣减压术后发生脑积水的危险因素仍存在争议，目前尚未达成共识[89, 98]。

3.6.4　先天性脑积水

先天性脑积水和新生儿脑积水可由多种发育异常或颅内损害引起，其主要病因是神经管缺陷、颅内感染、脑室内出血、创伤和肿瘤等。先天性脑积水的病理生理学机制主要包括两种不同的机制：单独影响预后的原发性遗传异常，以及主要由于脑室扩张或脑脊液生理改变而发生的继发性损伤机制[99]。据估计，40% 的先天性脑积水病例可能存在遗传因素[100]。在人类中，X 连锁脑积水综合征（HSAS1，OMIM）占具有遗传原因的先天性脑积水病例的 5% ~ 15%[101, 102]。位于 Xq28 的 L1CAM（L1 蛋白）与人类先天性 X 连锁脑积水有关。已有关于成人 X 连锁正常压力脑积水[103] 和常染色体显性遗传的家族性正常压力脑积水报道[104]。然而，该基因相关的基因位点尚未确定。对于人类脑积水在遗传学方面的研究，实际上已远远落后于对动物模型的研究。在已鉴定出的和脑积水可能相关的 43 个突变基因中，仅确定出其中的 1 个基因与人类脑积水的发生相关[99]。脑积水的病理生理学的研究清晰地表明，神经细胞形成时的改变及细胞增殖和凋亡调节的紊乱，会导致了胚胎早期阶段的大脑发育受损和异常，从而形成脑积水[105-107]。

在细胞水平上，先天性脑积水的形成在病理生理学上与多种机制有关。包括 L1 蛋白等相关细胞膜蛋白的破坏、室管膜细胞的功能紊乱、间充质细胞的功能紊乱、生长因子的信号异常及细胞外基质的破坏等[27, 108-114]。任何这些干扰都可能导致脑脊液的动力学发生改变，从而导致先天性脑积水。

参考文献

[1] Rekate HL. The definition and classification of hydrocephalus: a personal recommendation to stimulate debate. Cerebrospinal Fluid Res. 2008; 5: 2.

[2] Dandy WE. Experimental hydrocephalus. Ann Surg. 1919; 70(2): 129–42.

[3] Brown PD, Davies SL, Speake T, Millar ID. Molecular mechanisms of cerebrospinal fluid production. Neuroscience. 2004; 129(4): 957–70.

[4] Pollay M, Curl F. Secretion of cerebrospinal fluid by the ventricular ependyma of the rabbit. Am J Phys. 1967; 213(4): 1031–8.

[5] Alksne JF, Lovings ET. The role of the arachnoid villus in the removal of red blood cells from the subarachnoid space. An electron microscope study in the dog. J Neurosurg. 1972; 36(2): 192–200.

[6] Weed LH. Studies on cerebro-spinal fluid. No. III: the pathways of escape from the subarachnoid spaces with particular reference to the Arachnoid Villi. J Med Res. 1914; 31(1): 51–91.

[7] Brodbelt A, Stoodley M. CSF pathways: a review. Br J Neurosurg. 2007; 21(5): 510–20.

[8] Johanson CE, Duncan JA, Klinge PM, Brinker T, Stopa EG, Silverberg GD. Multiplicity of cerebrospinal fluid functions: new challenges in health and disease. Cerebrospinal Fluid Res. 2008; 5: 10.

[9] Bering EA. Circulation of the cerebrospinal fluid. Demonstration of the choroid plexuses as the generator of the force for flow of fluid and ventricular enlargement. J Neurosurg. 1962; 19: 405–13.

[10] Bering EA, Sato O. Hydrocephalus: changes in formation and absorption of cerebrospinal fluid within the cerebral ventricles. J Neurosurg. 1963; 20: 1050–63.

[11] Bulat M, Klarica M. Recent insights into a new hydrodynamics of the cerebrospinal fluid. Brain Res Rev. 2011; 65(2): 99–112.

[12] Orešković D, Klarica M. Development of hydrocephalus and classical hypothesis of cerebrospinal fluid hydrodynamics: facts and illusions. Prog Neurobiol. 2011; 94(3): 238–58.

[13] Crone C. The permeability of capillaries in various organs

as determined by use of the "indicator diffusion" method. Acta Physiol Scand. 1963; 58: 292−305.

[14] Raichle ME. Neurogenic control of blood-brain barrier permeability. Acta Neuropathol Suppl. 1983; 8: 75−9.

[15] Pudenz RH. The surgical treatment of hydrocephalus—an historical review. Surg Neurol. 1981; 15(1): 15−26.

[16] Ransohoff J, Shulman K, Fishman RA. Hydrocephalus: a review of etiology and treatment. J Pediatr. 1960; 56: 399−411.

[17] Johanson C, Del Bigio M, Kinsman S, Miyan J, Pattisapu J, Robinson M, et al. New models for analysing hydrocephalus and disorders of CSF volume transmission. Br J Neurosurg. 2001; 15(3): 281−3.

[18] Kohn DF, Chinookoswong N, Chou SM. A new model of congenital hydrocephalus in the rat. Acta Neuropathol (Berl). 1981; 54(3): 211−8.

[19] Yamada H, Oi SZ, Tamaki N, Matsumoto S, Sudo K. Prenatal aqueductal stenosis as a cause of congenital hydrocephalus in the inbred rat LEW/Jms. Childs Nerv Syst. 1991; 7(4): 218−22.

[20] Jones HC, Yehia B, Chen G-F, Carter BJ. Genetic analysis of inherited hydrocephalus in a rat model. Exp Neurol. 2004; 190(1): 79−90.

[21] Jones HC, Dack S, Ellis C. Morphological aspects of the development of hydrocephalus in a mouse mutant (SUMS/NP). Acta Neuropathol (Berl). 1987; 72(3): 268−76.

[22] Raimondi AJ, Bailey OT, McLone DG, Lawson RF, Echeverry A. The pathophysiology and morphology of murine hydrocephalus in Hy-3 and Ch mutants. Surg Neurol. 1973; 1(1): 50−5.

[23] Aliev G, Miller JP, Leifer DW, Obrenovich ME, Shenk JC, Smith MA, et al. Ultrastructural analysis of a murine model of congenital hydrocephalus produced by overexpression of transforming growth factor-beta1 in the central nervous system. J Submicrosc Cytol Pathol. 2006; 38(2−3): 85−91.

[24] Wyss-Coray T, Feng L, Masliah E, Ruppe MD, Lee HS, Toggas SM, et al. Increased central nervous system production of extracellular matrix components and development of hydrocephalus in transgenic mice overexpressing transforming growth factor-beta 1. Am J Pathol. 1995; 147(1): 53−67.

[25] Tada T, Kanaji M, Kobayashi S. Induction of communicating hydrocephalus in mice by intrathecal injection of human recombinant transforming growth factor-beta 1. J Neuroimmunol. 1994; 50(2): 153−8.

[26] Wagner C, Batiz LF, Rodríguez S, Jiménez AJ, Páez P, Tomé M, et al. Cellular mechanisms involved in the stenosis and obliteration of the cerebral aqueduct of hyh mutant mice developing congenital hydrocephalus. J Neuropathol Exp Neurol. 2003; 62(10): 1019−40.

[27] Jiménez AJ, Tomé M, Páez P, Wagner C, Rodríguez S, Fernández-Llebrez P, et al. A programmed ependymal denudation precedes congenital hydrocephalus in the hyh mutant mouse. J Neuropathol Exp Neurol. 2001; 60(11): 1105−19.

[28] Bátiz LF, Páez P, Jiménez AJ, Rodríguez S, Wagner C, Pérez-Fígares JM, et al. Heterogeneous expression of hydrocephalic phenotype in the hyh mice carrying a point mutation in alpha-SNAP. Neurobiol Dis. 2006; 23(1): 152−68.

[29] Kamiguchi H, Hlavin ML, Lemmon V. Role of L1 in neural development: what the knockouts tell us. Mol Cell Neurosci. 1998; 12(1−2): 48−55.

[30] Bloch O, Auguste KI, Manley GT, Verkman AS. Accelerated progression of kaolin-induced hydrocephalus in aquaporin-4−deficient mice. J Cereb Blood Flow Metab. 2006; 26(12): 1527−37.

[31] Bryan JH. The immotile cilia syndrome. Mice versus man. Virchows Arch A Pathol Anat Histopathol. 1983; 399(3): 265−75.

[32] Topczewska JM, Topczewski J, Solnica-Krezel L, Hogan BL. Sequence and expression of zebrafish foxc1a and foxc1b, encoding conserved forkhead/winged helix transcription factors. Mech Dev. 2001; 100(2): 343−7.

[33] Blackshear PJ, Graves JP, Stumpo DJ, Cobos I, Rubenstein JLR, Zeldin DC. Graded phenotypic response to partial and complete deficiency of a brain-specific transcript variant of the winged helix transcription factor RFX4. Development (Cambridge, England). 2003; 130(19): 4539−52.

[34] Utriainen A, Sormunen R, Kettunen M, Carvalhaes LS, Sajanti E, Eklund L, et al. Structurally altered basement membranes and hydrocephalus in a type XVIII collagen deficient mouse line. Hum Mol Genet. 2004; 13(18): 2089−99.

[35] Sweger EJ, Casper KB, Scearce-Levie K, Conklin BR, McCarthy KD. Development of hydrocephalus in mice expressing the G(i)-coupled GPCR Ro1 RASSL receptor in astrocytes. J Neurosci. 2007; 27(9): 2309−17.

[36] Del Bigio MR, Bruni JE. Cerebral water content in silicone oil-induced hydrocephalic rabbits. Pediatr Neurosci. 1987; 13(2): 72−7.

[37] Cosan TE, Gucuyener D, Dundar E, Arslantas A, Vural M, Uzuner K, et al. Cerebral blood flow alterations in progressive communicating hydrocephalus: transcranial Doppler ultrasonography assessment in an experimental model. J Neurosurg. 2001; 94(2): 265−9.

[38] Cosan TE, Guner AI, Akcar N, Uzuner K, Tel E. Progressive ventricular enlargement in the absence of high ventricular pressure in an experimental neonatal rat model. Childs Nerv Syst. 2002; 18(1−2): 10−4.

[39] Deo-Narine V, Gomez DG, Vullo T, Manzo RP, Zimmerman RD, Deck MD, et al. Direct in vivo observation of transventricular absorption in the hydrocephalic dog using magnetic resonance imaging. Investig Radiol. 1994; 29(3): 287−93.

[40] James AE, Burns B, Flor WF, Strecker EP, Merz T, Bush M, et al. Pathophysiology of chronic communicating hydrocephalus in dogs (Canis familiaris). Experimental studies. J Neurol Sci. 1975; 24(2): 151−78.

[41] Diggs J, Price AC, Burt AM, Flor WJ, McKanna JA, Novak GR, et al. Early changes in experimental hydrocephalus. Investig Radiol. 1986; 21(2): 118−21.

[42] Li J, McAllister JP, Shen Y, Wagshul ME, Miller JM, Egnor MR, et al. Communicating hydrocephalus in adult rats with kaolin obstruction of the basal cisterns or the cortical subarachnoid space. Exp Neurol. 2008; 211(2): 351−61.

[43] Davis LE. Communicating hydrocephalus in newborn hamsters and cats following vaccinia virus infection. J Neurosurg. 1981; 54(6): 767−72.

[44] Wiesmann M, Koedel U, Brückmann H, Pfister HW.

Experimental bacterial meningitis in rats: demonstration of hydrocephalus and meningeal enhancement by magnetic resonance imaging. Neurol Res. 2002; 24(3): 307−10.

[45] Brandt CT, Simonsen H, Liptrot M, Søgaard LV, Lundgren JD, Ostergaard C, et al. In vivo study of experimental pneumococcal meningitis using magnetic resonance imaging. BMC Med Imaging. 2008; 8: 1.

[46] Fiori MG, Sharer LR, Lowndes HE. Communicating hydrocephalus in rodents treated with beta,beta'-iminodipropionitrile (IDPN). Acta Neuropathol (Berl). 1985; 65(3−4): 209−16.

[47] Tenti G, Drake JM, Sivaloganathan S. Brain biomechanics: mathematical modeling of hydrocephalus. Neurol Res. 2000; 22(1): 19−24.

[48] Dutta-Roy T, Wittek A, Miller K. Biomechanical modelling of normal pressure hydrocephalus. J Biomech. 2008; 41(10): 2263−71.

[49] Miller K, Chinzei K. Mechanical properties of brain tissue in tension. J Biomech. 2002; 35(4): 483−90.

[50] Davis GB, Kohandel M, Sivaloganathan S, Tenti G. The constitutive properties of the brain paraenchyma Part 2. Fractional derivative approach. Med Eng Phys. 2006; 28(5): 455−9.

[51] Pang D, Altschuler E. Low-pressure hydrocephalic state and viscoelastic alterations in the brain. Neurosurgery. 1994; 35(4): 643−55; discussion 655−6.

[52] Peña A, Bolton MD, Whitehouse H, Pickard JD. Effects of brain ventricular shape on periventricular biomechanics: a finite-element analysis. Neurosurgery. 1999; 45(1): 107−16; discussion 116−8.

[53] Muthupillai R, Lomas DJ, Rossman PJ, Greenleaf JF, Manduca A, Ehman RL. Magnetic resonance elastography by direct visualization of propagating acoustic strain waves. Science. 1995; 269(5232): 1854−7.

[54] Yin M, Rouvière O, Glaser KJ, Ehman RL. Diffraction-biased shear wave fields generated with longitudinal magnetic resonance elastography drivers. Magn Reson Imaging. 2008; 26(6): 770−80.

[55] Mangano FT, McAllister JP, Jones HC, Johnson MJ, Kriebel RM. The microglial response to progressive hydrocephalus in a model of inherited aqueductal stenosis. Neurol Res. 1998; 20(8): 697−704.

[56] da Silva MC, Michowicz S, Drake JM, Chumas PD, Tuor UI. Reduced local cerebral blood flow in periventricular white matter in experimental neonatal hydrocephalus-restoration with CSF shunting. J Cereb Blood Flow Metab. 1995; 15(6): 1057−65.

[57] Miller JM, McAllister JP. Reduction of astrogliosis and microgliosis by cerebrospinal fluid shunting in experimental hydrocephalus. Cerebrospinal Fluid Res. 2007; 4: 5.

[58] Verkman AS, Tradtrantip L, Smith AJ, Yao X. Aquaporin water channels and hydrocephalus. Pediatr Neurosurg. 2016. doi: 10.1159/000452168.

[59] Mao X, Enno TL, Del Bigio MR. Aquaporin 4 changes in rat brain with severe hydrocephalus. Eur J Neurosci. 2006; 23(11): 2929−36.

[60] Di Rocco C, Di Trapani G, Pettorossi VE, Caldarelli M. On the pathology of experimental hydrocephalus induced by artificial increase in endoventricular CSF pulse pressure. Childs Brain. 1979; 5(2): 81−95.

[61] Bradley WG, Scalzo D, Queralt J, Nitz WN, Atkinson DJ, Wong P. Normal-pressure hydrocephalus: evaluation with cerebrospinal fluid flow measurements at MR imaging. Radiology. 1996; 198(2): 523−9.

[62] Greitz D. Radiological assessment of hydrocephalus: new theories and implications for therapy. Neurosurg Rev. 2004; 27(3): 145−65; discussion 166−7.

[63] Egnor M, Zheng L, Rosiello A, Gutman F, Davis R. A model of pulsations in communicating hydrocephalus. Pediatr Neurosurg. 2002; 36(6): 281−303.

[64] Wagshul ME, Chen JJ, Egnor MR, McCormack EJ, Roche PE. Amplitude and phase of cerebrospinal fluid pulsations: experimental studies and review of the literature. J Neurosurg. 2006; 104(5): 810−9.

[65] Del Bigio MR, Bruni JE. Changes in periventricular vasculature of rabbit brain following induction of hydrocephalus and after shunting. J Neurosurg. 1988; 69(1): 115−20.

[66] Jones HC, Bucknall RM, Harris NG. The cerebral cortex in congenital hydrocephalus in the H-Tx rat: a quantitative light microscopy study. Acta Neuropathol (Berl). 1991; 82(3): 217−24.

[67] Castejon OJ. Transmission electron microscope study of human hydrocephalic cerebral cortex. J Submicrosc Cytol Pathol. 1994; 26(1): 29−39.

[68] Nakagawa Y, Cervós-Navarro J, Artigas J. Tracer study on a paracellular route in experimental hydrocephalus. Acta Neuropathol (Berl). 1985; 65(3−4): 247−54.

[69] Nakamura T, Xi G, Hua Y, Schallert T, Hoff JT, Keep RF. Intracerebral hemorrhage in mice: model characterization and application for genetically modified mice. J Cereb Blood Flow Metab. 2004; 24(5): 487−94.

[70] Brooks DJ, Beaney RP, Powell M, Leenders KL, Crockard HA, Thomas DG, et al. Studies on cerebral oxygen metabolism, blood flow, and blood volume, in patients with hydrocephalus before and after surgical decompression, using positron emission tomography. Brain J Neurol. 1986; 109(Pt 4): 613−28.

[71] Chang C-C, Kuwana N, Ito S, Yokoyama T, Kanno H, Yamamoto I. Cerebral haemodynamics in patients with hydrocephalus after subarachnoid haemorrhage due to ruptured aneurysm. Eur J Nucl Med Mol Imaging. 2003; 30(1): 123−6.

[72] Dombrowski SM, Schenk S, Leichliter A, Leibson Z, Fukamachi K, Luciano MG. Chronic hydrocephalus-induced changes in cerebral blood flow: mediation through cardiac effects. J Cereb Blood Flow Metab. 2006; 26(10): 1298−310.

[73] Ziegler T, Bouzourène K, Harrison VJ, Brunner HR, Hayoz D. Influence of oscillatory and unidirectional flow environments on the expression of endothelin and nitric oxide synthase in cultured endothelial cells. Arterioscler Thromb Vasc Biol. 1998; 18(5): 686−92.

[74] Rubanyi GM, Freay AD, Kauser K, Johns A, Harder DR. Mechanoreception by the endothelium: mediators and mechanisms of pressure and flow-induced vascular responses. Blood Vessels. 1990; 27(2−5): 246−57.

[75] Bilfinger TV, Stefano GB. Human aortocoronary grafts and nitric oxide release: relationship to pulsatile pressure. Ann Thorac Surg. 2000; 69(2): 480−5.

［76］ Klinge PM, Samii A, Mühlendyck A, Visnyei K, Meyer G-J, Walter GF, et al. Cerebral hypoperfusion and delayed hippocampal response after induction of adult kaolin hydrocephalus. Stroke J Cereb Circ. 2003; 34(1): 193–9.

［77］ Boulton M, Flessner M, Armstrong D, Hay J, Johnston M. Lymphatic drainage of the CNS: effects of lymphatic diversion/ligation on CSF protein transport to plasma. Am J Phys. 1997; 272(5 Pt 2): R1613–9.

［78］ Koh L, Zakharov A, Johnston M. Integration of the subarachnoid space and lymphatics: is it time to embrace a new concept of cerebrospinal fluid absorption? Cerebrospinal Fluid Res. 2005; 2: 6.

［79］ Nagra G, Koh L, Zakharov A, Armstrong D, Johnston M. Quantification of cerebrospinal fluid transport across the cribriform plate into lymphatics in rats. Am J Physiol Regul Integr Comp Physiol. 2006; 291(5): R1383–9.

［80］ Murphy BP, Inder TE, Rooks V, Taylor GA, Anderson NJ, Mogridge N, et al. Posthaemorrhagic ventricular dilatation in the premature infant: natural history and predictors of outcome. Arch Dis Child Fetal Neonatal Ed. 2002; 87(1): F37–41.

［81］ Xu H, Hu F, Sado Y, Ninomiya Y, Borza D-B, Ungvari Z, et al. Maturational changes in laminin, fibronectin, collagen IV, and perlecan in germinal matrix, cortex, and white matter and effect of betamethasone. J Neurosci Res. 2008; 86(7): 1482–500.

［82］ Cherian S, Whitelaw A, Thoresen M, Love S. The pathogenesis of neonatal post-hemorrhagic hydrocephalus. Brain Pathol Zurich Switz. 2004; 14(3): 305–11.

［83］ Olariu TR, Remington JS, McLeod R, Alam A, Montoya JG. Severe congenital toxoplasmosis in the United States: clinical and serologic findings in untreated infants. Pediatr Infect Dis J. 2011; 30(12): 1056–61.

［84］ Edmond K, Clark A, Korczak VS, Sanderson C, Griffiths UK, Rudan I. Global and regional risk of disabling sequelae from bacterial meningitis: a systematic review and meta-analysis. Lancet Infect Dis. 2010; 10(5): 317–28.

［85］ Dastur DK, Manghani DK, Udani PM. Pathology and pathogenetic mechanisms in neurotuberculosis. Radiol Clin N Am. 1995; 33(4): 733–52.

［86］ Sinha S, Sharma BS. Intraventricular neurocysticercosis: a review of current status and management issues. Br J Neurosurg. 2012; 26(3): 305–9.

［87］ Poca MA, Sahuquillo J, Mataró M, Benejam B, Arikan F, Báguena M. Ventricular enlargement after moderate or severe head injury: a frequent and neglected problem. J Neurotrauma. 2005; 22(11): 1303–10.

［88］ Licata C, Cristofori L, Gambin R, Vivenza C, Turazzi S. Post-traumatic hydrocephalus. J Neurosurg Sci. 2001; 45(3): 141–9.

［89］ Honeybul S, Ho KM. Incidence and risk factors for post-traumatic hydrocephalus following decompressive craniectomy for intractable intracranial hypertension and evacuation of mass lesions. J Neurotrauma. 2012; 29(10): 1872–8.

［90］ Modi NJ, Agrawal M, Sinha VD. Post-traumatic subarachnoid hemorrhage: a review. Neurol India. 2016; 64(Suppl): S8–13.

［91］ Kaen A, Jimenez-Roldan L, Alday R, Gomez PA, Lagares A, Alén JF, et al. Interhemispheric hygroma after

decompressive craniectomy: does it predict posttraumatic hydrocephalus? J Neurosurg. 2010; 113(6): 1287–93.

［92］ Czosnyka M, Whitehouse H, Smielewski P, Simac S, Pickard JD. Testing of cerebrospinal compensatory reserve in shunted and non-shunted patients: a guide to interpretation based on an observational study. J Neurol Neurosurg Psychiatry. 1996; 60(5): 549–58.

［93］ Waziri A, Fusco D, Mayer SA, McKhann GM, Connolly ES. Postoperative hydrocephalus in patients undergoing decompressive hemicraniectomy for ischemic or hemorrhagic stroke. Neurosurgery. 2007; 61(3): 489–93; discussion 493–4.

［94］ De Bonis P, Pompucci A, Mangiola A, Rigante L, Anile C. Post-traumatic hydrocephalus after decompressive craniectomy: an underestimated risk factor. J Neurotrauma. 2010; 27(11): 1965–70.

［95］ Tian H-L, Xu T, Hu J, Cui Y, Chen H, Zhou L-F. Risk factors related to hydrocephalus after traumatic subarachnoid hemorrhage. Surg Neurol. 2008; 69(3): 241–6; discussion 246.

［96］ Yuan Q, Wu X, Yu J, Sun Y, Li Z, Du Z, et al. Subdural hygroma following decompressive craniectomy or non-decompressive craniectomy in patients with traumatic brain injury: clinical features and risk factors. Brain Inj. 2015; 29(7–8): 971–80.

［97］ Ki HJ, Lee H-J, Lee H-J, Yi J-S, Yang J-H, Lee I-W. The risk factors for hydrocephalus and subdural hygroma after decompressive craniectomy in head injured patients. J Korean Neurosurg Soc. 2015; 58(3): 254–61.

［98］ Takeuchi S, Nawashiro H, Wada K, Takasato Y, Masaoka H, Hayakawa T, et al. Ventriculomegaly after decompressive craniectomy with hematoma evacuation for large hemispheric hypertensive intracerebral hemorrhage. Clin Neurol Neurosurg. 2013; 115(3): 317–22.

［99］ Zhang J, Williams MA, Rigamonti D. Genetics of human hydrocephalus. J Neurol. 2006; 253(10): 1255–66.

［100］ Haverkamp F, Wölfle J, Aretz M, Krämer A, Höhmann B, Fahnenstich H, et al. Congenital hydrocephalus internus and aqueduct stenosis: aetiology and implications for genetic counselling. Eur J Pediatr. 1999; 158(6): 474–8.

［101］ Halliday J, Chow CW, Wallace D, Danks DM. X linked hydrocephalus: a survey of a 20 year period in Victoria, Australia. J Med Genet. 1986; 23(1): 23–31.

［102］ Kuzniecky RI, Watters GV, Watters L, Meagher-Villemure K. X-linked hydrocephalus. Can J Neurol Sci. 1986; 13(4): 344–6.

［103］ Katsuragi S, Teraoka K, Ikegami K, Amano K, Yamashita K, Ishizuka K, et al. Late onset X-linked hydrocephalus with normal cerebrospinal fluid pressure. Psychiatry Clin Neurosci. 2000; 54(4): 487–92.

［104］ Portenoy RK, Berger A, Gross E. Familial occurrence of idiopathic normal-pressure hydrocephalus. Arch Neurol. 1984; 41(3): 335–7.

［105］ Bruni JE, Del Bigio MR, Cardoso ER, Persaud TV. Hereditary hydrocephalus in laboratory animals and humans. Exp Pathol. 1988; 35(4): 239–46.

［106］ Ulfig N, Bohl J, Neudörfer F, Rezaie P. Brain macrophages and microglia in human fetal hydrocephalus. Brain Dev. 2004; 26(5): 307–15.

［107］ Mori F, Tanji K, Yoshida Y, Wakabayashi K. Thalamic

retrograde degeneration in the congenitally hydrocephalic rat is attributable to apoptotic cell death. Neuropathology. 2002; 22(3): 186−93.

［108］Okamoto N, Del Maestro R, Valero R, Monros E, Poo P, Kanemura Y, et al. Hydrocephalus and Hirschsprung's disease with a mutation of L1CAM. J Hum Genet. 2004; 49(6): 334−7.

［109］Takano T, Rutka JT, Becker LE. Overexpression of nestin and vimentin in ependymal cells in hydrocephalus. Acta Neuropathol (Berl). 1996; 92(1): 90−7.

［110］Fernández-Llebrez P, Grondona JM, Pérez J, López-Aranda MF, Estivill-Torrús G, Llebrez-Zayas PF, et al. Msx1-deficient mice fail to form prosomere 1 derivatives, subcommissural organ, and posterior commissure and develop hydrocephalus. J Neuropathol Exp Neurol. 2004; 63(6): 574−86.

［111］Ohmiya M, Fukumitsu H, Nitta A, Nomoto H, Furukawa Y, Furukawa S. Administration of FGF−2 to embryonic mouse brain induces hydrocephalic brain morphology and aberrant differentiation of neurons in the postnatal cerebral cortex. J Neurosci Res. 2001; 65(3): 228−35.

［112］Galbreath E, Kim SJ, Park K, Brenner M, Messing A. Overexpression of TGF-beta 1 in the central nervous system of transgenic mice results in hydrocephalus. J Neuropathol Exp Neurol. 1995; 54(3): 339−49.

［113］Zechel J, Gohil H, Lust WD, Cohen A. Alterations in matrix metalloproteinase-9 levels & tissue inhibitor of matrix metalloproteinases-1 expression in a transforming growth factor-beta transgenic model of hydrocephalus. J Neurosci Res. 2002; 69(5): 662−8.

［114］Crews L, Wyss-Coray T, Masliah E. Insights into the pathogenesis of hydrocephalus from transgenic and experimental animal models. Brain Pathol Zurich Switz. 2004; 14(3): 312−6.

4 理解脑积水：遗传学观点
Understanding Hydrocephalus: Genetic View

Mami Yamasaki

4.1 概 述

如今，分子生物学已被广泛并有效地应用于医学的各个领域。技术进步促进了基于分子机制的新型靶向药物的研发，这些药物可以用于治疗多种疾病。在儿童神经外科领域，已经确定了一些疾病的致病基因，这些研究使得进行基因诊断成为可能，并可改进疾病的分类。

对于小儿神经外科相关的疾病，包括各种类型的脑积水，可以根据相应的分子遗传学特点及临床资料进行分类。第一类，可在临床上进行基因检测，并已经应用于疾病的诊断、分类、携带者筛查和产前诊断中。第二类，疾病的分子病因尚未确定，无有效的临床治疗方案，但已经确定了一些相关的致病基因或病理生理学的分子发现。第三类，疾病的分子基础研究缺失，目前研究结果的临床意义尚不明确。

在脑积水相关疾病中，X 连锁脑积水综合征属于第一类，前脑无裂畸形和脑穿通畸形属于第二类，Dandy-Walker 综合征和脊髓脊膜膨出属于第三类。在本章中，将对 X 连锁脑积水进行详细阐述。

4.2 X 连锁脑积水

Bickers 和 Adams 于 1949 年首次将 X 连锁脑积水（X-linked hydrocephalus, XLH）描述为 HSAS，即 Sylvius 导水管狭窄所致脑积水的首字母缩写（MIM 307000）[1]。自从 1992 年报道了第一个发生在神经细胞黏附分子 L1CAM（L1）中的基因突变的 XLH 携带者以来，X 连锁脑积水在遗传学方面的研究已取得了很大的进展[2]。L1 是细胞黏附分子免疫球蛋白（Ig）超家族中的成员，主要在发育过程中的神经元中表达。*L1* 基因突变被发现与 X 连锁脑积水、智力低下、拇指内收、步态障碍、失语综合征（MASA）及某些形式的 X 连锁痉挛性截瘫（SPG1）和 X 连锁胼胝体发育不全（ACC）等相关。因此，这些综合征被重新分类并归为 L1 综合征[3]。

L1 基因位于人类的 X 染色体上，由 28 个外显子组成。其中开放阅读框中有 3 825 个碱基对（bp），可编码具有 1 257 个氨基酸的蛋白质。根据更新的（2014 年 5 月）*L1* 基因突变数据库（由格罗宁根大学医学中心格罗宁根遗传学系 Yvonne Vos 维护的

M. Yamasaki, M.D., Ph.D.
Department of Pediatric Neurosurgery, AIJINKAI Healthcare Corporation, Takatsuki General Hospital, 1-3-13 Kosobecho, Takatsuki City, Osaka 569-1192, Japan
e-mail: myamasaki@ajk.takatsuki-hp.or.jp

网站），在 254 个 L1 综合征无关家族中发现了 211 个突变[4-6]。在日本，Kanemura 等人对 *L1* 基因突变进行了全国范围性的调查，并在 90 个不相关的家族中发现了 *L1* 突变[7]。

X 连锁脑积水家族中 L1 基因突变的位点和类型几乎均不相同，且与种族无关。关于其基因型和表型相关性的研究已有报道[8, 9]。Yamasaki 等人的研究揭示了基因突变类型与脑室扩张的严重程度之间存在着显著的相关性。研究表明，Ⅰ类基因突变只影响 L1 的细胞质结构域（CD）。Ⅱ类突变包括细胞外结构域（ED）中的错义点突变和缺失，而突变所产生的蛋白质仍与细胞膜相关。Ⅲ类基因突变包括在 L1ED 中产生过早终止密码子的无义突变或移码突变。此类突变分子与细胞膜没有联系，因此丧失了 L1 的所有正常功能。非编码区的突变分为剪接位点突变和其他突变。剪接位点突变导致形成与Ⅲ类突变相同的 L1 蛋白结构，并丧失功能[10]。

通过对分子建模进行研究发现，Ⅱ类基因突变可分为两个亚型。一个亚型包含影响 L1ED 中负责维持结构域的构象的关键残基的突变，另一个亚型包含影响蛋白质表面残基的突变[11]。脑室严重扩张的患者可有Ⅲ类基因突变、外显子 1～26 剪接位点突变或Ⅱ类 L1ED 关键残基突变。所有这些突变都会导致 L1ED 功能丧失，因此被称为 L1-LF 突变（LF, loss of function, 失活）。

所有 L1-LF 突变的患者都有严重的脑室扩张（图 4.1a），并且在生命的早期即需要行脑室-腹腔分流术（V-P 分流术）。然而，大多数患者表现出严重的发育迟缓，包括缺乏独立的运动能力和不易察觉的智力低下。为了观察其影像学特征，他们在分流术后患者的影像学资料上发现脑室内壁出现波纹状的改变（图 4.1b），该特征在其他类型的脑积水中并不会出现，这是 L1-LF 突变所致严重脑积水的典型特征。这种独特的神经影像学表现可作为伴有 L1-LF 突变的 X 连锁脑积水临床诊断的标准之一。

值得注意的是，大多数具有 L1-LF 突变的患者会有基底动脉扩张、四叠体增大和小脑蚓部发育不良表现（图 4.1c）。这些结果与报道的 X 连锁脑积水的病理表现一致，

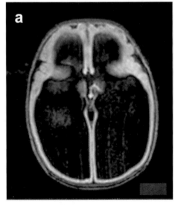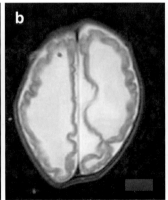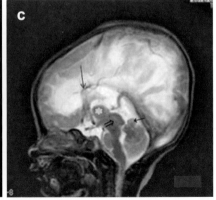

图 4.1 *L1* 基因突变的 X 连锁脑积水。a. MRI T1 显示严重的脑室扩张。b. V-P 分流术后的 MRI T2 显示波纹状的脑室内壁。c. MRI T2 显示增大的间脑（标星形处），前蚓部发育不全（向左箭头）和增大的四叠体（向右双箭头），并观察到胼胝体发育不良（向下箭头）

包括间脑扩大或丘脑融合（图 4.1c）。在 X 连锁脑积水患者[12]和进行 L1 基因敲除的小鼠中[13]研究发现，均有小脑蚓部发育不全的表现。

对于因 L1 突变所导致的脑室扩张，目前有两种可能的解释。首先，白质弹性的降低，可能会使脑室系统对脑脊液应力的脆性增加。其次，中线结构发育不良，也会导致脑脊液循环通路的狭窄。两种机制可能同时发挥作用，并且都与 L1 功能的丧失相关，如 L1 介导细胞黏附和细胞迁移是导致脑室扩张的原因。

这些典型的放射学特征可以解释为轴突丢失和轴突粘连导致的白质弹性降低所致，这也是脑室壁呈波纹状改变的原因。此外，L1 介导的细胞迁移障碍可能会导致中线结构的发育不良，从而使间脑和四叠体增大。为了证实这种机制，Kamiguchi 等人报道了相关的体外研究结果，在鸣禽的大脑中，室管膜下区的神经元迁移依赖于神经元 L1 和放射状胶质细胞受体之间的异嗜性相互作用[14]。增大的间脑会导致第三脑室变窄，增大的四叠体也会使中脑导水管变狭窄。

4.2.1 分子生物学在 X 连锁脑积水中的临床应用

L1 基因检测目前已应用于临床，用于产前、产后相关疾病诊断及携带者的检测[15]。Renier 研究表明，X 连锁脑积水是所有先天性非交通性脑积水中预后最差的[16]。对于携带 L1 突变的孕妇来说，所怀的胎儿当中，约 50% 的男性胎儿可能患有严重的脑积水。因此，在产前进行分子遗传学诊断和遗传咨询对排查是否患有 X 连锁脑积水至关重要。Jouet 和 Kenwrick 于 1995 年首次对产前 L1 综合征的分子遗传学特点进行了诊断性报

道[17]。此后，Yamasaki 等人又对产前 L1 基因进行了系统地研究分析[15]。

4.3 研究对象和方法

4.3.1 患者和产前基因检测方案

在全国范围内对 L1 基因进行研究分析，确定了 56 个家庭中的 60 名患者和 41 名携带者中有 L1 基因突变[18]。由遗传学顾问向携带 L1 突变基因的妇女进行产前遗传学相关知识的培训，在对检测程序进行充分的裂解后，征得孕妇携带者的书面知情同意。2004 年，在日本有 10 个遗传学相关的医学会制定了一项新的临床基因检测指南。该指南要求在孕妇知情同意的情况下自愿进行检测，并且禁止在儿童期进行携带者基因检测。因此，自 2004 年该指南发布以来，仅对男性胎儿进行了基因检测（图 4.2）。

该研究经日本国立大阪医院（Osaka National Hospital）审查委员会批准，并根据《赫尔辛基宣言》的原则，以及按照教育、

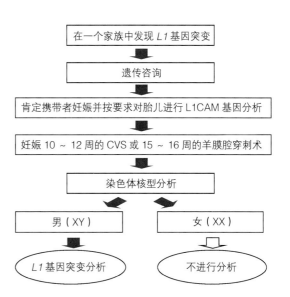

图 4.2 产前 L1 基因突变分析方案 CVS（日本国立大阪医院）

文化、科学和技术部的《人类基因组 / 基因分析研究伦理指南》进行的。

4.3.2　DNA 取样和染色体的组型检测

通过对妊娠 10 ～ 12 周胎儿进行绒毛膜绒毛吸取术（CVS）和对妊娠 15 ～ 16 周的胎儿进行羊膜腔穿刺术（AC），来对胎儿的组织或细胞进行标本取样。在体外对胎儿细胞进行培养，并通过标准技术检查其核型。然后从培养的胎儿细胞中提取 DNA（图 4.2）。

4.3.3　遗传分析

通过聚合酶链反应（PCR）对 *L1* 基因的突变位点进行扩增（在文中对相关的技术细节进行了阐述[8]）。简而言之，将 100ng 基因组 DNA 用 PCR 进行扩增后，再将每个 PCR 产物通过 2% 琼脂糖凝胶进行电泳分离，并使用 PowerPrep™ Express 凝胶提取系统

（Marligen Biosciences，Inc. Rockville，MD）进行纯化。再使用 BigDye™ Terminator v1.1 循环测序试剂盒对纯化产物直接进行测序。然后使用 DNA 测序仪（ABI PRISM®3100 Genetic Analyzer，Applied Biosystems）进行分析，并对每个模板进行双向 DNA 测序。

4.4　结　果

在这些病例当中，9 个肯定携带者一共进行了 14 次产前检测（表 4.1）。通过使用 CVS 或 AC 检测胎儿的性别、*L1* 突变，或对两者都进行检测。这 14 个胎儿中，男性胎儿有 4 个，女性胎儿有 10 个。对其中的 7 个胎儿（分别为 3 个女性和 4 个男性），进行了产前基因检测。在接受检测的 4 个男性胎儿中，只有 1 个（HC53）存在 *L1* 基因突变（c.1146C ＞ A，p.Tyr382X）（表 4.1），随后这名胎儿的母亲终止了妊娠。在接受检

表 4.1　产前 *L1* 突变分析的病例总结

序号	来　源	DNA	*L1* 突变	性别	*L1* 突变	结　果
1	HC17 Osaka City General Hospital	10 周 CVS	c.1963A>G p.Lys655Glu c.924C> T g. gly308gly	F	未检测到	37 周，2 820 g，健康
2		9 周 CVS		F	尚未完成	
3		11 周 CVS		F	尚未完成	
4	HC22 Tokyo University	12 周 CVS	c.2872+1G>A	M	未检测到	40 周，3 326 g，健康
5		12 周 CVS		F	尚未完成	40 周，3 165 g
6	HC16 Nagaoka Red Cross Hospital	12 周 CVS	c.665delA p.Lys222fs	F	c.665delA 杂合子	40 周，3 215 g，健康
7	HC13 Nagoya City University	11 周 CVS	c.694+5G>A	F	c.694+5G>G/ A, 杂合子	健康
8	HC28 Hokkaido University	16 周 AC	c.1373T>A p.Val458Asp	F	尚未完成	

序号	来　源	DNA	*L1* 突变	性别	*L1* 突变	结　果
9	HC36 Nagoya City University	10 周 CVS	c.2278C>T p.arg760x	F	尚未完成	
10	HC53 Hirosaki University	10 周 CVS	c.1146C>A p.Tyr382X	M	c.1146C>A p.Tyr382X	终止妊娠
11		10 周 CVS		F	尚未完成	
12	HC45 CRIFM	16 周 AC	c.817-819del p.Thr273del	M	未检测到	39 周，2 652 g，健康
13	HC27 Nagoya City University	11 周 CVS	c.1829-1G>C	F	尚未完成	
14		11 周 CVS		M	未检测到	37 周，3 260 g，健康

注：CVS，绒毛膜绒毛吸取术；AC，羊膜腔穿刺术。

测的 3 个女性胎儿中，其中有 1 个未携带突变基因，而另外 2 个（HC16、HC13）是突变基因的杂合携带者（c.665delA，c.694 + 5G > A）。根据相应的指南标准（2004 年），未再对其另外 7 名女性胎儿进行产前基因检测。在这 14 个病例当中，有 13 个胎儿的母亲选择了继续妊娠，并分娩出没有 X 连锁脑积水表型的健康婴儿。这 14 个病例中，有 12 例在妊娠 10 ～ 12 周通过 CVS 进行了 DNA 取样，有 2 例中通过 AC 在妊娠 15 ～ 16 周进行了 DNA 取样。无论是采用 CVS 还是 AC，都没有出现母体或胎儿损伤的并发症。通常情况下，可在进行 CVS 或 AC 后的 3 周内获得遗传分析结果。

4.5　典型案例

4.5.1　HC27 家族

病例：患儿为男孩（Ⅲ-1）、首胎，表现为严重的脑积水伴拇指内收，孕妇的家族史并无特殊情况。对患儿（Ⅲ-1）、孕妇

（Ⅱ-1）、孕妇的姐妹（Ⅱ-2）和孕妇的表亲（Ⅱ-3）进行 *L1* 基因分析。DNA 检测结果显示，患儿的 *L1* 基因有 1 个 G1829 到位于内含子 14 5′端下游 1 个 bp 处的突变。这种突变位于 1 个剪接位点上，这将导致 *L1* 的第 6 个 Ig 样结构域发生异常剪接。由于孕妇是一突变杂合子，她的姐妹及表亲们（Ⅱ-2、Ⅱ-3）可能并没有携带突变基因。因此，在孕妇（Ⅱ-1）再次妊娠时，按照标准进行遗传咨询和进行产前基因检测。在妊娠 11 周时，通过 CVS 和染色体核型检测证实胎儿为女性。依据 2004 年指南，可不需进行后续遗传分析。孕妇选择继续妊娠，并顺利娩出了一个健康女婴。后孕妇（Ⅱ-1）又再次妊娠，并按要求进行产前基因检测。在妊娠 11 周时，通过 CVS 获得 DNA，进行染色体核型分析，证实胎儿为男性。经过 DNA 分析后确定该胎儿无 *L1* 基因突变，孕妇选择继续妊娠，并娩出了一个健康男婴（图 4.3a ～ c 为 HC27 的病例概要）。

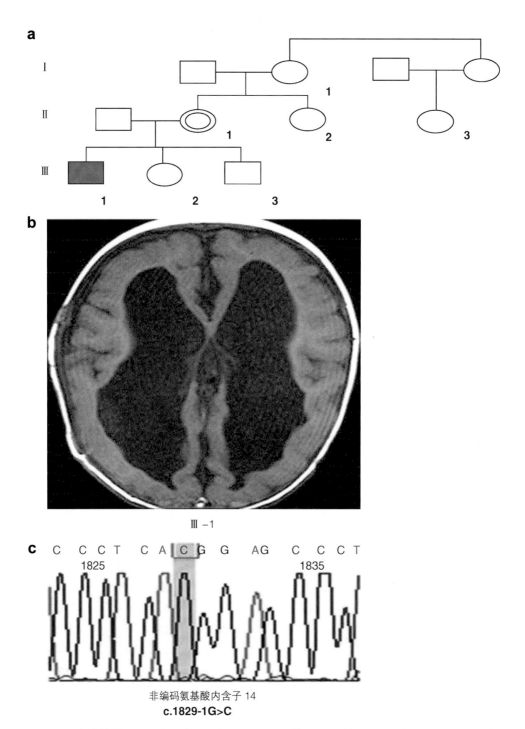

III－1

非编码氨基酸内含子 14

c.1829-1G>C

图 4.3　a. HC27 家族的谱系。b. 患儿（III－1）出生后 CT 扫描显示双侧侧脑室严重扩张。c. 此前已有这种 *L1* 突变的报道，*L1* 基因分析的结果显示了内含子 14 中 G 到 C 突变的位置[8]

4.5.2 HC45 家族

病例：该胎儿（Ⅱ-1）为孕妇（Ⅰ-1）的第三次妊娠，孕妇的家族史无特殊。孕妇在第一次妊娠 8 周时出现自然流产。第二胎为女性胎儿，在妊娠 35 周时因脐带扭曲在宫内死亡。第三胎是男性胎儿（Ⅱ-1），在妊娠 20 周时体检发现脑室扩张，同时超声检查显示合并双侧拇指内收。该胎儿（Ⅱ-1）被诊断为重度脑积水，伴双侧拇指内收，经慎重考虑后终止了妊娠。对胎儿（Ⅱ-1）和孕妇（Ⅰ-1）分别组织取样后进行 *L1* 基因分析，发现胎儿 *L1* 基因的第 8 外显子中有 3 个核苷酸 CCA（817 ～ 819）缺失，这将导致 *L1* Ig3 结构域 273 位的苏氨酸缺失。该孕妇是同一突变的杂合子，后来孕妇再次妊娠后，按照相应标准进行遗传咨询和产前基因分析后，并在妊娠 16 周时通过 AC 进行 DNA 取样，证实该胎儿为男性，无 *L1* 基因突变，因此孕妇继续妊娠并生了一个健康的男婴。但孕妇所怀的第三个胎儿（Ⅱ-1）并不包括在该家族中，因为该胎儿是通过超声形态学检查发现的，并不是通过产前基因检测诊断为 X 连锁脑积水（图 4.4a ～ c 显示了 HC45 的病例概要）。

4.5.3 HC53 家族

病例：男性胎儿（Ⅱ-1），在孕妇妊娠 24 周时被检查出患有严重的脑室扩张，孕妇的家族史无特殊。该男婴在妊娠 37 周时出生，出生时体重为 3 620 g，且双侧的拇指呈内收状态。根据 X 连锁性脑积水的产前诊疗规范，对胎儿（Ⅱ-1）及孕妇（Ⅰ-1）进行 *L1* 基因分析。DNA 测序显示该胎儿的 *L1* 基因外显子 10 中有 C1146 至 A 的突变。这种突变将使 382 位酪氨酸变为终止

密码子，并将 L1 蛋白终止于 *L1* 的第四纤连蛋白结构域。该孕妇是同一突变的杂合子，此后她再次妊娠，并进行遗传咨询和对胎儿（Ⅱ-2）做了产前基因分析。在妊娠 12 周时，通过 CVS 对胎儿的 DNA 进行取样，确定胎儿为男婴，且存在 *L1* 基因突变，遂终止妊娠。随后孕妇（Ⅰ-1）又一次妊娠，并重新进行了产前基因分析，在妊娠 12 周时进行 CVS 检测，染色体核型检测显示胎儿是女婴（Ⅱ-3）。根据 2004 年指南标准，未再进行遗传学分析。该孕妇继续妊娠并顺利娩出了一个健康的女婴（图 4.5 显示了 HC53 的病例概要）。

4.6 讨 论

2005 年，日本制定并发行了《胎儿脑积水的诊断和治疗指南》。这是日本制定的第一份与先天性疾病产前诊断相关的指南，它被产科医生、儿科医生、神经外科医生，以及患者家属们所广泛接受。根据日本顽固性脑积水研究委员会对全国先天性脑积水进行调查数据所示，约 55% 的先天性脑积水病例可在产前被检测出来。然而，胎儿脑积水病例的远期预后差异很大，这是多种原因导致的。虽然产前超声或 MRI 检查可能排除胎儿相关方面的畸形，但最初单纯性脑室增大的原因可能是 X 连锁脑积水、胼胝体发育不全、无脑畸形、染色体异常、病毒感染引起的脑积水或胎儿颅内出血等。在临床上，充分发挥好产前咨询的作用，合理对胎儿进行超声、MRI 检查和 TORCH 筛查可有助于提高诊断的准确率。当发现有单纯性脑室增大时，完善产前 *L1* 基因分析则可进一步提高诊断的精准度。

迄今已经在 L1 综合征家族中发现了

200 多个 *L1* 基因突变。排除家族中的变异性因素，所有已知的这些病例均表现出严重的身体和智力的发育迟缓[12]。某些类型的前脑无裂畸形（HPE）的 SHH 基因突变有多种表型，可表现为从无症状到严重的 HPE 表型。与此相反，采用胎儿超声检查精确连续观察的方法可以在妊娠 19 周左右发现脑室畸形，但采用产前 *L1* 基因检测能够在妊娠 13 周诊断胎儿是否患有 X 连锁性脑积水。对于孕妇而言，不确定后续是否需要终止妊娠，这 6 周的时间会让她承受巨大的焦虑和严重的身心压力。Renier 研究发现，X 连锁脑积水是所有产前非交通性脑积水中预后最差的。对于携带 *L1* 基因突变

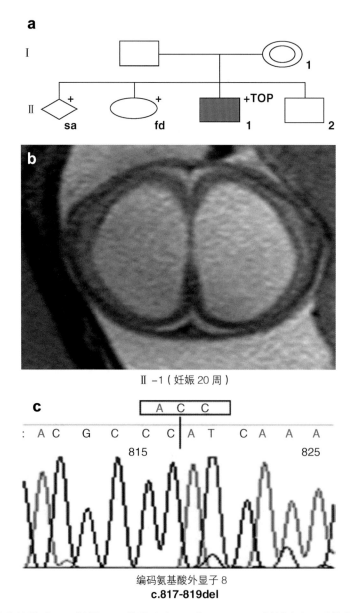

Ⅱ–1（妊娠 20 周）

编码氨基酸外显子 8
c.817-819del

图 4.4　a. HC45 家族的谱系。b. 妊娠 20 周的胎儿（Ⅱ–1）MRI 显示双侧侧脑室严重扩张。c. *L1* 基因分析的结果显示 ACC 的缺失，为一种新的 *L1* 突变。Sa，自然流产；fd，脐带扭曲导致胎儿死亡；ToP，终止妊娠

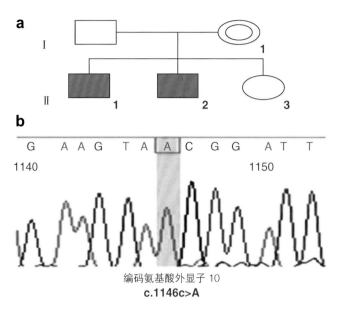

编码氨基酸外显子 10
c.1146c>A

图 4.5　a. HC53 家族的谱系。b. *L1* 基因分析的结果显示 C 到 A 的转变，这是一种新的 *L1* 突变

的孕妇，如果为男性胎儿，则有 50% 的概率患有严重的脑积水，因此在产前进行遗传咨询和产前分子遗传学诊断对筛查 X 连锁脑积水至关重要。早在 1995 年，Jouet 和 Kenwrick 就首次报道了将产前分子遗传学检测方案应用于对 L1 综合征的诊断中[17]。此后，逐渐又有多份关于的产前 *L1* 基因分析的临床病例报道[19]。

如前所述，大多数 *L1* 突变都是散发的发生在单个家族中。在已发现有 *L1* 基因突变的 56 个家族中，只有 4 种类型的 *L1* 基因突变在 1 个以上的家庭中发现；3 种类型分别在 2 个无关系的家庭中发现，一种类型在 3 个无关系的家庭中发现。56 个家庭中只有一半有脑积水的家族史；其他都是散发性病例。所有这些病例当中，有 70% 的病例发现了新的突变。换句话说，*L1* 突变没有基因突变热点。

西方国家的研究人员通常使用单链构象多态性（single-strand conformation polymorphisms, SSCP）作为主要的筛选方法[20]。最初我们也在使用 SSCP 作为筛选方法，但在 6 个有基因突变的家族中未检测出有明显的 *L1* 基因突变。因此，我们改用了直接测序法。DNA 测序是我们现在检测基因突变的标准技术，它能快速、重复地检测所有 *L1* 外显子。目前的研究结果表明，使用直接测序可避免假阴性，并能提高 *L1* 基因分析的准确性。这在产前诊断中至关重要，因为产前诊断的结果需要非常准确，这对胎儿父母决定是否需要继续妊娠可提供相应的指导。

L1 基因是由 28 个外显子和 3 825 bp 的开放阅读框组成。通常对全套基因进行直接测序至少需要 4 周的时间，而对于先前已检测和分析过 *L1* 基因突变的家庭，仅需要 1 周时间即可分析出已知所涉及的少数外显子。因此，进行产前基因分析，一般情况下仅限于已经被诊断为 *L1* 突变的携带者。目前还不可能对所有被胎儿超声诊断为脑积水的病例进行 *L1* 基因分析，但随着分析的成本降低和速度的提高，该项技术将会变得更加可行。

小　　结

在产前进行遗传咨询和 *L1* 基因检测对携带有 *L1* 基因突变的家庭有很大益处。

利益冲突声明

作者声明无利益冲突。本章作者为日本神经病学医学会（JNS）会员，并已通过 JNS 会员网站在线注册了自述式利益冲突声明（COI）表。

参考文献

[1] Bickers DS, Adams RD. Hereditary stenosis of aqueduct of Sylvius as cause of congenital hydrocephalus. Brain. 1949; 72: 246−62.

[2] Rosenthal A, Jouet M, Kenwrick S. Aberrant splicing of neural cell adhesion molecule L1 mRNA in a family with X-linked hydrocephalus. Nat Genet. 1992; 2: 107−12.

[3] Jouet M, Rosenthal A, Armstrong G, MacFarlane J, Stevenson R, Paterson J, et al. X-linked spastic paraplegia (SPG1), MASA syndrome and X-linked hydrocephalus result from mutations in the L1 gene. Nat Genet. 1994; 7: 402−7.

[4] SM G, Orth U, Zankl M, Schroder J, Gal A. Molecular analysis of the L1CAM gene in patients with X-linked hydrocephalus demonstrates eight novel mutations and suggests non-allelic heterogeneity of the trait. Am J Med Genet. 1997; 71: 336−40.

[5] Finckh U, Schroder J, Ressler B, Veske A, Gal A. Spectrum and detection rate of L1CAM mutations in isolated and familial cases with clinically suspected L1−disease. Am J Med Genet. 2000; 92: 40−6.

[6] Vos YJ, de Walle HE, Bos KK, et al. Genotype-phenotype correlations in L1 syndrome: a guide for genetic counselling and mutation analysis. J Med Genet. 2010; 47: 169−75.

[7] Kanemura Y, Okamoto N, Sakamoto H, et al. Molecular mechanisms and neuroimaging criteria for severe L1 syndrome with X-linked hydrocephalus. J Neurosurg. 2006; 105(5 Suppl): 403−12.

[8] Yamasaki M, Thompson P, Lemmon V. CRASH syndrome: mutations in L1CAM correlate with severity of the disease. Neuropediatrics. 1997; 28: 175−8.

[9] Fransen E, Van Camp G, D'Hooge R, Vits L, Willems PJ. Genotype-phenotype correlation in L1 associated diseases. J Med Genet. 1998; 35: 399−404.

[10] Kamiguchi H, Hlavin ML, Yamasaki M, Lemmon V. Adhesion molecules and inherited diseases of the human nervous system. Annu Rev Neurosci. 1998; 21: 97−125.

[11] Bateman A, Jouet M, MacFarlane J, JS D, Kenwrick S, Chothia C. Outline structure of the human L1 cell adhesion molecule and the sites where mutations cause neurological disorders. EMBO J. 1996; 15: 6050−9.

[12] Yamasaki M, Arita N, Hiraga S, Izumoto S, Morimoto K, Nakatani S, et al. A clinical and neuroradiological study of X-linked hydrocephalus in Japan. J Neurosurg. 1995; 83: 50−5.

[13] Fransen E, D'Hooge R, Van Camp G, Verhoye M, Sijbers J, Reyniers E, et al. L1 knockout mice show dilated ventricles, vermis hypoplasia and impaired exploration patterns. Hum Mol Genet. 1998; 7: 999−1009.

[14] Barami K, Kirschenbaum B, Lemmon V, Goldman SA. N-cadherin and Ng-CAM/8D9 are involved serially in the migration of newly generated neurons into the adult songbird brain. Neuron. 1994; 13: 567−82.

[15] Yamasaki M, Nonaka M, Suzumori N, et al. Prenatal molecular diagnosis of a severe type of L1CAM syndrome (X-linked hydrocephalus). J Neurosurg Pediatr. 2011; 8: 411−6.

[16] Renier D, Sainte-Rose C, Pierre-Kahn A, Hirsch JF. Prenatal hydrocephalus: outcome and prognosis. Childs Nerv Syst. 1988; 4: 213−22.

[17] Jouet M, Kenwrick S. Gene analysis of L1 neural cell adhesion molecule in prenatal diagnosis of hydrocephalus. Lancet. 1995; 345: 161−2.

[18] Kanemura Y, Takuma Y, Kamiguchi H, Yamasaki M. First case of L1CAM gene mutation identified in MASA syndrome in Asia. Congenit Anom (Kyoto). 2005; 45: 67−9.

[19] Piccione M, Matina F, Fichera M, LoGiudice M, Damiani G, Jakil MC, et al. A noble L1CAM mutation in a fetus detected by prenatal diagnosis. Eur J Pediatr. 2010; 169: 415−9.

[20] Michaelis RC, YZ D, Schwartz CE. The site of a missense mutation in the extracellular Ig or FN domains of L1CAM influences infant mortality and the severity of X linked hydrocephalus. J Med Genet. 1998; 35: 901−4.

5

特发性正常压力脑积水综合征：综合性特发性正常压力脑积水理论

Idiopathic Normal-Pressure Hydrocephalus Syndrome: Is It Understood? The Comprehensive Idiopathic Normal-Pressure Hydrocephalus Theory (CiNPHT)

Ahmed Ammar, Faisal Abbas, Wisam Al Issawi, Fatima Fakhro, Layla Batarfi, Ahmed Hendam, Mohammed Hasen, Mohammed El Shawarby, and Hosam Al Jehani

5.1 概 述

正常压力脑积水（NPH）在临床上已有40多年的研究历史，但仍然对全球的神经外科医生、神经病学专家和神经科学家们构成挑战。NPH 的病理生理学和病因学复杂。由于在不同的病例和治疗中心之间，其治疗结果的差异性很大，因此针对它的治疗仍存在很大争议。最初 Hakim 和 Adams 于 1965 年将 NPH 描述为伴有智力和运动异常，但患者脑脊液压力正常的脑积水[1-4]。智力减退、步态不稳和尿失禁临床三联征是 NPH 临床诊断的基础[1, 5-8]。Hakim 的理论来源依据是根据压强公式所得出：$P=F/S$（P 为压强，F 为压力，S 为受力面积）。在颅内压强不变的情况下，脑脊液的压力增加会导致脑室显著扩大，并且会影响额叶和颞叶的功能，导致出现临床症状[3, 9-13]。这一理论并不能对所有特发性正常压力脑积水（idiopathic NPH, iNPH）患者所表现出的问题都做出很好的解释。例如，为什么 NPH 会呈一种进行性加重的过程？为什么有些患者分流术后恢复良好而有些患者分流术后却愈后不佳[6, 8]？近阶段的研究表明，脑血管病（cerebrovascular diseases, CVS）、小血管疾病及局部脑血流（regional cerebral blood flow, rCBF）都是导致 iNPH 形成的影响因素[14-19]。然而，在疾病的整个病史过程中所观察到的 iNPH 患者的脑皮质所出现的变化并不能完全归因于脑动脉功能不全，静脉充血或高血压也可能是这一疾病的病因。目前，NPH 主要分为两类，即特发性正常压力脑积水（idiopathic NPH, iNPH）和继发性正常压力脑积水（secondary NPH, sNPH）。iNPH 通常被认为是一种老年综合征，即主要表现为 NPH 三联征。在一些情况下，小儿也可能会发生 iNPH。在 MRI 上主要表现为脑皮质萎缩、皮质外蛛网膜下腔

A. Ammar (✉) • F. Abbas • W. Al Issawi • L. Batarfi • A. Hendam • M. Hasen
Department of Neurosurgery, King Fahd University Hospital, Al Khobar, Saudi Arabia
e-mail: ahmed@ahmedammar.com

F. Fakhro
Defense Forces Hospital, Manama, Bahrain

M. El Shawarby

Department of Pathology, King Fahd University Hospital, Al Khobar, Saudi Arabia

H. Al Jehani
Department of Neurology and Neurosurgery, Montreal Neurological Institute and Hospital,
McGill University, Montreal, QC, Canada

Department of Neurosurgery, King Fahd University Hospital, Al Khobar, Saudi Arabia

变窄或增宽[20-24]、脑室扩张、脑室周围组织水肿或跨室管膜的渗出。sNPH 主要继发于 SAH、脑卒中、颅脑损伤、脑炎、脑膜炎等中枢神经系统疾病，以及颅脑手术后，并可发生在任何年龄段中。

iNPH 并不是一种简单的疾病，而是一种复杂的、有多种病理生理机制紊乱，呈进行性发展的综合征[5, 25]。了解 iNPH 需要用一个全新的、更广阔的视角，对该综合征可能的病理生理学要有广泛而深入的认识。先前所提出的理论无法对该综合征的临床特征和病理生理学结果做出充分解释和说明[3, 6, 11, 18, 21, 26-35]。通过仔细研究既往已发表的关于脑积水的理论、假设和学说，并将其与之前的研究结论和临床结果结合起来，以新的逻辑顺序整合后从而形成一种新的理论，称为"综合性正常压力脑积水理论（comprehensive idiopathic normal-pressure hydrocephalus theory, CiNPHT）"。这一理论可能会使人们对该综合征有更广泛的了解和更深入的认知。

已有相关的研究探讨了小血管、静脉充血、涉及脑实质和血管壁的缺血性梗死、灰质和白质的代谢及恢复过程等相关因素，在综合性正常压力脑积水病理生理过程中的作用[7, 12, 17, 26, 36-39]。

5.2　病理学理论及对静脉的深入研究：研究方法

5.2.1　背景

我们观察了脑皮质静脉循环的变化。为了检查这些患者发生静脉功能紊乱的情况，我们对 iNPH 患者的脑皮质进行标本取样活检，并将检查结果与影像学结果、临床表现和患者病情进展结合起来，开展了一项探索

性研究。我们对 6 名接受分流手术的 iNPH 患者进行脑皮质取样活检，检测其组织的病理学变化情况。在对这些进行分流术患者的相关检查当中，经颅多普勒（TCD）检查已被作为颅内压（ICP）监测的替代方案之一。在对这些患者进行分流手术过程中，同时观测患者的脑皮质及整个大脑状态的变化，是否存在僵硬脑的情况[15, 21]。

5.2.2　研究目的和目标

这项研究的目的是明确 iNPH 患者的脑皮质和深层脑组织的变化，以便更好地了解该综合征的病因和病理生理学。组织病理学的检查结果和临床表现与是否进行分流手术直接相关。

5.2.3　材料和方法

该研究共纳入了 6 名 iNPH 患者。在征得这 6 名患者或监护人的知情同意后，将他们纳入了本研究，进行分流手术和脑皮质取样活检。这 6 名患者此前已进行了系统性的检查，明确诊断为 iNPH，通过腰椎穿刺术和 TCD 测量 ICP，并根据相应的临床症状和影像学标准进行分流手术。同时对术中取样的组织标本进行 HE 染色后，在沙特阿拉伯 Khobar 大学法赫德国王医院（KFHU）的病理学实验室进行组织检查。

5.2.4　结果

对这 6 名患者的脑皮质组织取样后进行切片镜检，发现存在有脑实质和血管壁的静脉缺血性（梗死性）的凝固性坏死改变（图 5.1）。有时也可观察到反应性胶质增生与陈旧性缺血性改变，甚至伴有罕见的液化性坏死（图 5.2 和图 5.3）。在这 6 例患者的镜检结果中可清楚地观察到涉及脑

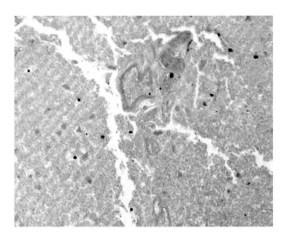

图 5.1　脑组织活检。涉及脑实质和血管壁的缺血性（梗死性）坏死（HE×200）

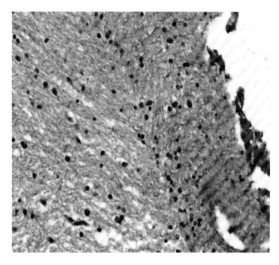

图 5.3　切片显示反应性星形胶质细胞伴轻度淋巴细胞浸润和局灶性钙化（右）（HE×400）

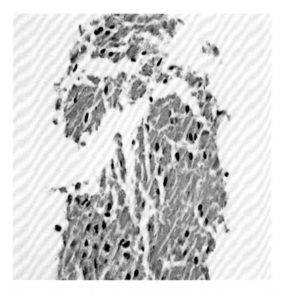

图 5.2　脑组织活检。显示反应性胶质增生（HE×400）

实质和血管壁的缺血性坏死（凝固性梗死）和胶质增生表现，以及皮质静脉循环的变化。这就促使形成了新的观点："静脉血栓如果形成后，就会导致浅表静脉压升高，这可能使局部脑皮质和皮质下组织静脉缺血、缺氧，从而出现梗死和神经胶质增生。反过来，这可能又会导致脑脊液动力学发生改变、脑脊液的分泌吸收平衡障碍，从而使脑搏动减弱及脑功能的完整性被破坏，

形成一个恶性循环[15, 18]"。

该研究结果清晰地表明了脑组织深部小血管中的皮质静脉和皮质小静脉在 iNPH 的发生和发展中起着至关重要的作用。静脉血栓形成和梗死会导致浅静脉压力升高，如果压力传导至蛛网膜下腔，又可能会导致外周静脉梗死或局部血液淤积，从而使脑脊液动力学发生改变。也就是说，由于脑功能完整的自我调节恢复能力下降，脑脊液流向大脑表面及吸收点的流量减少，这是导致脑脊液颅内吸收障碍的原因之一。总之，脑脊液血流动力学的这些异常会使脑脊液吸收率降低，从而在脑皮质表面和蛛网膜下腔周围形成相对较高的压力，这将进一步加重该病理生理过程，形成恶性循环。其结果是，表现出"高流入 NPH"的病理生理改变，即脑表浅静脉的顺应性下降，经矢状窦回流的血流减少。脑静脉压降低和皮质表浅静脉压升高被认为是原发性 iNPH 进展过程中的主要改变之一。

将所发现的 iNPH 患者脑皮质静脉循环的变化与所涉及的脑实质和血管壁的静脉缺

血坏死（梗死）的病理学改变相互结合起来，再将这一结果用全新的观点进行阐述，即"静脉血栓形成和梗死会让大脑表面的浅表静脉压增加，这可能会导致周围相关的静脉缺血或梗死，致使脑脊液动力学发生改变，导致大脑完整性和脑搏动功能下降，阻碍了脑脊液的流动，继而使脑脊液的吸收率降低，最终形成脑脊液吸收障碍的恶性循环的病理生理过程"。

将这些研究发现与之前的其他相关理论相结合后得出新的理论，即"综合性特发性正常压力脑积水"的理论。该理论将有助于我们更好地理解这种综合征。它将几个不同时期、不同区域位置的病理过程整合为一个统一的病理生理学范畴。将这些孤立的但已经明确的病理学改变结合起来，共同构成了新的研究理论基础，形成一个统一的理论，

用于预防或纠正一些关键的病理或生理紊乱，以改善这种严重综合征所导致的后果。

5.3　综合性特发性正常压力脑积水理论（CiNPHT）

这一新的理论不仅能解释 iNPH 的病理生理学特点及其临床表现，还可能为这些疾病的治疗提供更有效的方案，或者至少可为终止疾病的病程进展提供指导。示意图 5.1 对该理论进行了总结。

该理论的研究基础：

（1）有多个中心、累积超过 38 年的 iNPH 临床研究治疗经验。

（2）从参与研究的 iNPH 患者的脑组织进行取样活检，获取了新的、有价值的组织病理学发现。

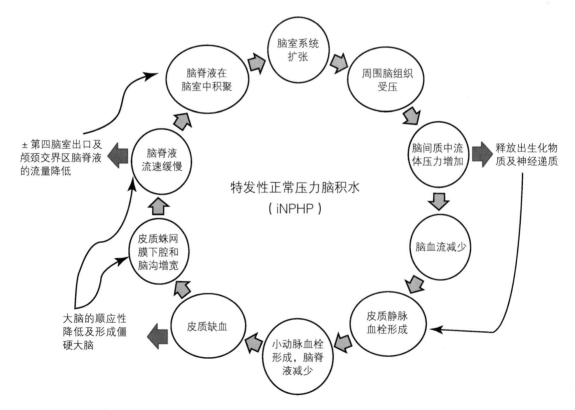

示意图 5.1　综合性特发性正常压力脑积水理论

（3）能将我们的研究发现，与 iNPH 现有的观点、先前的理论和假说相互结合起来。

5.3.1　临床表现和观察结果

（1）iNPH 多见于老年患者。

（2）sNPH 通常是中枢神经系统损伤的并发症，如蛛网膜下腔出血、脑外伤或重大颅脑手术后。

（3）智力减退、步态不稳和尿失禁常见的临床三联征；然而，通常情况下，不同患者患病后的临床症状和严重程度并不一定相同。

（4）iNPH 病程是呈持续进展的过程，其发生率因人而异。

（5）病程中患者的 ICP 是变化的，表现为波动的过程，但随着时间推移而减弱。

（6）iNPH 患者颅脑 MRI 表现为脑室扩张和皮质蛛网膜下腔增宽。

（7）侧脑室额角处脑组织在 MRI T2 呈长信号，这可能是跨膜渗出，也可能是脱髓鞘样变或大脑皮质分离综合征所致。但在典型的脑积水中，枕角周围通常很少见到这种现象。

（8）脑脊液循环从侧脑室开始，经过蛛网膜颗粒吸收，最终进入矢状窦的路径中，并没有物理阻塞和器质性梗阻。与脑膜炎、SSAH 等疾病所导致的 sNPH 不同，蛛网膜颗粒在 iNPH 发病过程中可能发挥着相应的作用。

（9）相位对比 MRI 可量化通过中脑导水管的脑脊液流量，并可与其他影像相关联，以显示脑脊液流动通道中的空隙。

（10）使用同位素显像和特殊的 MRI 序列成像技术来对脑脊液动力学进行研究表明，在正常压力脑积水的病例中，脑脊液从脑室系统流向蛛网膜下腔过程中有时间延迟现象。由于静脉压升高及静脉周围组织出现变化，这会导致脑脊液吸收的阻力增加，从而形成了 NPH 的病理生理学基础。

（11）根据 Hägen-Poiseuille 方程，在流体压强稳定的情况下，与直径较大的通道相比，直径较小的通道中流体通过的速度较慢。如果静脉淤血影响了脑脊液的吸收，则脑脊液流速就会减慢。

（12）脑室逐渐扩张，以代偿逐渐升高的 ICP。

（13）目前尚没有 iNPH 患者因 ICP 增加而导致脑疝的死亡记录。依据 CiNPHT 理论，脑静脉淤血的位置是均匀地分布在小脑幕的上方和下方，因此这些紊乱主要发生在脑脊液循环通路的下游。

（14）在进行分流手术的过程中所见，此类患者的大脑外观更为苍白，较普通人的大脑质地更僵硬。

5.3.2　不同的 NPH 理论和假设整合为综合理论

（1）Hakim-Adam theory (Hakim S, Adams RD, 1965)[3]。

（2）Transmantle pressure gradient (Hoff J and Barber R, 1974)[10]。

（3）Restricted arterial pulsation hydrocephalus (Greitz D, 1993)[20]。

（4）Unifying theory for definition and classification of hydrocephalus (Raimondi AJ, 1994)[33]。

（5）Bulk flow theory (Rekate H, 1994)[21]。

（6）Evolution theory in cerebrospinal fluid dynamics and minor pathway hydro-cephalus (Oi S, Di Rocco C, 2006)[40]。

（7）Hemodynamic theory of venous

congestion (Bateman GA, 2004)[27]。

（8）Importance of cortical subarachnoid space in understanding hydrocephalus (Rekate H, 2008)[21]。

（9）Reassessing CSF hydro dynamics and novel hypothesis (Chikly B and Quaghebeur J, 2013)[28]。

（10）Pulsatile vector theory (Preuss M, et al, 2013)[18]。

（11）Intimate exchange between cerebrospinal fluid and interstitial fluid. (Matsumae M, et al, 2016)[41]。

iNPH 患者的临床表现和观察结果不能仅用一种理论来解释，但如果我们将几种理论整合在一起，形成综合性特发性正常压力脑积水的病理生理学理论，会有助于我们更好地理解病情。

5.3.3 综合理论的注重方面

（1）这并不是一种新的理论，而是将几个学术上既往已有的理论和假设根据临床的实际情况做出的一个建设性整合。这个新概念是综合性的，其包含了大多数先前理论的属性，这些理论经过缜密的分析和整合后，可以增加对临床上这些复杂的实际情况的理解和认知。

（2）我们将相应的结论进行新的类比和解释，以构建一个综合的 iNPH 理论。大多数这些理论都经过仔细研究和分析，并整合成为一个全新的概念。

（3）脑脊液的动力学可被简单的解释为，受相关因素影响的脑脊液在 8 个连续的腔室中流动的过程：即① 侧脑室（经 Monro 孔至第三脑室）；② 第三脑室；③ 中脑导水管；④ 第四脑室；⑤ 第四脑室出口到蛛网膜下腔（Magendie 孔和 Luschka 孔）；⑥ 皮

质蛛网膜下腔（CSAS）；⑦ 脊髓蛛网膜下腔（SSAS）；⑧ 椎管间隙（SCS）。但这种解释并没有考虑到每一个隔室在维持正常的脑脊液动力学中所起着的具体作用，它们可能是相互独立的，也可能是相互补充的。这些隔室中的一个或多个出现脑脊液流动的任何改变，都可能会导致相应腔室的上游或下游出现反应性改变，从而出现代偿性反应或者损伤性表现。继而表现为脑脊液可以以一种简单的直接流动的方式通过这些腔室，从而失去它们的调节作用。因此我们认为，这些不同腔室相互作用机制的失代偿可能是产生 NPH 的原因。

（4）iNPH 这种恶性循环的病理生理过程目前已被客观的认识。

5.4 综合 NPH 病理生理学理论的简要说明（见前示意图 5.1）

（1）由于脑脊液从脑室系统流出到皮质蛛网膜下腔的速度逐渐减慢和变得迟缓，致脑室内脑脊液的增加而发生脑室扩张。脑室逐渐扩张的原因：① 脑脊液从第四脑室流出至蛛网膜下腔速度变得缓慢；② 脑脊液的生成量没有减少，而吸收量下降。进行性的脑室扩张导致脑室周围白质的压力负荷（机械 / 物理应力）增加，致脑室周围组织发生缺血、缺氧改变，从而产生相应的生化作用而使脑室周围白质轴突被破坏；③ 伴随着脑室的慢性扩张和脑室内压力的增加，包括室管膜层在内的脑组织也逐渐出现慢性变化。在脑室进行性扩张的过程中，脑室周围组织同时会进行"自我修复"，从而致脑室周围组织的顺应性降低，进而形成"僵硬脑"。随着时间的推移，室管膜壁将逐渐失去可塑性，致脑搏动功能显著降

低[18]，从而使"脉动矢量"或脉动定向能力降低，这导致了推动脑脊液通过脑室腔隙出口的作用下降[21]。CT上的脑室周围低密度或MRI上的高信号可能是脑室扩张和缺血缺氧导致的白质破坏和大脑脱髓鞘改变，而不仅仅是脑脊液跨膜流动所致的脑室周围水肿和跨膜渗出。所有这些发现都表明，NPH病理生理学改变主要发生于脑室的周围区域。

（2）脑室的扩张会对大脑表面产生更大的压力（Hakim理论），从而形NPH三联症。因此，NPH是一种综合征，而不是一种简单的疾病。NPH三联征和其他临床表现归因于"皮质下神经元离断"所形成的综合征。ICP的持续增加和脑血流量（CBF）、脑灌注压（CPP）、缺氧和缺血等异常改变，会导致脑室周围组织发生分子水平的破坏，从而形成脑代谢障碍。继而，少突胶质细胞和神经元细胞的轴突逐渐受损，最终导致脱髓鞘改变。当脑代谢严重失调时，钙通道相关的蛋白质水解活动被激活，细胞凋亡的风险随之增加。因此，通过早期诊断和采取药物干预可能逆转或缓解这一严重的病理生理过程。

（3）细胞间质液的积聚[26, 41]，继而会导致间质跨膜压增加，这又可能会导致：① 脑皮质和脑深部静脉充血和血栓形成；② 阻碍或阻断了脑实质内的脑脊液循环旁路；③ 脑脊液的持续积聚使跨膜渗出逐渐恶化。间质液和间质跨膜压力的增加还会对神经细胞和胶质细胞造成进一步损伤，从而改变神经递质，释放一些化学物质，如儿茶酚胺（CA），它可能会导致小动脉痉挛和血栓形成，继而导致组织的缺血、缺氧改变。这将导致少突胶质前体细胞的正常生理状态进一步受损，从而影响神经元细胞髓鞘的再

生和愈合。这种损伤可使脑脊液中的蛋白质水平升高，导致脑脊液吸收困难，继而进一步促进了iNPH的进展。研究发现，此类损伤会导致脑脊液的吸收减少，进而会导致iNPH综合征病情进一步恶化，具体表现出去皮质综合征的症状，形成含有较高水平的CD44细胞的胶质瘢痕，从而阻断了少突胶质前体细胞的分化，阻碍了髓鞘的再生和修复。此时，这些损伤所致的恶性循环进入了"维持阶段"，尽管进行了相关的治疗尝试，但疾病始终呈持续进展的状态。

（4）室管膜壁本身的持续损伤，是由于它持续暴露在包括脑室扩张、缺氧、缺血、分子变化和蛋白质水解等各种有害的条件下，这导致了室管膜上的细胞出现死亡，继而出现反应性星形胶质细胞增生以替代脑室边缘的死亡细胞。反应性增生的星形胶质细胞可产生肿瘤坏死因子α（TNF-α），它可能会导致海马和新皮质功能障碍，致使患者的认知能力显著下降。TNF-α和转化生长因子β1（13、51、73、137）等一样，是检测NPH进展的有用的生物标志物。最终，持续的脑室扩张将导致ICP升高、组织间液积聚、间质压升高、脑深静脉和小动脉缺血、脑血流降低等严重后果。

（5）大脑深静脉和皮质静脉的淤血或血栓形成会导致大脑静脉系统的血液引流减少，从而使上述的毒性因子在脑组织中积聚，进一步加剧了iNPH患者大脑功能的紊乱。受损细胞释放的化学物质或间质液压力增加均可加重脑组织的缺血缺氧损伤。

（6）小动脉痉挛或闭塞。

（7）皮质小血管（小静脉和小动脉）闭塞、充血或受损将导致脑皮质缺血，随着缺血的进展，这些血管中的一些会形成血栓。随着皮质组织的完整性及自身的稳态丧失，

胶质细胞持续增生，皮质组织逐渐变得僵硬，致使大脑顺应性下降，从而使脑搏动和形成的脉冲波减弱。深部皮质缺血同样也会影响室管膜壁病理生理学结构，进而显著降低其顺应性。

（8）皮质蛛网膜下腔的宽度、深度和体积增加（MRI 显示）[21]。

（9）脑室内 ICP 与皮质蛛网膜下腔之间的压力梯度发生改变。脑室系统和皮质蛛网膜下腔之间产生的正压梯度导致脑室进一步扩张（跨膜压力梯度理论）[10]。因此，NPH 本质上是呈进行性发展的。

（10）由于脑脊液以额定的速率产生，继而脑脊液在脑室内持续积聚，随着脑脊液向蛛网膜下腔的流动速度的减缓，脑室将逐渐扩张，脑室周围组织的压力增加，导致出现脑神经元细胞的损伤和组织缺血，从而使皮质蛛网膜下腔变宽变深，继而延缓脑脊液流动和吸收，使脑室内脑脊液积聚增加，这就是 iNPH 的恶性循环。因此，为改善这种综合征的预后，应在不同的部位对其进行阻断。

5.5 综合 iNPH 理论概念的支持证据

为探讨脑血管系统在 NPH 发病过程中的作用，我们使用 O-标记水分子的 PET 和 MRI 影像融合技术，对 NPH 患者与正常对照组静息状态下患者的脑血流情况进行研究[29]。结果表明，与正常健康对照组相比，iNPH 患者的大脑和小脑的平均 CBF 降低。这项研究支持以下观点：除了脑脊液循环障碍外，NPH 的病理生理学中还涉及脑血管因素，这些因素可能与 NPH 患者的步态障碍有关[40]。

从对一名分流手术效果较好的 iNPH 患者的研究中发现，在患者去世后对其进行尸检时发现患者患有严重的高血压和动脉硬化性血管病，并伴有大脑多发腔隙性梗死。但并没有发现软脑膜增厚、蛛网膜颗粒纤维化及阿尔茨海默病等相关的病理改变证据。通过脑池造影，在患者的脑脊液中发现了高香草酸的浓度增加，证实了这种异常的吸收机制。因此有人认为，血管改变可能在 NPH 的病理生理学过程中发挥着重要的作用[5]。

在因 iNPH 进行分流的患者中发现，罹患脑血管疾病时易与阿尔茨海默病伴随出现，并可通过神经组织病理活检得以证实，虽然在临床上这种情况并不多见。同时罹患这两种疾病与分流手术的预后并无显著的相关性。这些发现为 iNPH 是一种多病因的临床综合征的这一假说提供了有力的临床证据支持，表明 iNPH 与脑血管病和阿尔茨海默病的病理生理上有部分重叠[25]。

NPH 的本质问题是发病机制和病理生理学方面的问题，这些问题也反映出当前阶段对该病的认识仍存在不足。一般而言，多数脑积水是由于梗阻存在，导致脑室扩大和脑脊液压力升高。然而，脑室增大与正常的脑脊液压力之间似乎存在着明显的矛盾，虽然已经有学者给出了一些相应的解释机制[3, 30]。对于高血压患者而言，血管壁玻璃样变性导致的脑室周围小动脉狭窄可能是另一个影响因素，这或许可解释为什么 NPH 患者中合并有血管病变的情况其患病率会增加[5, 25]。与脑缺血、脑萎缩或 NPH 患者相比，健康人的脑血管顺应性与他们具有显著的差异[3, 15, 30]。

理解脑脊液动力学和病理生理学是了解 iNPH 的关键，总体来说就是要了解控制脑脊液流经皮质蛛网膜下腔的因素。皮质蛛网膜下腔是影响脑脊液动力学的主要腔室之一。除非了解了脑脊液在皮质下空间中的流动情况，否则永远无法完全了解脑脊液动力学。皮质蛛网膜下腔的大小和体积的变化，以及大脑皮质的下脉冲力可能在脑脊液动力学中起重要作用。当 Rekate H 等人认为："CSAS 在各种类型的脑积水的病理生理学中的重要作用在很大程度上被忽视"，这一观点的确是非常正确的[21]。增加对蛛网膜下腔中脑脊液动力学的关注，将有助于对脑积水进行深入的了解，以便进行正确的治疗。相关问题，可通过在临床经验、科学研究和设想方面加强国际交流合作来解决。

5.6 讨 论

对于 iNPH 的诊断、病因、病理生理学、最佳治疗方案及预后等相关问题，始终是客观存在的，并对学术界构成挑战。

已有多种理论尝试对 iNPH 进行解释，包括脑室结构、脑血流量和脑脊液的流量等，但没有一种理论可完美地解释这一切。每种理论似乎都能很好地解释了其中的部分现象，但又无法全面地解释其余的问题。因此，iNPH 应是一种由不同因素引起或导致的综合征而并不是一种单一的疾病，具体表现为持续进展的恶性循环的病理生理过程。所以，不同患者的临床表现会有所不同，但都是呈持续进展的表现。

我们对这一新的理论所做出的解释，是基于对这 6 例患者病理报告的研究，以及结合脑脊液流体动力学、脑血液循环和 ICP 变化等相关文献资料进行整合而得出。在脑脊液流体动力学中，分为三个阶段：① 脑脊液生成；② 脑脊液流动；③ 脑脊液的吸收。其中任何一个阶段出现功能紊乱都可能

导致 NPH 的发生。然而，这些过程都不能单独解释该综合征的整个临床表现和相关后遗症。例如，流体动力学理论无法解释为什么脑实质会发生变化。然而，流体动力学理论对于解释脑脊液的吸收却是合理且有效的。目前，新的理论认为脑血管改变可能是 iNPH 的病理生理基础。也有观点认为，脑脊液流体动力学功能紊乱和血管的改变都可能是其发生的原因。然而，这些理论暂时尚未得到证实，也无法对引起这些临床表现的机制做出合理的解释。此外，将脑血管疾病作为一个独立的病种进行研究表明，脑动脉阻塞会导致供血区缺血，随后发生脑梗死。同样，从动物模型研究中发现，静脉阻塞会导致静脉引流区域出现脑梗死。区别在于：① 静脉阻塞比动脉阻塞所引起的缺血的时间更长；② 静脉充血和闭塞时的压力远低于动脉血管的压力；③ 静脉阻塞所导致的缺血程度，取决于是否存在侧支循环，无论是急性还是慢性的闭塞。通过对这 6 名因 iNPH 进行分流手术患者的皮质静脉循环的变化和所涉及脑实质坏死的病理结果进行研究分析，得出以下结论：静脉淤血、血栓形成和梗死所致的浅表静脉压力增加，均可能导致周围性静脉梗死和神经胶质细胞增生，从而使脑脊液的流量减少、大脑完整性被破坏、脑搏动减弱，并阻碍脑脊液的运动，继而导致脑脊液动力学改变，最终使脑脊液的吸收率下降。静脉阻塞会增加浅表静脉压，从而阻碍血液回流，减少组织灌注，导致周围组织缺血、缺氧和梗死，最终形成一个恶性循环的病理生理过程。

静脉阻塞所致的血管疾病可使浅表静脉压升高。因此，它将通过减少 CSF 的吸收而影响 CSF 的流体动力学。静脉阻塞会导致浅表静脉压升高，从而阻碍血液回流，降

低组织灌注和氧合，导致周围静脉缺血或梗死。由于此类的静脉阻塞的改变大多呈亚急性表现，早期临床症状不典型，所以这些患者的早期临床表现大多数未被重视。此外，如果静脉阻塞持续进展，这将导致浅表静脉压慢性升高、CSF 吸收减少，最终导致脑脊液在脑室内积聚。由于这一过程缓慢，因此脑室有时间逐渐适应体积的扩大和压力的增加，表现为脑室的缓慢扩张。此后，脑脊液压力将重新趋于平衡并稳定下来，并最终导致脑室扩大而脑脊液的压力不再增加。此外，静脉阻塞还会导致以下后果：① 静脉窦压力升高；② 脑脊液生成增加、吸收减少；③ 静脉结构破坏（出血）；④ 皮质梗死，随后所波及的相关区域出现脑萎缩；⑤ 毛细血管灌注压降低；⑥ 间质性水肿；⑦ 血脑屏障破坏，最终导致脑血流减少。这些改变将导致与 NPH 相关的实质性损伤改变和临床表现。其他与 iNPH 相似的疾病，如阿尔茨海默病，也有类似的皮质缺血表现。不同于动脉阻塞，如果能及时发现，在疾病的初始阶段进行必要的干预，则静脉阻塞是可逆的。因此，对于 iNPH 患者如能做到早诊断早治疗则可以改善患者的临床表现和预后。由于此类患者脑深部小血管受累后所导致的缺血、缺氧改变，会导致后续脑梗死的发生和脑的完整性被破坏，在手术过程中可观察到脑实质会变得僵硬。虽然这些发现并不能全面解释 iNPH 所有的病理

生理过程，但可以将它们有序地进行总结和整合，称为"综合性特发性正常压力脑积水理论（CiNPHT）"。

小 结

NPH 可分为 iNPH 和 sNPH。它们是两种完全不同的疾病，其病理生理学、病因和临床表现均不同。因此，iNPH 和 sNPH 不应合并在一起。iNPH 是一种呈进展性的复杂的综合征。CiNPHT 可对 iNPH 的不同阶段和不同方面的相关问题提供更全面和更深入的解释，如导致正常脑脊液动力学改变的原因和因素。影响 NPH 的性质、病因和进展的因素有：皮质血管变细、大脑完整性改变（僵硬和搏动）、脑脊液动力学改变、皮质蛛网膜下腔脑脊液流动延迟、皮质蛛网膜下腔的变宽、脑室扩张，以及室管膜壁改变。深静脉区域的缺血不是 NPH 的必要条件。具有高流入特征的 NPH 患者大脑表面浅静脉的顺应性会改变，这导致经矢状窦回流的血流会减少。这些改变一致表明，NPH 患者可能会出现大脑表面浅静脉压升高。虽然脑脊液流体动力学理论可以解释 NPH 的病理生理学上的部分问题，但它不能解释在皮质静脉中所观察到的血管变化，以及与该疾病所有相关的临床表现。所有这些改变，结合 iNPH 所表现出的病理学特征及既往的理论后，即可形成全面的、新的理论。

参考文献

[1] Bech-Azeddine R, Høgh P, Juhler M, Gjerris F, Waldemar G. Idiopathic normal-pressure hydrocephalus: clinical comorbidity correlated with cerebral biopsy findings and outcome of cerebrospinal fluid shunting. Neurol Neurosurg Psychiatry. 2007; 78(2): 157–61.

[2] Gallia GL, Rigamonti D, Williams MA. The diagnosis and

treatment of idiopathic normal pressure hydrocephalus. Nat Clin Pract Neurol. 2006; 2(7): 375–81.

[3] Hakim S, Adams RD. The special clinical problem of symptomatic hydrocephalus with normal cerebrospinal fluid pressure. Observations on cerebrospinal fluid hydrodynamics. J Neurol Sci. 1965; 2: 307–27.

［4］AM K, Alafuzoff I, Savolainen S, Sutela A, Rummukainen J, Kurki M, Jääskeläinen JE, Soininen H, Rinne J, Leinonen V, Kuopio NPH Registry. Poor cognitive outcome in shunt-responsive idiopathic normal pressure hydrocephalus. Neurosurgery. 2013; 72(1): 1−8.

［5］Koto A, Rosenberg G, Zingesser LH, Horoupian D, Katzman R. Syndrome of normal pressure hydrocephalus: possible relation to hypertensive and arteriosclerotic vasculopathy. J Neurol Neurosurg Psychiatry. 1977; 40(1): 73−9.

［6］Malm J, Eklund A. Idiopathic normal pressure hydrocephalus. Pract Neurol. 2006; 6: 14−27.

［7］Owler BK, Fung K, Czosnyka Z. Importance of ICP monitoring in CSF circulation disorders. Br J Neurosurg. 2001; 15(5): 439−40.

［8］Udvarhelyi GB, Wood JH, James AE, Bartlet D. Results and complications in 55 shunted patients with normal pressure hydrocephalus. Surg Newrvl. 1975; 3: 271−5.

［9］Daniel RT, Lee GYF, Halcrow SJ. Low-pressure hydrocephalic state complicating hemispher-ectomy: a case report. Epilepsia. 2002; 43: 563−5.

［10］Hoff J, Barber R. Transcerebral mantle pressure in normal pressure hydrocephalus. Arch Neurol. 1974; 31: 101−10.

［11］Johanson CE, Szmydynger-Chodobska J, Chodobski A, Baird A, McMillan P, Stopa EG. Altered formation and bulk absorption of cerebrospinal fluid in FGF−2−induced hydrocephalus. Am J Phys. 1999; 277(1 Pt 2): R263−71.

［12］Owler BK, Jacobson EE, Johnston IH. Low pressure hydrocephalus: issues of diagnosis and treatment in five cases. Br J Neurosurg. 2001; 15: 353−9.

［13］Toma AK, Holl E, Kitchen ND, Watkins LD. Evans' index revisited: the need for an alternative in normal pressure hydrocephalus. Neurosurgery. 2011; 68(4): 939−44.

［14］Chang CC, Asada H, Mimura T, Suzuki S. A prospective study of cerebral blood flow and cerebrovascular reactivity to acetazolamide in 162 patients with idiopathic normal-pressure hydrocephalus. J Neurosurg. 2009; 111(3): 610−7.

［15］Grant A. Bateman: vascular compliance in normal pressure hydrocephalus. AJNR Am J Neuroradiol. 2000; 21: 1574−85.

［16］Johansson E, Ambarki K, Birgander R, Bahrami N, Eklund A, Malm J. Cerebral microbleeds in idiopathic normal pressure hydrocephalus. Fluids Barriers CNS. 2016; 13: 4.

［17］Owler BK, Pickard JD. Cerebral blood flow and normal pressure hydrocephalus. A review. Acta Neurol Scand. 2001; 104: 325−42.

［18］Preuss M, Hoffman K-T, Reiss-Zimmermann M, Hirsh W, Merkwnschlager A, meixensberger J, Dengi M. Updated physiology and pathophysiology of CSF circulation—the pulsatile vector theory. Childs Nerv Syst. 2013; 29: 1811−23.

［19］Sharma AK, Gaikwad S, Gupta V, Garg A, Mishra NK. Measurement of peak CSF flow velocity at cerebral aqueduct, before and after lumbar CSF drainage, by use of phase-contrast MRI: utility in the management of idiopathic normal pressure hydrocephalus. Clin Neurol Neurosurg. 2008; 110(4): 363−8.

［20］Greitz D. Cerebrospinal fluid circulation and associated intracranial dynamics. A radiologic investigation using MR imaging and radionuclide cisternography. Acta Radiol Suppl. 1993; 386: 1−23.

［21］Rekate HL, Nadkarni TD, Wallace D. The importance of the cortical subarachnoid space in understanding hydrocephalus. J Neurosurg Pediatr. 2008; 2: 1−11.

［22］Shiino A, Nishida Y, Yasuda H, Suzuki M, Matsuda M, Inubushi T. Magnetic resonance spectroscopic determination of a neuronal and axonal marker in white matter predicts reversibility of deficits in secondary normal pressure hydrocephalus. J Neurol Neurosurg Psychiatry. 2004; 75(8): 1141−8.

［23］U S, Kondziella D. Neuronal glial interaction in different neurological diseases studied by ex vivo 13C NMR spectroscopy. NMR Biomed. 2003; 16(6−7): 424−9.

［24］Yamashita F, Sasaki M, Takahashi S, Matsuda H, Kudo K, Narumi S, Terayama Y, Asada T. Detection of changes in cerebrospinal fluid space in idiopathic normal pressure hydrocephalus using voxel-based morphometry. Neuroradiology. 2010; 52(5): 381−6.

［25］Casmiro M, D'Alessandro R, Cacciatore FM, Daidone R, Calbucci F. Risk factors for the syndrome of ventricular enlargement with gait apraxia (idiopathic normal pressure hydrocephalus): a case-control study. J Neurol Neurosurg Psychiatry. 1989; 52: 847−52.

［26］Agre P, Nielsen S, Ottersen OP. Towards a molecular understanding of water homeostasis in the brain. Neuroscience. 2004; 129(4): 849−50.

［27］Bateman GA. Idiopathic intracranial hypertension: priapism of the brain? Med Hypotheses. 2004; 63: 549−55.

［28］Chikly B, Quaghebeur J. Reassessing cerebrospinal fluid (CSF) hydrodynamics: a literature review presenting a novel hypothesis for CSF physiology. J Bodyw Mov Ther. 2013; 17: 344−54.

［29］Hebb AO, Cusimano MD. Idiopathic normal pressure hydrocephalus: a systematic review of diagnosis and outcome. Neurosurgery. 2001; 49(5): 1166−84; discussion 1166−84.

［30］Levine DN. Intracranial pressure and ventricular expansion in hydrocephalus: have we been asking the wrong question? J Neurol Sci. 2008; 269: 1−2: 1−11.

［31］Linninger AA, Sweetman B, Penn R. Normal and hydrocephalic brain dynamics: the role of reduced cerebrospinal fluid reabsorption and ventricular enlargement. Ann Biomed Eng. 2009; 73: 1434−47.

［32］Momjian S, Bichsel D. Nonlinear poroplastic model of ventricular dilation in hydrocephalus. J Neurosurg. 2008; 109: 100−7.

［33］Raimondi AJ. A unifying theory for the definition and classification of hydrocephalus. Childs Nerv Syst. 1994; 10(1): 2−12.

［34］Ishikawa M. Progress in diagnosis of and therapy for idiopathic normal-pressure hydrocephalus—classical view of cerebrospinal production, absorption and bulk flow and its criticism. Rinsho Shinkeigaku. 2014; 54(12): 1184−6.

［35］Sá Santos S, Sonnewald U, Carrondo MJ, Alves PM. The role of glia in neuronal recovery following anoxia: in vitro evidence of neuronal adaptation. Neurochem Int. 2011; 58(6): 665−75.

［36］Akins PT, Guppy KH. Sinking skin flaps, paradoxical herniation, and external brain tamponade: a review of decompressive craniectomy management. Neurocrit Care.

2008; 9: 269-76.

[37] Fujimura M, Onuma T, Kameyama M, Motohashi O, Kon H, Yamamoto K, Ishii K, Tominaga T. Hydrocephalus due to cerebrospinal fluid overproduction by bilateral choroid plexus papillomas. Childs Nerv Syst. 2004; 20(7): 485-8.

[38] Kondziella D, Sonnewald U, Tullberg M, Wikkelso C. Brain metabolism in adult chronic hydrocephalus. J Neurochem. 2008; 106(4): 1515-24.

[39] Kondziella D, Eyjolfsson EM, Saether O, Sonnewald U, Risa O. Gray matter metabolism in acute and chronic hydrocephalus. Neuroscience. 2009; 159(2): 570-7.

[40] Oi S, Di Rocco C. Proposal of "evolution theory in cerebrospinal fluid dynamics" and minor pathway hydrocephalus in developing immature brain. Childs Nerv Syst. 2006; 22: 662-9.

[41] Matsumae M, Sato O, Hirayama A, Hayashi N, Takizawa K, Atsumi H, Sorimachi T. Research into the physiology of cerebrospinal fluid reaches a new horizon: intimate exchange between cerebrospinal fluid and interstitial fluid may contribute to maintenance of homeostasis in the central nervous system. Neurol Med Chir (Tokyo). 2016; 56(7): 416-41.

6 多房性脑积水和感染后脑积水
Post-infection and Multiloculated Hydrocephalus (Complex Hydrocephalus)

Ahmed Ammar, Fatima A. Fakhroo, Ahmed Abdelfattah, and Mohammed Shawarby

6.1 定义和命名法

脑积水是神经外科中，尤其是小儿神经外科中最严重的问题。房性脑积水是一种比较罕见的情况，脑室系统内可有多个充满液体的、彼此分隔开的隔室[1]。复杂性脑积水主要是房性脑积水，根据其形成的隔室数量，房性脑积水可细分为两个亚型：单分隔脑积水和多房性脑积水。单分隔脑积水为正常脑室系统的一部分形成囊性扩张，如双侧室间孔中的一个孔的阻塞，或中脑导水管、第四脑室出口等部位阻塞所导致的脑积水，或形成的孤立性第四脑室[1]。多房性脑积水为位于脑室系统内或周围所形成的，中间被隔膜彼此分隔成多个囊腔，其内充满新生或流动的脑脊液的情况[2, 3]。文献中常见的用于描述多房性脑积水的术语为"多囊性"和"多室性"。因此，单分隔脑积水和多房性脑积水是两种不同的疾病实体，具有不同的形态学和影像学表现，其病因、病理变化、治疗方案的选择和预后可能均不同。然而，遗憾的是在文献中常将这两个术语混淆使用，这导致在某些情况下由于滥用术语，以至于无法准确地比较不同的研究结果。

6.2 病因和危险因素

多房性脑积水是由不同的病理原因或医源性因素所导致的并发症或后遗症。有研究发现胎儿宫内脑室内出血后可发生多房性脑积水[4]。

（1）最常见的原因

1）脑膜炎、脑炎。

2）脑室内出血。

3）分流术后感染[5]。

4）分流术后过度引流。

5）多发性神经上皮囊肿等[1]。

（2）易感因素

1）低出生体重。

2）早产，尤其是32周前的早产，这会增加脑室内出血的发生率。

3）围产期并发症。

4）先天性中枢神经系统畸形等[2]。

6.3 病理生理学

多房性脑积水确切的病理生理学机制尚不完全清楚。因此，我们开展了一项研究，以了解、揭示和记录不同阶段中隔膜形成的

A. Ammar (✉) • A. Abdelfattah
Department of Neurosurgery, King Fahd University Hospital, Imam Abdulrahman Bin Faisal University, Al Khobar, Saudi Arabia
e-mail: ahmed@ahmedamma.com

F.A. Fakhroo
Military Defense Hospital, West Rifaa, Kingdom of Bahrain

M. Shawarby
Department of Pathology, King Fahd Hospital of the University, Imam Abdulrahman Bin
Faisal University, Al Khobar, Saudi Arabia

过程，并明确多房性脑积水的进展情况。

6.3.1　典型案例

一名出生 1 日具有 30 周胎龄的早产男婴，APGAR 评分低，前囟门张力较高。CT 扫描显示脑室内出血，并为他进行了脑室外引流术。治疗过程中，该患儿病程复杂，先后经历了 V–P 分流术、分流术后感染、脑室外引流和分流修正手术。在病程的早期阶段我们即发现患儿脑室内有隔膜形成的迹象，并在后续的每次治疗过程中，通过内镜对隔膜进行组织取样活检，将检查结果与 CT 扫描结果关联起来，并对隔膜组织的病理学特征进行研究。早期阶段的隔膜为一层由胶质细胞或纤维胶质组织形成的膜，并伴有淋巴细胞浸润，有时也可伴有浆细胞或泡沫细胞浸润（图 6.1a、b 和图 6.2a、b），偶尔也可见到组织水肿和血管周围纤维化

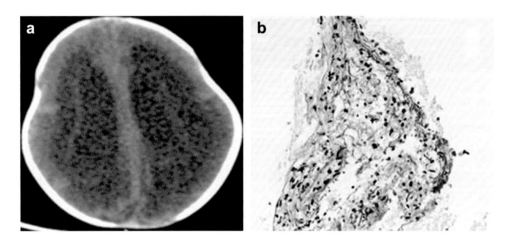

图 6.1　a. 头部 CT 显示脑室内隔膜形成的早期阶段。b. 隔膜的 HE 组织学检查可见纤维蛋白及炎症细胞增生

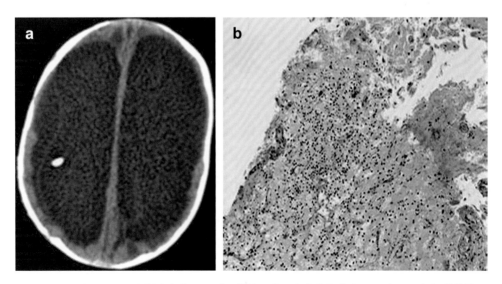

图 6.2　a. 3 个月后，两个侧脑室内可见到更薄的隔膜，脑萎缩程度也更严重。b. 组织学镜检可见大量混合炎性细胞和泡沫巨噬细胞

表现（图 6.3a、b）。最终，隔膜进展为胶原纤维化状态（图 6.4a）。软脑膜上也表现出伴有纤维蛋白沉积、单核炎症细胞（淋巴细胞、浆细胞）和中性粒细胞浸润的胶原纤维化及炎症表现（图 6.4b）。在病程的后期阶段，CT 和 MRI 可显示出显著的脑室扩张和正常形态丧失。由于正常的大脑组织逐渐溶解而被后续所形成囊腔取代，继而可能表现有进行性的脑萎缩，且该病理过程是不可逆的。在有些情况下，甚至难以区分原有的脑室结构和继发形成的脑室周围囊腔[6]。

6.3.1.1 脑室内隔膜形成和隔膜形成的阶段

这项研究结果表明该疾病是呈进行性发展的。多房性脑积水和隔膜形成的过程可归纳为 4 个阶段：

第 1 阶段：脑室内开始出现纤维蛋白隔膜。

第 2 阶段：隔膜表现出炎症细胞（淋

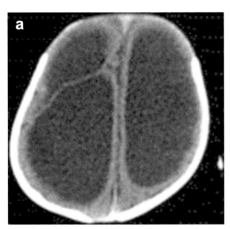
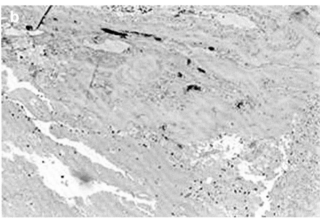

图 6.3 a. 4 个月后，头部轴位 CT 可见右侧侧脑室内比较明显的隔膜形成。b. 隔膜的组织学结构：源自增厚血管壁的胶原纤维组织（Masson 三色染色）

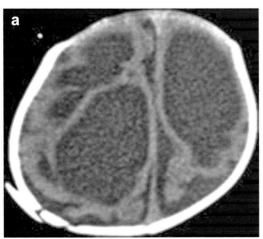
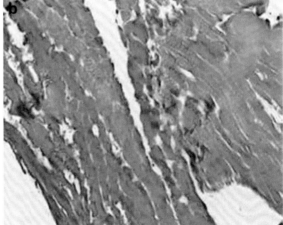

图 6.4 a. 头部轴位 CT 平扫可见从右侧侧脑室内一侧室管膜表面到对侧的增厚的隔膜，并伴有明显的脑萎缩。b. 隔膜的组织学结构：胶原纤维化改变

巴细胞、浆细胞和泡沫细胞等）进行性浸润现象。

第 3 阶段：胶质细胞增生和隔膜开始纤维化（早期血管周围）。

第 4 阶段：隔膜表现为广泛的胶原性纤维化，最终转化为致密的纤维隔膜，并伴有脑软化、脑完整性破坏，脑室扩张和 ICP 降低。

脑室内隔膜分为先天性和获得性，可表现为真性隔膜及假性隔膜。这些隔膜最终将导致多房性脑积水的发生。脑室内间隔形成的时间多继发于脑室内炎症后的 2～4 个月[6-8]。细菌感染，尤其是革兰阴性菌感染，合并脑室内出血的情况可能诱发严重的多房性脑积水。脑室内因纤维增生粘连而导致的室内隔膜形成后，可加速多房性脑积水的进展。这些隔膜在肉眼下观呈菲薄、半透明状结构。Schultz 和 Leeds 将脑室炎的病理生理过程描述为室管膜内膜出现小面积的剥脱后，胶质细胞增生通过室管膜破裂处延伸到脑室腔内所形成的赘生物[9]。根据他们的描述，脑室内隔膜由纤维胶质细胞组成[10]。Berman 和 Banker[11] 对脑膜炎系列疾病进行了研究，发现在所研究的病例当中有 9 例患者同时表现有脑梗死、脑内微脓肿及脑室周围白质软化现象。化脓性脑室炎通常与脑膜炎有关，脑膜炎患者的室管膜细胞层中可有斑片状或弥漫性剥脱，并在室管膜破裂部位产生神经胶质增生和神经胶质细胞簇。这些神经胶质细胞簇会进一步向外蔓延并延伸至脑脊液中[12]。所形成的隔膜常可分为两种，真性隔膜和假性隔膜，这取决于其来源的脑室壁或脑室周围的区域，这些区域可能逐渐演变为新的腔室。在隔膜形成的早期，可以容易地区分它们，然而当这些隔膜形成后却很难再从影像学上对其进行

区分，它们可存在隔室壁上或漂浮在脑室腔内。隔膜可以很致密，也可以很粗糙，表现为类似于蜘蛛网或薄纱状。这些隔膜可能结构复杂，蔓延于整个脑室内，也可以表现为单独的簇状结构[13]。Sagan L 等人于 2008 年在一项对脑室内隔膜进行取样活检的研究中发现，室管膜破裂和炎症过程能激活生发基质胶质细胞增生和迁移。在胎儿期，这些细胞逐渐形成脑室内隔膜，使脑室系统彼此分隔开来，以至于不能形成一个孤立的腔室[12]。

多房性脑积水的核心病理基础是炎症过程，炎症的诱因通常是感染性的和化学性的。该疾病的主要诱发因素是脑室系统内的室管膜细胞的炎症反应所造成的损伤。脑膜炎（主要为细菌性脑膜炎）、脑室内出血和分流术后相关感染等相关疾病或损害都可能会导致中枢神经系统的炎症反应。前两种情况为主要原因，当室管膜表面发生炎症时，脑室系统内的室管膜细胞会被破坏，并且会暴露出室管膜下层组织。此外，炎症过程会重新激活生发基质胶质细胞的生长和迁移。胶质细胞增殖生长，形成跨越脑室的隔膜，隔膜上可有炎性渗出物和碎屑的积聚。随后所形成的隔膜将脑室腔分成不同的腔室，这会改变脑脊液的流动，使脑脊液在一些特定的腔内积聚，导致梗阻性脑积水，致使脑室系统出现进行性扩张，形成占位效应。肉眼可见[14]，隔膜可完全延伸穿过脑室到达脑室的另一端，也可是不完全延伸状态而漂浮在脑室中[10]。隔膜多呈透明状，轻薄且无血管；也可以很厚，伴高度血管化改变。在显微镜下，可见隔膜主要是由纤维胶质组织和多形细胞构成的。慢性脑室炎的特征通常表现为室管膜下胶质增生，胶质簇穿过破坏的室管膜而延伸到脑室腔中[15, 16]。Schulz 等人尝试在使用和不使用类固醇激素的两种

情况下，分别注入双链酶来防止脑室内隔膜形成，但该试验并未获成功[17]。最终，脑室内增生所形成的隔膜，将脑室结构彼此分隔开来形成相互独立的腔室[18]。

6.4　分　类

临床分类的价值在于可将疾病的病理类型和分期进行统一和标准化，继而可为相应类型的病种进行治疗提供最佳的方案。合理的分类方案将有助于提高资料收集的可靠性和质量，这对后续的研究至关重要。Spenato 等人根据脑积水的梗阻部位、解剖特点和影像学表现，将多房性脑积水细分为 4 种类型[15]。然而，这种分类方案并没有考虑病理生理的因素，也没有根据分类为患者提供相应的治疗[12]。Kelsbeck JE 等人对多房性脑积水进行以下分类：① 有多个脑室内间隔，由侵犯脑室系统的隔膜将脑室分隔形成；② 孤立的侧脑室或单侧脑积水，多继发于一侧 Monro 孔阻塞，导致脑脊液在一个侧脑室内积聚，而其余的脑室系统大小正常；③ 三角区粘连所导致的颞角包裹，含有脉络丛的颞角或颞枕角被分隔开来；④ 孤立性第四脑室，由中脑导水管、第四脑室的中央孔和外侧孔堵塞所导致[8]。

临床上还有其他的分类方案[12]。

6.5　临床特征

多房性脑积水患者通常表现有颅内压增高的症状，可伴有局部神经功能障碍，这些症状在婴儿和年龄较大的儿童当中并不相同。婴儿的症状主要表现为易哭闹、意识水平下降、呕吐和巨颅畸形等。而年龄较大的儿童的主要症状表现为头痛、意识水平下降和呕吐等。同时可能伴有癫痫发作、共济失调、偏瘫和发育迟缓等。

在体格检查中，多房性脑积水患者可出现颅内压增高的迹象。主要包括前囟门张力高、头围增大、头颅"破瓮"音、头皮变薄、静脉怒张，以及双眼呈"落日征"的外观表现。也可能伴有认知缺陷、思维运动迟缓、共济失调和癫痫发作等。

6.6　诊断学研究

影像学的发展及应用为多房性脑积水的诊断和研究提供了便利和依据。近 40 年来，随着神经放射学的发展，多房性脑积水可在疾病早期阶段及时地被诊断出来，这对指导疾病的治疗和预后有积极的影响[2, 19]（表 6.1）。

表 6.1　常见的诊断方法及其优缺点

项　目	应　用　说　明	优　点	缺　点
超声	用于囟门未闭的新生儿和婴儿的评估	无创	主观性高，依赖于操作员
	用于多房性脑积水患者的筛查，能清晰地显示出脑室内的分隔及囊壁	无电离辐射	
		不需要镇静	

项　目	应　用　说　明	优　点	缺　点
CT 扫描	用于多房性脑积水的筛查	无创	有电离辐射
	在 MRI 出现之前，它曾被作为首选检查方案		对囊壁检查准确性较低
			无法确定毗邻囊腔之间是否存在沟通
			没有类似 MRI 的多平面视图
脑室造影	在 MRI 出现之前，检查效果优于普通 CT 扫描	可准确定位囊肿的边缘	有创
		可以确认囊腔之间是否存在沟通	有电离辐射
		可以即时观察脑室内的整体结构	在多房性脑积水中，可能需要对多个不同的隔室分别进行穿刺，以确定不同的隔室存在
MRI	目前的首选的诊断方案	无创	无法确定脑脊液的流动情况
	使用 MRI CISS	无电离辐射	无法确定各个腔室之间是否沟通
		显示腔室分隔的灵敏度高	
		可从 3 个不同的方位显示多层面视图	

6.7　治　疗

多房性脑积水唯一确定有效的治疗方案是手术治疗。对于存在的其他合并症，如中枢神经系统感染等，可能同时还需要辅助药物治疗。但外科手术治疗的主要目标是：① 通过建立脑室分流对隔室中的液体进行引流；② 在相邻隔室之间进行开窗造瘘，为脑脊液的循环创造一个窗口，从而减少所需分流系统的使用数量[10, 14, 20-23]。

传统老旧的手术治疗方案是在彼此分隔

的隔室之间置入多个分流管进行分流。但手术失败率和并发症发生率很高，而且许多病例都需要反复多次进行分流修正。

此前，显微手术一度被认为是治疗该病的首选治疗方法。Rhoton AL 和 Gomez MR 在 1972 年就报道了他们通过脑室内镜手术在直视下成功治疗了 2 例多房性脑积水患者，术中将多个彼此分隔开的腔室隔膜顺利打通，从而使其变成一个相互沟通的单室系统[24]。虽然该技术的优点是可在直视下将脑室内分隔进行打通，可以做多个造瘘口，而且还可在直视下进行术区止血。但术中具体操作上通过经胼胝体或经脑皮质造瘘进入脑室系统，这两种方案都可能会造成严重的并发症。

目前，神经内镜技术已成为治疗此种疾病的首选方法，因为这种技术更微创、损伤更小，术中可在内镜下将不同的隔室进行开窗造瘘，将彼此孤立的多房性脑室（囊肿）转变成一个相互连通的脑室，最终只需进行一次分流手术[1, 3, 10, 14, 16, 20-23, 25-27]。对此类手术方案进行研究发现，在神经内镜下进行此类手术操作后，术后每年需再次进行分流修正术的发生率较其他术式降低[1, 10, 25]。Lewis 等人的研究表明，该方案可将分流修正率从此前每年的 3.04% 降至 0.25%[25]。当然，该手术方案也存在不足，手术医生在术中可能会无法准确对隔膜进行定位，从而增加手术难度。因此，将神经导航技术与神经内镜结合起来用于临床将会更有益于该类疾病的治疗[17]。随着对手术方案进行适应性调整及改进，这种方案目前已成为多房性脑积水治疗的首选的方案。

6.8 预　后

多房性脑积水病程复杂，常表现为进行性加重的过程，预后不良。未来可能通过使用药物抑制该疾病潜在的发病机制来阻止疾病的进展。然而，在此之前仍需要进行大量的研究，以探求和验证新的治疗理念和新方案的有效性和安全性。

多房性脑积水的预后取决于脑室内分隔的严重程度、手术方式及先前神经损伤的情况和合并的疾病。多房性脑积水的治疗目标及方案应为：① 术后 MRI 中脑积水的改善情况；② 尽量避免或减少分流手术次数；

③ 简化分流方案；④ 降低分流手术的修正率。早期发现并及时治疗相应的分流术后并发症、脑膜炎和脑室内出血，有助于改善预后。对于术后颅内感染，一旦确诊，应积极进行抗生素治疗，包括鞘内抗生素注射，必要时每日用生理盐水冲洗脑室，将有助于控制病情进展，改善治疗效果。

6.9 讨　论

多房性脑积水的发病率逐年升高，这可能与患有脑室内出血和脑膜炎的儿童和新生儿的成活率增加有关[14]。分流术后感染目前仍然是这种疾病的最常见并发症之一。因此，应尽量避免分流术后感染。关于多房性脑积水的发病率，国际上暂无统一共识，波动在 7% ～ 30%，甚至可能更高。Lorber 和 Pickering[28] 等人推测在脑膜炎患者中发生复杂性脑积水的概率可能超过 30%[22]。然而，Reinprecht 等[29] 对出血后脑积水婴儿的长期随访发现，仅约 7% 的病例脑室内形成了隔膜[25]。Cipri S 和 Gambardella G 发现，在其科室收治的脑积水患者当中，多房性脑积水约占 20%[11]。因此，对该疾病制定统一、标准化的分类标准，对于统计此类疾病真实的发病率及进行后续的研究至关重要[3, 16, 28, 30]。值得注意的是，多房性脑积水和单分隔性脑积水的名称在文献上偶尔会被混淆，但它们是两种完全不同的疾病，具有不同的影像学表现，它们的治疗方案和预后也不相同。然而，在有些情况下，单分隔性脑积水可能也会进展为多房状态。

炎症是机体对生物、化学或物理等因素造成的组织损伤所做出的反应过程。这是机体的一种防御性的保护机制，在多数情况下可自行缓解。然而，未缓解的炎症反应或演变为"慢性"状态下的炎症反应会对机体造成持续性的损害。如果炎症过程失去控制，机体就无法再区分出是损伤性介质造成的损害，还是炎症本身造成的损害。

在感染性炎症的反应过程中，多种炎症细胞被感染性致炎因子激活并汇聚。在炎症病理过程中，巨噬细胞分泌趋化因子，诱导中性粒细胞增生。巨噬细胞和中性粒细胞释放活性氧中间体（ROI）、活性氮中间体（RNI）和透明质酸酶，分解细胞外基质后释放出透明质酸。由此产生的透明质酸片段反过来又会充当损伤因子，通过 CD44 巨噬细胞，进一步诱导趋化因子和基质金属蛋白酶（MMP）的进一步释放。基质金属蛋白酶继而会分解胶原蛋白、蛋白多糖和纤维连接蛋白。来自巨噬细胞产生的 TNF 可激活中性粒细胞，释放更多的弹性蛋白酶，弹性蛋白酶和 ROI 反过来又进一步激活 MMP，形成链式反应。MMP 会激活巨噬细胞，产生作用效果更强的趋化因子 TGF-β。弹性蛋白酶还可以分解 TGF-β 结合蛋白，从而激活 TGF-β。这就完成了炎症的急性期过程[31]。

然而，一旦机体完成从组织损伤到愈合状态转换的过程，细胞和细胞因子就会重新进行组合。从这些方面可以看出，某些分子（如 TNF、IFN-γ、TGF-β、PGE₂）可以根据具体的时间和环境发挥出促炎或抗炎作用。当补体系统、中性粒细胞和巨噬细胞开始清理感染因子并分解细胞碎片时，组织愈合和抗炎过程便开始了。巨噬细胞分泌蛋白酶抑制剂（secretory leukocyte protease inhibito, SLPI：分泌性白细胞蛋白酶抑制剂等），具有抗炎和促进伤口愈合的作用。SLPI 可抑制 TNF 刺激中性粒细胞释放弹性蛋白酶和 ROI，并抑制已经释放的弹

性蛋白酶活性，保护 TGF-β，通过协同作用使中性粒细胞失活。CD44 阳性巨噬细胞会分解透明质酸片段，从而消除趋化性损伤信号。此后，中性粒细胞的聚集过程就会被终止。就其本身而言，存在大量活化的中性粒细胞就会触发细胞凋亡。而巨噬细胞可吞噬死亡的中性粒细胞并分解储备的弹性蛋白酶。因此，这会释放出更多的 TGF-β。TNF 可刺激巨噬细胞释放 IL-12，从而诱导淋巴细胞释放 IFN-γ。IFN-γ 可抑制趋化因子的产生，而已经存在 TGF-β 则会促进了纤维化过程的发展[31]。

对于感染后脑积水，其确切的发病率目前尚不清楚，为 30% ～ 40%，甚至有报道称可高达 60%[27, 28, 32]。婴儿感染后脑积水的诊断标准是：① 婴儿出生时头部大小正常，随后出现脑积水；② 出生后有发热性疾病史；③ 脑脊液细胞学和生化检查提示颅内存在感染性炎症[33]。年龄在 2 个月以上婴儿发生细菌性脑膜炎的最常见的病原体是革兰阴性菌感染，如流感嗜血杆菌、脑膜炎奈瑟球菌或肺炎链球菌。对于新生儿而言，大肠埃希菌是发生新生儿脑膜炎最常见的感染原因[34]。细菌主要通过以下 3 种途径进入脑脊液：血行播散或直接种植入脑脊液内。该途径所涉及的微生物主要是肠道内的革兰阴性菌。这些微生物可产生内毒素，破坏血脑屏障，导致微生物直接进入大脑中，继而对神经元细胞造成损伤[35]。细菌性脑膜炎最明显的病理改变是蛛网膜下腔中形成炎性渗出物，尤其是在基底池和枕大池周围最明显。这是机体自我防御的一部分，一旦发生细菌性脑膜炎，可能需要相当长的时间才能被吸收干净。感染会导致软脑膜细胞坏死并进入蛛网膜下腔[13, 37]，这会导致蛛网膜下腔中脑脊液的正常流动受

阻,继而发生脑积水[5, 34, 36]。在感染严重的病例中,可能会出现蛛网膜坏死与硬膜下脓肿和脑炎并存的情况。也可能会形成以侧脑室炎症为主要表现的颅内感染。因此,此类脑积水是炎性渗出物直接阻塞或通过此后形成的纤维胶质反应性增生阻碍脑脊液循环通路(如中脑导水管、第四脑室正中孔或外侧孔、蛛网膜下腔或蛛网膜颗粒等)的结果。这些渗出物可包裹脑神经,导致脑神经麻痹。颅内血管也会受累形成小血管动脉炎和静脉炎,继而导致继发性脑实质改变,如脑软化、脑梗死、出血或脓肿等[2, 12]。在疾病的后期,甚至还可能会导致硬脑膜窦血栓形成。由于白细胞或其他毒性因素的损伤,脑血管受累和脑炎发生后引起的脑水肿会导致颅内压增高、静脉淤滞、静脉血栓形成和脑梗死等,严重者可能会导致恶性脑水肿,甚至会诱发脑疝而危及患者生命。此外,脑积水一旦形成后,将可能导致 ICP 进一步升高。在炎症最初的前 48 小时内,渗出物的细胞成分主要由多形核白细胞组成,其次是淋巴细胞和巨噬细胞,然后是浆细胞和成纤维细胞。最终,蛛网膜颗粒也将受到逐渐形成的纤维化过程和粘连的影响。脑室内隔膜由于脑室内纤维增生粘连所致,这可能会导致多房性脑积水的形成[17]。感染性炎症当中,尤其是结核性脑膜炎更容易形成粘连,诱发闭塞性血管炎和脑脊髓炎,其炎性渗出物中含大量的纤维蛋白,通过逐渐形成纤维性瘢痕愈合,从而导致脑积水的发生[38-40]。对于结核性脑膜炎患者而言,脑室扩张主要由于脑软化所致,因此针对此类患者而言,并非一定需要行脑脊液分流术[39, 40]。分流术后感染是脑脊液分流术的常见的并发症,其发生率为 5% ~ 10%。在早期的报道中,新生儿脑膜炎是导致多

房性脑积水的常见原因,约占此类病例的75%[7, 31, 32]。

由于多房性脑积水脑室系统内存在多个相互孤立的含有脑脊液隔室,即使进行了分流手术,但脑室系统仍可进行性扩大[15]。感染后脑积水在病理上也可分为交通性脑积水和梗阻性脑积水。尤其继发于革兰阴性菌感染后所形成的感染后脑积水,多表现为多房性脑积水[8]。室管膜表面的炎症反应促进室管膜下胶质组织的增生形成渗出物和碎片组织,并最终演变为跨脑室的隔膜[21]。这些隔膜改变了脑室正常的解剖结构并影响了脑脊液的正常流动,从而使脑脊液积聚在一些相应的区域并导致脑室持续扩张[41]。脑室内隔膜形成是新生儿期脑膜炎的结果。室管膜的炎症和损伤会使胶质细胞突入脑室腔中,在一些关键区域进行桥接并最终演变为脑室内隔膜[17]。通常情况下,脑室内所形成的隔膜多呈半透明状,且薄厚不均。在显微镜下,可见室管膜下的神经胶质增生的慢性脑室炎改变,表现为小面积游离的室管膜和形成的胶质簇穿过裸露的室管膜延伸到脑室腔内[21]。研究表明,炎症过程会激活室管膜破裂处生发基质胶质细胞增生,形成隔膜,最终使脑室的原始结构破坏,形成多个隔室[18]。1908 年,Cushing 首次报道了房性脑积水[42]。Rhoton 于 1972 年也报道了第一例多房性脑积水病例[24]。在早年时候,房性脑积水主要根据尸检结果、X 线成像及自 20 世纪 70 年代以来使用 CT 和 MRI 扫描结果进行诊断的,其中高分辨率 MRI 可有助于在疾病的早期阶段发现多房性脑积水。多房性脑积水是一种可致死的、会导致智力或运动障碍的进展性疾病。通过对新生儿脑积水脑室穿刺进行脑脊液研究分析发现,大量婴儿脑积水可被诊断为感染后脑积

水[8]，并最终进展为多房性脑积水。虽然有些脑积水患者可能表现为稳定状态，但如果需要进行脑室–腹腔分流术的话，仍应该对脑脊液进行预防感染治疗。对于多房性脑积水，在治疗上可临时使用 Ommaya 储液囊外引流或脑室–帽状腱膜下分流以缓解病情进展，然后在内镜下进行第三脑室底造瘘术，并在内镜下打通脑室内隔膜[10]。神经内镜下造瘘用于治疗多房性脑积水是一种非常有用的方法，它可使多个相互孤立的腔室被打通从而变成一个相互交通的单腔，以便可使用单个分流管进行分流，降低远期可能需要进行修正术的发生率。同时，术中隔膜开窗造瘘应尽量大一些，以防止造瘘处因再次粘连而关闭[39]。

　　与单分隔性脑积水相比，多房性脑积水患者通常预后较差。尽管目前已有多种治疗方案，但效果均欠佳。脑室系统的多室化可使病情逐渐恶化，导致患者出现严重的智力和运动障碍症状，甚至死亡[34]。在过去十余年间，新生儿重症监护的迅速发展使大量低出生体重的早产儿得以存活下来。这些胎龄较小的婴儿，因生发基质引起的脑室内出血很常见，其中约有一半的婴儿会出现全脑室扩大改变。这种改变可能是暂时的，不需要治疗也可能会逐渐自愈；但如果有血凝块堵塞了室间孔或中脑导水管等部位，也可能会进行性加重，最终演变为脑积水。在研究新生儿脑膜炎对多房性脑积水发展中的作用发现[34, 35]，革兰阴性菌是导致分流术后感染最常见的原因，从而形成脑室炎。这些炎症最终会导致脑室内形成纤维胶质增生，最终演变为脑室内隔膜[36]。Oi 等人认为，对于有些脑积水患者而言，分流术后如发生持续脑脊液过度分流，脑室系统的形态学则可

能会发生改变[5, 37]，并导致脑室内隔室形成。对于 Monro 孔阻塞导致的单侧脑室孤立性脑积水和中脑导水管等部位阻塞所导致的孤立性第四脑室的情况，在分流术后最初可能会看到扩张的脑室缩小。然而，随着分流术后时间推移，可能会看到变小的脑室或隔室再度扩大。甚至还可能会出现其他相关情况，如分流术后感染[4, 13]、手术相关性的脑损伤等[38, 39]。对于多房性脑积水，通常是使用 CT 或 MRI 进行确诊，虽然这些检查可能无法准确地显示各个腔室之间的沟通关系。目前已在一些特定的病例中使用脑室充气造影术和脑室对比造影术来显示脑室内的结构[6]。三维傅里叶变换成像（three-dimensional Fourier transformation, CISS）的相长干涉可以清晰地显示出多房性脑积水中难以通过 T2 加权成像显示的囊和脑室内间隔[40]。多房性脑积水是呈持续进展的状态，因此应定期对患者进行影像学随访。在新生儿患者中，可采用超声检查随访，以减少辐射。但在新生儿脑膜炎患者中，使用 CT 扫描进行随访将有助于早期诊断出侧脑室内的腔室化改变，动态记录脑积水的程度和进展，同时还能预判分流术后的效果[34]。

小　　结

　　对于多房性脑积水，有效预防该病的形成是其最佳治疗原则。因此，有必要找到一种合适的干预方法，以便能合理地调节炎症反应过程，让炎症在急性期不会被过早终止；另一方面，对已启动的终止信号则可使其保持稳定，以便正式启动修复过程而进入愈合阶段。

参考文献

［1］Fritsch MJ, Mehdorn M. Endoscopic intraventricular surgery for treatment of hydrocephalus and loculated CSF space in children less than one year of age. Pediatr Neurosurg. 2002; 36: 183−8.

［2］Cairns H, Russel DS. Cerebral arteritis and phlebitis in pneumococcal meningitis. J Pathol Bacteriol. 1946; 58(4): 649−65.

［3］Gangemi M, Maiuri F, Donati P, Sigona L, Iaconetta G, de Divitiis E. Neuro-endoscopy. Personal experience, indications and limits. J Neurosurg Sci. 1998; 42: 1−10.

［4］Carpenter RR, Petersdorf RG. The clinical spectrum of bacterial meningitis. Am J Med. 1962; 33: 262.

［5］Dodge PR, Swartz MN. Bacterial meningitis: a review of selected aspects II. Special neurological problems, postmeningitis complications and clinicopathological correlations. N Engl J Med. 1965; 272: 954.

［6］Albanese V, Tomasello F, Sampaolo S. Multiloculated hydrocephalus in infants. Neurosurgery. 1981; 8: 641−6.

［7］Jamjoom AB, Mohammed AA, Al-Boukai A, et al. Multiloculated hydrocephalus related cerebrospinal fluid shunt infection. Acta Neurochir. 1996; 138: 714−9.

［8］Kalsbeck JE, De Sousa AL, Kleiman MB, et al. Compartmentalization of the cerebral ventricles as a sequela of neonatal meningitis. J Neurosurg. 1980; 52: 547−52.

［9］Schultz P, Leeds NE. Intraventricular septations complicating neonatal meningitis. J Neurosurg. 1973; 38: 620−6.

［10］Oi S, Abbott R. Loculated ventricles and isolated compartments in hydrocephalus: their pathophysiology and the efficacy of neuroendoscopic surgery. Neurosurg Clin N Am. 2004; 15(1): 77−87.

［11］Berman PH, Banker BQ. Neonatal meningitis. A clinical and pathologic study of 29 cases. Pediatrics. 1966; 38: 6−24.

［12］Andresen M, Juhler M. Multiloculated hydrocephalus: a review of current problems in classification and treatment. Childs Nerv Syst. 2012; 28(3): 357−62.

［13］Nelson E, Blinzinger K, Hager H. An electron microscopic study of bacterial meningitis. I. Experimental alterations in the leptomeninges and subarachnoid space. Arch Neurol. 1962; 6: 390−403.

［14］Oi S, Hidaka M, HondaY, Togo K, Shinoda M, Shimoda M, Tsugane R, Sato O. Neuroendoscopic surgery for specific forms of hydrocephalus. Child Nerv Syst. 1999; 15: 56−68.

［15］Spenato P, Cinalli G, Carannante G, Ruggiero C, Del Basso de Caro ML. Multiloculated hydrocephalus. In: Cinalli G, Maixner WJ, Sainte-Rose C, editors. Pediatric hydrocephalus. Milano: Springer; 2004. p. 219−44.

［16］Spennato P, Cinalli G, Ruggiero C, Aliberti F, Trischitta V, Cianciulli E, Maggi G. Neuroendoscopic treatment of multiloculated hydrocephalus in children. J Neurosurg. 2007; 106(1 Suppl): 29−35.

［17］Schulz M, Bohner G, Knaus H, Haberl H, Thomale UW. Navigated endoscopic surgery for multiloculated hydrocephalus in children. J Neurosurg Pediatr. 2010; 5(5): 434−42.

［18］Sagan L, Hnatyszyn G. Natural history of multiloculated hydrocephalus. Neurology Volume 2008; S67−S68.

［19］Nathan C. Points of control in inflammation. Nature. 2002; 420: 846−52.

［20］Cipri S, Gambardella G. Neuroendoscopic approach to complex hydrocephalus, personal experience and preliminary report. J Neurosurg Sci. 2001; 45: 92−6.

［21］El-Ghandour NMF. Endoscopic cyst fenestration in the treatment of multi-loculated hydrocephalus in children. J Neurosurg Pediatr. 2008; 1: 217−22.

［22］Etus V, Kahilogullari G, Karabagli H, Unlu A. Early endoscopic ventricular irrigation for the treatment of neonatal posthemorrhagic hydrocephalus. A feasible treatment option or not ? -a multi center report. Turk Neurosurg. 2016.

［23］Zuccaro G, Ramos JG. Multiloculated hydrocephalus. Childs Nerv Syst. 2011; 27(10): 1609−19.

［24］Rhoton AL, Gomez MR. Conversion of multilocular hydrocephalus to unilocular. Case report. J Neurosurg. 1972; 36: 348−50.

［25］Lewis AI, Keiper GL Jr, Crone KR. Endoscopic treatment of loculated hydrocephalus. J Neurosurg. 1995; 82: 780−5.

［26］Eshra MA. Endoscopic management of septated multiloculated hydrocephalus. Alexandria J Med. 2014; 50: 123−6.

［27］Warf BC. Hydrocephalus in Uganda: the predominance of infectious origin and primary management with endoscopic third ventriculostomy. J Neurosurg. 2005; 102(1): 1−15.

［28］Lorber J, Pickering D. Incidence and treatment of postmeningitic hydrocephalus in new-born. Arch Dis Child. 1966; 41: 44−50.

［29］Reinprecht A, Dietrich W, Berger A. Posthemorrhagic hydrocephalus in preterm infants: long term follow up and shunt related complications. Childs Nerv Syst. 2001; 17: 663−9.

［30］Akbari SH, Holekamp TF, Murphy TM, Mercer D, Leonard JR, Smyth MD, Park TS, Limbrick DD Jr. Surgical management of complex multiloculated hydrocephalus in infants and children. Childs Nerv Syst. 2015; 31(2): 243−9.

［31］Gandhoke GS, Frassanito P, Chandra N, Ojha BK, Singh A. Role of magnetic resonance ventriculography in multiloculated hydrocephalus. J Neurosurg Pediatr. 2013; 11: 697−703.

［32］Handler LC, Wright MG. Postmeningitic hydrocephalus in infancy. Ventriculography with special reference to ventricular septa. Neuroradiology. 1978; 16: 31−5.

［33］Chatterjee S, Chatterjee U. Overview of post-infective hydrocephalus. Childs Nerv Syst. 2011; 27: 1693−8.

［34］Feigin RD. Bacterial meningitis in the newborn infant. Clin Perinatol. 1977; 4: 103.

［35］Ducker TB. The pathogenesis of meningitis Systemic effects of meningococcal endotoxin within the cerebrospinal fluid. Arch Neurol. 1968; 18: 123.

［36］Alon V, Naveh V, Gardos M, Freedman A. Neurological sequelae of septic meningitis. Isr J Med Sci. 1979; 15(6): 512−7.

[37] Waggener JD. The pathophysiology of bacterial meningitis and cerebral abscesses: an anatomical interpretation. Adv Neurol. 1974; 6: 1–17.

[38] Dastur DK, Manghani DK, Udani PM. Pathology and pathogenetic mechanisms in neurotuberculosis. Radiol Clin N Am. 1995; 33: 733–52.

[39] Palur R, Rajsekhar V, Chandy MJ, et al. Shunt surgery for hydrocephalus in tuberculous meningitis: a long term follow-up study. J Neurosurg. 1991; 74: 64–9.

[40] Sil K, Chatterjee S. Shunting in tuberculous meningitis: a surgeon's nightmare. Childs Nerv Syst. 2008; 24(9): 1029–32.

[41] Nida TY, Haines SJ. Multiloculated hydrocephalus: craniotomy and fenestration of intraventricular septations. J Neurosurg. 1993; 78(1): 70–6.

[42] Cushing H. Surgery of the head. In: Keen WW, editor. Surgery, its principles and practice, vol. III. Philadelphia: Saunders; 1908. p. 17–276.

第 3 部分

脑积水的临床表现

Clinical Presentation of Hydrocephalus

7 青少年脑积水
Hydrocephalus in Adolescence

Dominic Venne

7.1　病　因

对于许多患者而言，无论年龄大小，有多种原因都可能引发脑积水。然而青少年处于儿童和成人之间，病因的范围更广，而且横跨两个年龄组。

7.1.1　原发性脑积水

（1）梗阻性脑积水：与成人相比，在该人群中，轴内病变比轴外病变更常见。10岁之后发病的轴内肿瘤主要是幕上肿瘤，包括视神经肿瘤、脑干肿瘤和脑胶质瘤，以及可能与全身症状相关的病变（如与结节性硬化症相关的巨细胞星形细胞瘤）。轴外病变包括第三脑室胶体囊肿、蛛网膜囊肿，以及皮样囊肿和表皮样囊肿。幕下肿瘤包括小脑星形细胞瘤、髓母细胞瘤和脑干胶质瘤等。也有非肿瘤性中脑导水管狭窄，但通常在早期就能被诊断和治疗[1]。

（2）交通性脑积水：在这个年龄段中很常见。许多患者可能表现为潜在的"代偿性"脑积水。代偿性脑积水多发生于儿童期，或者是继发于新生儿颅内出血或感染后（见下文静止性脑积水）。这些年轻患者可有特发性颅内压升高（idiopathic intracranial hypertension, IIH）表现，这可能与肥胖、内

分泌失调，以及使用维甲酸产品、痤疮药物和避孕药有关，但我们对该疾病的了解依然较少[2]。而脑静脉窦狭窄或阻塞更可能是特发性颅内压升高的病因。颅脑损伤、脑出血和脑室内出血，以及感染性疾病等，也是交通性脑积水的常见原因。

7.1.2　先前已存在的脑积水

（1）静止性脑积水：在这些患者中，可能因为先天性原因、围产期或儿童期的一些因素导致形成了慢性脑积水。然而，由于颅内压正常或处于临界状态，这些患者多年来一直无临床症状。一些患者可能在先前被诊断为"大头症"，并伴有视力障碍或轻度认知缺陷，除此之外，他们发育正常。但由于某些不明原因，导致一些患者脑室内-脑实质压力灌注脆弱的平衡被破坏，并最终产生临床症状。

（2）分流术后患者：对于许多在年龄较小的时候因脑积水施行过手术的患者，可能有部分患者在后续的随访过程中逐渐失去了联系。由于青少年的身体发育较快，有些患者在分流术后可能会出现分流管硬件故障。临床上，我们可见到 V-P 分流及 V-A 分流术后分流系统断裂致远端分流管在腹膜外、颈静脉或上腔静脉处出现移位的情况。其中

D. Venne
Department of Neurosurgery, Cleaveland Clinic, Abu Dhabi, United Arab Emirates
e-mail: dominic_venne@yahoo.com

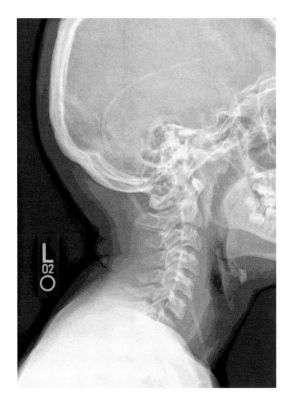

图 7.1　X 线：V-P 分流管颈段断裂

阀门或连接器断开、导管断裂比较常见（图7.1）。而分流术后近端梗阻的原因可能是脑室近端导管牵拉移位，室管膜或脉络丛处的粘连包裹。

7.2　青少年活动性脑积水的临床表现

对于颅缝已经闭合的，活动性脑积水的常见体征和症状主要为头痛、恶心、呕吐及视力障碍，病情严重者可能出现意识水平下降表现。既往有癫痫史的患者可能会再次发作，或发作频率增加。有些患者可能会有颈部疼痛、后组脑神经麻痹、睡眠呼吸暂停、疼痛觉丧失、上肢温度觉异常等典型的 Chiari Ⅰ 型异常表现症状。然而在有些情况下，患者的临床症状可能比较轻微，仅表现

出早期或间歇性发作的颅内压升高症状。这种情况通常发生于既往做过分流手术的患者当中[3]。表 7.1 总结了可能出现的部分临床表现。

表 7.1　青少年脑积水的临床症状

认知功能下降（学习成绩下降）

语言障碍

继发性闭经

对日常活动失去兴趣，或不参加社交活动

7.3　分流术后患者的随访

7.3.1　青少年脑积水分流术后应该由谁来随访

青少年脑积水分流术后由谁来随访，通常取决于可用的医疗资源和患者所在的医疗系统的结构。无论随访是由儿科医生还是成人神经外科医生执行，均建议做过分流手术的患者，即使没有脑积水相关的临床症状也应该定期进行随访、评估。

在随访期间，医生可能会及时发现分流硬件破损或早期的分流障碍表现。如果出现这种情况，可能会在患者出现颅内高压症状之前考虑再次手术。与急诊手术相比，选择性或计划性地进行分流修正术始终是首选方案。诊疗计划需要请合适的神经外科团队来担任，该团队将对患者进行全面评估后制定合适的治疗方案。如随访的医务人员为新的人员，在对既往做过分流手术的患者进行随访时，必须能够随访到患者的既往医疗资料和影像记录。对既往手术、并发症、既往史和过敏史做到充分了解，可以显著减少再次手术后的不良反应，改善预后。

7.3.2　分流患者的临床检查

（1）体格检查

1）在该年龄组中，头围的诊断价值有限，但是如果表现为大头症，基本可以诊断为慢性脑积水。

2）神经眼科检查：可以观察到复视表现及 Parinaud 综合征的凝视麻痹现象。检查视乳头是否水肿至关重要，但如果已有视神经萎缩的情况，即使视乳头水肿也很难被检查出[4, 5]。光学相干断层扫描成像（optical coherence tomography，OCT）具有较大的临床检测价值，神经眼科医生可通过该技术客观地量化视乳头水肿的程度，以便能更好地随访这些患者（图 7.2）[6]。OCT 甚至可以反向判断分流术、神经内镜下第三脑室底造瘘术等外科手术是否成功[7]。如果患者出现有视物颜色异常的表现，则提示患者可能出现早期的颅内压升高。

3）神经系统检查：对于临床上"无症状"的分流术后患者而言，神经系统检查至关重要。此类基础检查能让神经外科医生准确地随访这些患者并检测出可能出现的分流功能障碍的早期变化。对于已出现分流功能障碍的患者，通常可以检查出颅高压的临床体征及症状。

（2）分流评估：分流泵植入人体较长时间后，对其进行功能评估的难度就会增加。分流泵置入人体后会被瘢痕组织包裹及被厚皮所覆盖。因此，进行分流泵触诊可能会导致判断误差。临床上如出现分流系统远端阻塞的情况，通常可以通过触诊来进行初步判断。但由于分流系统远端阻塞，分流泵的阀室不会自行排空，而会出现压力反弹现象，从而可能使医生错误地认为分流泵功能尚完好。因此，这种临床检测手段永远无法替代医学影像学检查（CT 或 MRI），特别是当患者有新出现的症状则提示可能出现分流功能障碍。然而，对于具有近端储液器或前腔的分流系统，则可以为医生提供更有价值的信息（例如，带有预储室的 Codman Medos 模型）（图 7.3）。利用这些系统，医生可以通过在近端储液器上保持恒定的压力来阻止带瓣膜的阀室被脑脊液再次填充。将手指按压在近端储液器上，并对阀室进行按压，可能会出现以下 3 种情况：① 如果阀室保持充盈张力，则表示分流系统远端阻塞；② 阀室没有充盈，在释放近端储液器上的压力的同时，阀室可以完全重新填充，表明分流管功能良好；③ 对近端储液器解除压迫后，阀腔没有再次填充并保持塌陷状态，则表明分流系统近端阻塞。

（3）影像学评估

1）分流系统：需要经常观察分流术后患者的头部、胸部和腹部相关区域，以评估 V-P 分流术后分流管所在的位置及分流管的完整性。例如，单个腹部的正位 X 线片可能无法发现腹膜外的导管移位情况。因此，必须全面仔细地评估分流管的状态，可能会及时发现分流系统出现的细微的改变，如分流管钙化、扭曲和断裂等情况，继而可以解释患者出现的一些临床主诉症状。

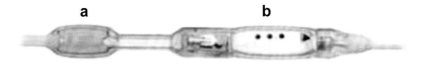

图 7.2　Codman Medos 模型分流泵的示意图：具有近端储液囊或预储室（a）和阀室（b）

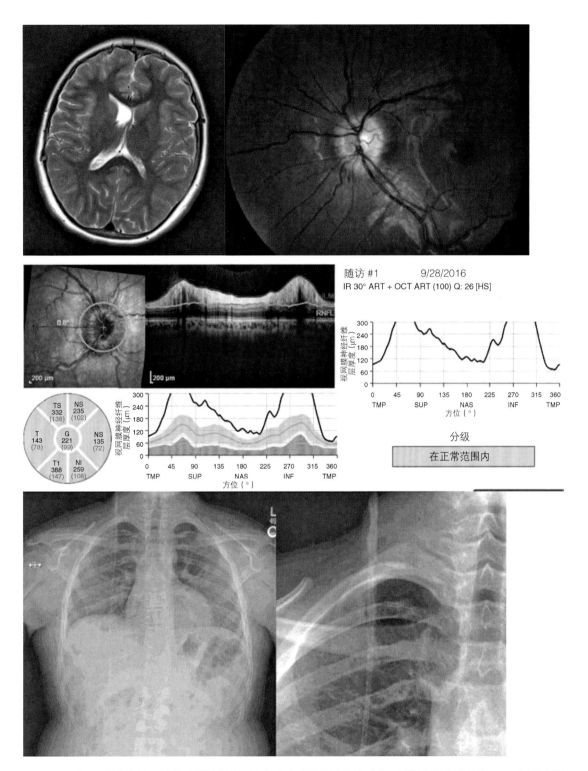

图 7.3　一名 16 岁患者的 X 线检查评估报告，该患者小时候做过分流手术，近期出现头痛症状，MRI 显示右侧脑室轻度扩大。除视乳头水肿外，神经系统检查正常。全腹 X 线检查显示分流管远端出现钙化和狭窄表现。予以将分流管远端进行修正后，患者临床症状完全消失。TMP：颞侧；SUP：上方；NAS：鼻侧；INF：下方

2）颅脑 CT：CT 扫描通常是紧急情况下切实有用的检查。通常可为我们提供所需的大部分信息，但无法对脑室系统和基底池进行全面的评估。

3）颅脑 MRI：可作为评估是否需行 V-P 分流的金标准。MRI 可精确地评估脑室端导管所在的位置和脑室系统、基底池和脑桥前池的解剖结构。如果计划做神经内镜第三脑室底造瘘术或神经导航引导手术（神经内镜手术、分流术等），则须做脑脊液流向检查。如果患者采用可调压的分流泵进行分流手术的，则应在 MRI 检查后重新进行调压。

（4）辅助测试：通过经颅多普勒（TCD）计算搏动指数（PI）和阻力指数（RI）的动态变化，可以间接、客观地测量颅内压的数值[8, 9]。

7.4　青少年脑积水的治疗

7.4.1　"静止性脑积水"患者的治疗

临床上对此类患者进行诊治通常具有较大的挑战性，因其临床表现往往不典型且治疗不规范。在解决这个问题上，我们采用了一个简单方法，将这些患者分为 4 组。第 1 组有新发症状（通常是头痛）、神经眼科检查结果阳性（视乳头水肿、Parinaud 综合征等）和 MRI 证实为脑积水的患者，这些患者须行 ETV（中脑导水管狭窄）或 V-P 分流术（交通性脑积水）。第 2 组具有头痛症状，但神经眼科检查正常（没有视乳头水肿或视神经萎缩），MRI 证实为脑室扩张的患者。对于这些患者，除了在神经科门诊中常规进行头痛和偏头痛治疗外，还需进行密切的随访，包括神经眼科检查，每 6 个月进行一次 MRI 检查，以及经颅多普勒检查，包括进行脉冲指数和阻力指数的测量等[8]。如

果经颅多普勒显示颅内压升高或有颅内压逐渐升高的明显征象，则建议手术治疗。第 3 组包括有与第 2 组相似的临床表现但颅内压有波动的（根据经颅多普勒得出）的患者。应密切随访这些患者，但通常进行保守治疗。第 4 组是无症状患者，为偶然发现的"静止性脑积水"，神经眼科检查正常，经颅多普勒随访正常（包括 PI 和 RI），这些患者可能只有结构性或后天性脑室扩大，应该保守治疗。

7.4.2　进展性脑积水的主要治疗方案

临床上分流术已经成功救治了数百万脑积水患者的生命，并且依然是目前治疗脑积水的主流方案。然而，由于其并发症相对较多，故也应考虑其他的替代方案。对于阻塞性脑积水，首先应进行病因治疗，甚至可能还需要进行临时脑室外引流术。临时脑室外引流术通常应用于颅内肿瘤、蛛网膜囊肿或脑室系统被压迫所导致的梗阻性脑积水情况。除非 CT 或 MRI 扫描显示患者有明确的手术禁忌证或存在活动性的中枢神经系统感染或出血。对于中脑导水管梗阻、颅后窝肿瘤及第四脑室出口梗阻所导致的脑积水患者，神经内镜下第三脑室底造瘘术是首选的治疗选择。然而，分流术目前依然是治疗脑积水的很好的治疗方式，予以细致地、较好地完成分流术，也可确保其远期良好的预后，降低脑积水的复发率。因此，当拟采取分流手术时，建议应首先选择脑室-腹腔分流术，脑室-心房分流术只适用于有特定适应证的患者。

7.4.3　分流术后的修正问题

（1）改行内镜下第三脑室底造瘘术（ETV）：

一些出现分流系统功能障碍的患者，病情可逐渐进展为严重的颅内高压状态，甚至需要紧急干预。在这种情况下可通过头部 CT 或 MRI 检查以迅速明确颅内情况。对于因分流系统阻塞所导致的脑积水再发的情况，可通过神经内镜手术替换分流管，必要时可同时行神经内镜下第三脑室底造瘘术、囊肿开窗术等。因此，完善术前颅脑 MRI 检查，明确脑室系统、基底池和血管的解剖结构，充分进行术前评估至关重要。对于因梗阻所导致的脑积水的问题，在无明显禁忌的情况下，选择进行第三脑室底造瘘术可能是这些分流患者的最佳治疗方案。

（2）更换分流管

1）精简分流修正手术流程：在进行分流修正手术时，将复杂的脑积水病例转化为简单的脑积水病例，可以改善患者的预后。对于复杂的脑积水，在进行分流修正术期间，经验丰富的医疗团队可通过神经内镜进行囊肿造瘘术或进行粘连松解术，以降低远期可能会发生的分流修正术的概率。

2）提高近端分流管放置的准确性：通过使用神经导航或神经内镜辅助，在修正术期间更准确地放置近端导管，以提高近端分流管放置的准确率。

7.4.4 取出分流系统

一些分流术后患者，尤其是青少年分流术后患者，可能会出于自身其他的原因来咨询神经外科医生是否可取出分流系统（图 7.4），接诊医生应当予以理解。如果出现交流不够充分的情况下，这名患者可能会再次去咨询另一位经验不足的神经外科医生，然而下一位医生则可能会同意取出分流系统。但此类患者一旦去除分流系统后可能会导致灾难性的情况。由于此类患者脑脊液循环处

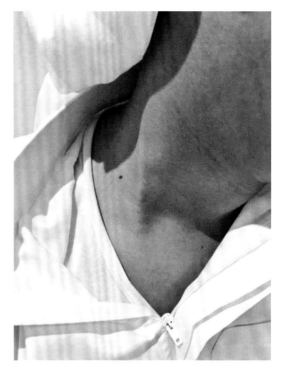

图 7.4　由于美容方面的因素，15 岁的患者来咨询是否可取出分流系统的问题

于一种脆弱的平衡状态，这种脆弱的平衡一旦中断，即可快速导致颅内高压。对于已经进行多次分流修正术的患者，即使仍反复有"头痛"发作的情况，取出分流系统也不是明智的。在诊断原因不明的情况下，完善 MRI 检查明确脑室系统内的解剖结构和脑脊液量是否正常尤为重要。若明确存在长期无症状的分流系统套件断裂或断开的情况，可以考虑分阶段取出分流系统。

但患者和监护人应充分了解取出分流系统后可能带来致命的后果。如果患者及家属执意要取出分流系统，患者应进入重症监护进行持续监测。在完成全面的术前检查后，可在局部麻醉下先进行远端导管尝试性的结扎。结扎点应在未来可能发生紧急情况时能被迅速定位并去除。患者应于结扎后 24 ～ 48 小时进行 MRI 检查，并要求住

院观察数天后无异常情况发生的条件下再安排出院回家。同时要明确地告知患者父母，患者出院后如出现任何新发异常症状时，应立即被送回急诊室。出院后持续动态进行2～3周的观察之后，复查颅脑 MRI。如果没有明显的影像学改变，则可以在全身麻醉下取出分流系统。在手术之前应完善凝血机制检查，告知患者和患者监护人仍可能会出现的并发症及风险，如脑脊液漏，以及还可能需要重新行永久性分流术；特别是继发脑内或脑室内出血的情况，甚至还可能会导致永久性的神经功能障碍。在手术过程中，虽然可以用一个头部的手术切口取出多数患者完整的脑室端和腹腔端的分流管，但仍建议在术前应在分流系统的走形区域进行完整的备皮和消毒。由于分流系统远端的导管易碎，容易黏附在腹壁上，甚至在腹腔环绕和打结（图 7.5）。近端导管也可以以同样方式黏附于脉络丛、室管膜和大脑或小脑的脑实质中。近端导管和瓣膜可能嵌入并被颅骨覆盖、固定。如果发现导管被放入脑干血管结构附近，可能需要行开颅手术或在神经内镜

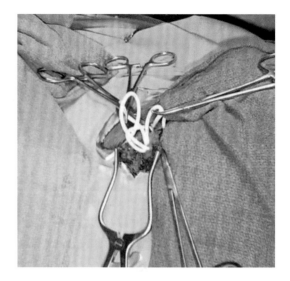

图 7.5　术中照片，显示远端导管打结

下直接取出导管。

7.4.5　瘢痕修复

对于分流手术其本身没问题，但患者比较在意其瘢痕外观问题的情况，可以通过瘢痕修复或毛发移植治疗小面积脱发。虽然其感染率相对较低，但也应考虑到修复方案存在感染的风险。

参考文献

[1] Osborn AG, Salzman KL, Jhaveri MD. Diagnostic imaging: brain. 3rd ed. Philadelphia: Elsevier; 2015.

[2] Markey KA, et al. Understanding idiopathic intracranial hypertension: mechanisms, management, and future directions. Lancet Neurol. 2016; 15(1): 78–91.

[3] Iskandar BJ, McLaughlin C, Mapstone TB, Grabb PA, Oakes WJ. Pitfalls in the diagnosis of ventricular shunt dysfunction: radiology reports and ventricular size. Pediatrics. 1998; 101: 1031–6.

[4] Mizrachi IBB, Trobe JD, Gebarski SS, Garton HJL. Papilledema in the assessment of ventriculomegaly. J Neuroophthalmol. 2006; 26: 260–3.

[5] Nazir S, O'Brien M, Qureshi NH, Slape L, Green TJ, Phillips PH. Sensitivity of papilledema as a sign of shunt failure in children. J AAPOS. 2009; 13: 63–6.

[6] Heidary G, Rizzo JF Ⅲ. Use of the optical coherence tomography to evaluate papilledema and pseudopapilledema. Semin Ophthalmol. 2010; 25(5–6): 198–205. Review.

[7] Koktekir E, et al. Resolution of papilledema after endoscopic third ventriculostomy versus cerebrospinal fluid shunting in hydrocephalus: a comparative study. J Neurosurg. 2014; 120: 1465–70.

[8] Jindal A, Mahapatra AK. Correlation of ventricular size and transcranial Doppler findings before and after ventricular peritoneal shunt in patients with hydrocephalus: prospective study of 35 patients. J Neurol Neurosurg Psychiatry. 1998; 65: 269–71.

[9] Rainov NG, Weise JB, Burkert W. Transcranial Doppler sonography in adult hydrocephalic patients. Neurosurg Rev. 2000; 23: 34–8.

8 成人脑积水的临床表现
Clinical Presentation of Hydrocephalus in Adults

Christopher Witiw, Laureen Hachem, and Mark Bernstein

8.1 急性脑积水的临床表现

急性脑积水可由多种原发病引发，多数情况与靠近颅部的致病因素相关。表 8.1 提供了 103 例急性脑积水患者的病因分布，这些患者均被放置了临时脑室外引流设备，以缓解继发于急性脑积水后所导致的颅高压症状。也有其他疾病可能通过增加对脑脊液流动的阻抗而引发脑积水的现象，而全面排查诱导急性脑积水的潜在病因已超出了本章的范围，但通过详细的病史记录可为临床医生

表 8.1　103 例行临时脑室外引流的急性脑积水患者的病因分析[36]

诊　　断	n（%）
蛛网膜下腔出血	56
脑内血肿	13
肿瘤	12
动静脉畸形	9
脑室内出血	8
外伤	3
硬脑膜动静脉瘘	2

提示可能的致病病因，并可提醒医生更详细地询问可能与颅内压升高有关的体征和脑积水的症状。

8.2 脑积水患者继发性颅内压升高的症状和体征

成人急性脑积水的主要特征是颅内压快速增高。无论导致其发生的病因是什么，颅内压升高所表现出来的一系列临床症状和体征，在早期阶段可能表现很细微，但随着时间的推移，其病情可能会迅速恶化。因此，清楚地了解高颅压的临床表现及其进展对于急性脑积水的早期诊断和治疗至关重要。

8.2.1 意识的恶化

意识水平的改变通常是颅内压升高最常见的临床症状。在颅高压形成的最初阶段，精神状态的变化可能会隐匿性地表现为人格错乱、方向迷失或出现嗜睡等细微改变。在脑积水进展至晚期阶段，持续的颅内压升高可诱发中央型脑疝发生，导致脑干网状上行激活系统、心跳和呼吸中枢的损伤。表现出经典的库欣反应：动脉血压升高、心动过缓和

C. Witiw, M.D., M.S. • L. Hachem, M.D
Division of Neurosurgery, University of Toronto, Toronto, ON, Canada
e-mail: christopher.witiw@mail.utoronto.ca; laureen.hachem@mail.utoronto.ca

M. Bernstein, M.D., M.H.Sc., F.R.C.S.C. (✉)

Faculty of Medicine, Division of Neurosurgery, Toronto Western Hospital,
University of Toronto, Toronto, ON, Canada

Joint Centre for Bioethics, University of Toronto, Toronto, ON, Canada
e-mail: mark.bernstein@uhn.ca

呼吸深慢或不规则。如患者病情进一步恶化，则可能最终导致患者死亡[1]。尽管病情恶化程度取决于颅内压升高的严重程度，但患者通常可在数小时内进展至昏迷状态，因此早期发现颅内压升高是治疗急性脑积水的关键。

8.2.2　头痛

头痛是颅内压升高最常见的症状。颅内压升高所表现的典型头痛，是颅内压升高后导致脑膜、静脉窦和颅内血管的痛觉感受器受牵拉所致[2]。并非所有颅内压升高的病例都会出现头痛症状，脑脊液压力的变化可能是头痛的关键决定因素。颅内压增高的头痛通常是一种难以忍受的、全头部、非搏动性的疼痛，由于夜间仰卧时静脉回流减少，以及睡眠期间血液二氧化碳水平升高，引发脑血管扩张所致，通常在患者早晨临床症状更为明显。导致急性颅内压升高的其他因素还包括咳嗽和 Valsalva 动作等，这些动作均会进一步加剧头痛症状[3]。

8.2.3　恶心和呕吐

颅内压升高还可表现有喷射状呕吐症状，特别是在早晨和头痛症状严重时，所表现的呕吐症状最为明显。呕吐可能由脑膜机械感受器被激活所致，由于颅内压升高，进而刺激脑呕吐中枢的组胺受体[4]。虽然有些患者也会出现恶心症状，但在颅内压升高的情况下，呕吐通常并不伴有恶心症状。

8.2.4　视乳头水肿

视乳头水肿被认为是颅内压升高的标志性体征。在眼底检查中，由高颅压所导致的真性视乳头水肿表现为双侧视盘肿胀、边缘模糊。此外，真性视乳头水肿通常没有静脉搏动，并且可在视盘周围见到裂片状出血[5]。如果没有针对颅内压升高进行治疗，长期的高颅压还会导致永久性视神经萎缩。尽管视乳头水肿对诊断颅内压升高的特异性较高，但其灵敏性却较差，并且在颅内压升高后的数天才能逐渐表现出来。因此，在临床检查中，未检查出视乳头水肿并不能排除没有颅内压升高的情况，特别是在还存在其他阳性体征或症状的情况下[3]。

8.2.5　Parinaud 综合征

局灶性神经功能缺损可能与急性或亚急性脑积水导致的继发性 ICP 升高有关，这是由于出现脑疝处的脑组织对脑内特定解剖结构的压迫作用或梗阻性脑积水导致的第三脑室的扩张所致。最易出现损伤的部位是中脑背侧，机械压迫可导致其下方的结构遭受损害，包括内侧纵束的间质核喙部和后连合，导致出现眼球运动障碍的 Parinaud 综合征。患者最初可能出现眼睑退缩（Collier 征）和瞳孔的光近反射分离，即瞳孔对近处物体有适应性收缩，但对光反射消失[5]。Parinaud 综合征的标志性体征是眼球上视功能受损，首先表现为垂直性眼震颤，随后逐渐进展为上视困难且常伴随向下凝视[1, 6, 7]。由于为核上性损伤，患者的前庭和视觉反射保持完整，但在病变早期，患者可表现出因被动体位（木偶样表现）所导致的向上凝视表现[8]。随着颅内压的进行性升高，这些表现可能会逐渐消失，最终表现为原发性双眼向下凝视的"落日征"外观。虽然这一体征在脑积水患儿中呈特异性表现，但在成人中并不常见。

8.2.6　展神经麻痹

在颅内压急性升高的情况下也可能会出现展神经麻痹现象，临床上患者主诉有明显的向内斜视和水平复视表现。因为展神经从脑干延伸到海绵窦，走行距离长，易受高颅内压和脑疝的影响而受累[9, 10]。

8.3 脑积水的慢性期临床表现

与急性脑积水必须马上进行鉴别和治疗相反，医务人员有更充分的时间来治疗慢性脑积水。但这并不说明确理解其临床表现就不重要。事实上在慢性病例中，因为其症状通常较轻微，并且可能与其他神经病症相仿，慢性脑积水的临床表现通常在诊断中起到关键作用。在这种情况下，治疗策略取决于能否准确地进行临床诊断，否则医生可能无法为患者提供最合理的治疗方案，或者患者可能受到缺乏依据的不必要的治疗。在本节中，我们将重点介绍 3 种常见的慢性脑积水类型：特发性正常压力脑积水（NPH）、与 Chiari 畸形相关的脑积水和代偿性脑积水。

8.4 特发性正常压力脑积水

正常压力脑积水（NPH）是成人中最常见的慢性脑积水类型。虽然正常压力脑积水的症状是非特异性的，但通常可有步态紊乱、尿失禁和伴有脑室扩大的痴呆三联征[11]。正常压力脑积水的临床表现与其他神经系统病症密切相关，因此对其临床症状进行仔细评估将有助于临床上对其进行更有效的治疗。

8.4.1 步态紊乱

步态紊乱是正常压力脑积水的主要表现症状，并且在分流术后最有可能得到改善。步态紊乱是由于运动性失用引起的，患者很难按照预定的计划运动。最初患者的步态异常可能比较轻微，表现为轻度步态不稳和步伐缓慢。随着时间的推移，患者逐渐呈现

为"磁性步态"，其特点包括站姿过宽、步幅过短和足底-地面距离减小。也可表现为行走姿势不稳、难以抬脚和难以转弯等迹象（正常压力脑积水的步态障碍总结，见表 8.2）。正常压力脑积水的确切机制与可行的治疗方法仍然存在争议。正常压力脑积水患者临床表现可能是脑皮质和皮质下运动通路异常，或与痴呆相关的脑实质功能受损所导致的结果[12, 13]。

表 8.2　正常压力脑积水中的步态障碍汇总

特　征	临　床　表　现
10 m 步频数	> 13 步
步宽	足趾之间的距离>1 ft（30.48 cm）长
步长	< 1 ft（30.48 cm）长
360° 旋转	> 4 ～ 6 步
双足步态	在 > 25% 的步骤中矫正足部位置
足的姿势	外旋

资料来源：Kiefer and Unterberg[14]。

虽然正常压力脑积水的步态紊乱与其他运动障碍所表现出的步态紊乱相似，但也有许多特殊的特征可以帮助进行区分。与帕金森病不同，正常压力脑积水的患者没有静止性震颤表现，而且也没有齿轮样强直。在帕金森病中常见的不对称运动症状在正常压力脑积水中很少见[14]。此外，小脑共济失调所导致的构音障碍的特征性征象在正常压力脑积水中并不存在。正常压力脑积水还可以表现出一些罕见的临床特征，包括肌力减弱和运动不协调[15]。

8.4.2 尿失禁

45% ～ 90% 的正常压力脑积水患者有

膀胱功能障碍[16]。早期症状表现为尿频和尿急，并逐渐进展为完全性尿失禁。最初，脑室的扩大导致抑制膀胱收缩功能的下行通路损伤，引起膀胱功能损伤，致使膀胱逼尿肌过度活动，造成痉挛性尿失禁，而膀胱括约肌的控制功能却依然存在[17, 18]。在疾病的后期，尿失禁可能因伴有痴呆因素，表现复杂化。正常压力脑积水患者中，通常不存在排便失禁，但在病情非常严重的情况下也有可能发生[19]。

8.4.3　痴呆

研究显示，约有 6% 的成人痴呆症是正常压力脑积水导致的[20]。正常压力脑积水的患者由于额叶功能受到损害，导致认知功能出现障碍，致患者的信息处理能力下降、精神运动迟缓、行动功能受损，学习力、注意力和记忆力下降，而阿尔茨海默病所致的皮质痴呆症中一般只表现出特定的皮质功能缺陷[18]。正常压力脑积水的临床症状可能非常轻微，被当成正常的衰老的表现而被

忽视，也可能表现出严重的临床症状而需要行分流术治疗[21]。正常压力脑积水所表现出的痴呆可能与神经退行性疾病所表现出的痴呆非常相似，大约 75% 的正常压力脑积水患者也同时患有阿尔茨海默病或血管性痴呆[14]。一般而言，临床上有许多特征可用于鉴别正常压力脑积水与其他常见的认知功能障碍，如表 8.3 所示。

痴呆的进展和严重程度可为正常压力脑积水的临床治疗效果提供重要的参考。在步态异常出现之前就出现严重痴呆症状表现的预示着预后较差，分流手术可能无效[22]。在正常压力脑积水的患者中，痴呆症状较轻的，一般整体治疗效果良好，因此早期诊断至关重要。像明尼苏达人格测验量表这样的标准心理测试通常难以检测认知功能中的细微异常，因此对怀疑患有正常压力脑积水的患者应该制定更严格的行为功能测试。但重要的是，并非所有正常压力脑积水病例都存在认知障碍表现，因此在进行诊断时必须结合临床表现、体征和综合征。

表 8.3　正常压力脑积水与其他痴呆症的临床表现

项　目	正常压力脑积水	老年痴呆症	帕金森病
步态紊乱	√	√	√
平衡障碍	√		√
记忆能力受损	√	√	√
小便功能障碍	√	√	√
行为改变		√	
肢体强直			√
静止性震颤			√
运动迟缓			√
痴呆类型	皮质下	皮质	皮质下

8.5 与 Chiari 畸形相关的脑积水

一些先天性疾病也能表现出成人脑积水症状，其中最典型的是 Chiari 畸形，Chiari Ⅲ 和Ⅳ畸形很罕见，在成人中几乎不存在。与此相反，Chiari Ⅰ、Ⅱ畸形较为常见，Chiari Ⅰ、Ⅱ型畸形患者在进入成年后大多需接受神经外科治疗。在 Chiari 畸形中，枕骨大孔水平上的脑脊液动力学被破坏，最终演变成脑积水[23]。迄今关于 Chiari 畸形相关性脑积水的确切发病机制仍存在较大争议，但了解这种病症的临床症状和临床表现对于准确诊断和有效治疗至关重要。

8.5.1 Chiari Ⅰ型畸形

Chiari Ⅰ型畸形的特征是小脑扁桃体在枕骨大孔下方至少突出 5 mm。尽管出生时就已存在异常，但患者通常在成年期之前并无症状，通常患者在二十几岁或三十几岁时才表现出症状。Chiari Ⅰ型畸形的临床表现可分为两组：一组由小脑和脑干结构直接受压所致，另一组由脑脊液动力学紊乱引起。受压所致的相关症状包括感觉和运动缺陷、反射减退或反射亢进、共济失调、眼球震颤和呼吸异常等[23]。脑神经的直接受压也可能表现为视觉障碍、吞咽困难和声音嘶哑。

枕部-枕下头痛是成人 Chiari Ⅰ型畸形的最常见症状，该症状可能是脑脊液动力学变化的结果。其确切的机制尚不清楚，推测是由于"颅脊髓压力分离"使局部疝加剧，从而牵引痛觉敏感的硬脑膜，或阻塞脑脊液流出通道致颅内压短暂升高所致[24, 25]。这两种理论都可以解释为什么经典的 Chiari 头痛会因 Valsalva 动作、咳嗽或劳累而加剧。

尽管目前还没有权威的理论可以解释其发病机制，但脑脊液循环通道结构的破坏目

前被认为是 Chiari Ⅰ型畸形患者脊髓空洞症和脑积水表现的病理生理基础。大约 65% 的患者出现脊髓空洞症，表现为脊髓中央管综合征和因脊髓空洞所导致的进行性肢体无力。相比之下，约 7% 的 Chiari Ⅰ型畸形患者合并有脑积水，尤其是在伴有脊髓空洞症的患者中则更常见[26]。这些脑积水患者可出现典型的颅内压升高迹象，在影像学上表现为脑室扩张[27]。对有症状的成人进行的动态 MRI 研究发现，枕骨大孔处的 CSF 收缩期峰值速度显著升高[28]。

然而，许多成人期 Chiari Ⅰ型畸形的病例仍可保持无症状状态，而仅仅因为其他原因通过影像学被检查出来[29]。此外，对于此类患者，小脑扁桃体下疝的程度也不能作为预测脑积水或判断其他症状严重程度的标准，而应必须根据临床表现做出对应的诊疗计划。

8.5.2 Chiari Ⅱ型畸形

与 Chiari Ⅰ型畸形相比，Chiari Ⅱ型畸形的小脑扁桃体下疝畸形程度更严重、更广泛，包括小脑蚓部、延髓和第四脑室的部分。Chiari Ⅱ型畸形多存在于脊髓脊膜膨出的婴儿中，症状与 Chiari Ⅰ型畸形患者相似，但更严重。由于多数患者存在脊髓脊膜膨出，脑积水的发生率与 Chiari Ⅱ型畸形的关联性较高，约在超过 80% 的患者中可有发生。尽管 Chiari Ⅱ畸形在成年后很少能继续保持无症状状态，但在婴儿期接受治疗的患者可表现有成人失代偿性脑积水和 ICP 升高的症状和体征[30]。

8.6 代偿性脑积水综合征

代偿性脑积水通常会与术语"静止性脑

积水"混淆使用。目前学术界尚未对这些术语的定义达成统一一致的意见，但代偿性脑积水有两个定义明确的临床病理学类型，即迟发性特发性中脑导水管狭窄（LIAS）和成人长期显著性脑室扩张（LOVA）。通常认为患有"代偿性脑积水"的患者并无症状，但现在越来越清晰地发现这些患者并非真正的没有症状，只是这些患者所表现出的临床症状较轻微，实际上这些症状也可能通过分流手术而得以改善[31]。

8.6.1　迟发性特发性中脑导水管狭窄

迟发性特发性中脑导水管狭窄是一种非交通性脑积水，是非外在因素形成的中脑导水管狭窄，致脑脊液循环流动时在中脑导水管处受阻的现象[32]。在一组 31 例特发性中脑导水管狭窄的成人患者可见，出现急性脑积水症状的并不常见[33]，只有 2 名患者在

发病后不足 1 个月的时间内出现临床症状，大多数患者在超过 6 个月才表现出临床症状。其中约一半患者主要表现为头痛，其他患者主要表现为正常压力脑积水型症状（至少有一个以上典型的正常压力脑积水三联征的症状：步态紊乱、智能减退或尿失禁）（表 8.4）。而临床上主要表现为头痛症状的患者，发病年龄明显比表现为正常压力脑积水型症状的患者要年轻。总体而言，对于此类患者，采用神经内镜下第三脑室底造瘘术治疗的首次成功率超过 80%，因此，对于该病，在临床上的鉴别诊断至关重要[33]。

8.6.2　成人长期显著性脑室扩张

成人长期显著性脑室扩张是在 2000 年首次提出的专业术语[34]。该病的临床病理学可发生于婴儿期，然后在成年期缓慢进展并逐渐出现临床症状，最终演变为慢性脑

表 8.4　31 例确诊为迟发性特发性中脑导水管狭窄患者的症状和出现时期

项　目	出　现　时　期		
	≤ 1 个月	1～6 个月	＞ 6 个月
头痛	5	1	14
步态紊乱	2	1	13
记忆障碍	2	1	12
尿失禁	2	0	8
视力障碍	0	0	4
眼震颤	0	0	3
癫痫发作	0	0	1
吞咽困难	0	0	1
Parinaud 综合征	1	0	0

资料来源：Fukuhara and Luciano[33]。

积水。在一项有 20 例患者的临床研究中发现，所有病例的潜在病因都是中脑导水管狭窄[34]。迟发性特发性中脑导水管狭窄和成人长期显著性脑室扩张之间的主要区别是，成人长期显著性脑室扩张发病较早（头围超过平均值的 2 个标准差，神经影像学显示有明显的蝶鞍扩张或破坏）。成人长期显著性脑室扩张的患者最常见的症状是头痛和平衡功能受损，当然也可能合并有其他临床症状（表 8.5）[35]。总体来说，这些患者可通过脑脊液分流治疗而取得较好的效果，因此在疾病的早期了解这种疾病的细微临床表现至关重要[35]。

小　　结

无论脑积水的临床表现是急性还是慢性，准确的临床诊断是进行有效临床治疗的必要条件。在急性脑积水病例中，临床症状和体征通常是诊断脑积水急性发作的最早指标，可用于指导临床快速的检查和治疗；而

表 8.5　一组成年长期显著性脑室扩张患者成年期的临床症状

临床表现	n（%）
头痛	19（95%）
共济失调	15（75%）
意识障碍	10（50%）
记忆障碍	9（45%）
视力障碍	8（40%）
认知障碍	5（25%）
呕吐	3（15%）
恶心	2（10%）
头晕	2（10%）
尿失禁	2（10%）

资料来源：Al-Jumaily et al.[35]。

在慢性脑积水病例中，临床症状可能与其他神经系统疾病有部分重叠。临床上，影像学检查是目前最有价值的辅助检查手段，但并不具有高度的诊断灵敏性。

参考文献

[1] van Gijn J, Hijdra A, Wijdicks EF, Vermeulen M, van Crevel H. Acute hydrocephalus after aneurysmal subarachnoid hemorrhage. J Neurosurg. 1985; 63(3): 355–62.

[2] Ducros A, Biousse V. Headache arising from idiopathic changes in CSF pressure. Lancet Neurol. 2015; 14(6): 655–68.

[3] Dunn LT. Raised intracranial pressure. J Neurol Neurosurg Psychiatry. 2002; 73(Suppl 1): i23–7.

[4] Holland JC, Breitbart WS, Jacobsen PB, Lederberg MS, Loscalzo MJ, McCorkle R. Psychooncology. 3rd ed. Oxford: Oxford University Press; 2015.

[5] Corbett JJ. Neuro-ophthalmologic complications of hydrocephalus and shunting procedures. Semin Neurol. 1986; 6(2): 111–23.

[6] Koga H, Mori K, Kawano T, Tsutsumi K, Jinnouchi T. Parinaud's syndrome in hydrocephalus due to a basilar artery aneurysm. Surg Neurol. 1983; 19(6): 548–53.

[7] Swash M. Periaqueductal dysfunction (the Sylvian aqueduct syndrome): a sign of hydrocephalus? J Neurol Neurosurg Psychiatry. 1974; 37(1): 21–6.

[8] Pierrot-Deseilligny CH, Chain F, Gray F, Serdaru M, Escourolle R, Lhermitte F. Parinaud's syndrome: electro-oculographic and anatomical analyses of six vascular cases with deductions about vertical gaze organization in the premotor structures. Brain. 1982; 105(Pt 4): 667–96.

[9] Azarmina M, Azarmina H. The six syndromes of the sixth cranial nerve. J Ophthalmic Vis Res. 2013; 8(2): 160–71.

[10] Hanson RA, Ghosh S, Gonzalez-Gomez I, Levy ML, Gilles FH. Abducens length and vulnerability? Neurology. 2004; 62(1): 33–6.

[11] Edwards RJ, Dombrowski SM, Luciano MG, Pople IK. Chronic hydrocephalus in adults. Brain Pathol. 2004; 14(3): 325–36.

[12] Zaaroor M, Bleich N, Chistyakov A, Pratt H, Feinsod M. Motor evoked potentials in the preoperative and postoperative assessment of normal pressure hydrocephalus. J Neurol Neurosurg Psychiatry. 1997; 62(5): 517–21.

[13] Yogev-Seligmann G, Hausdorff JM, Giladi N. The role of executive function and attention in gait. Mov Disord. 2008; 23(3): 329−42. Quiz 472.

[14] Kiefer M, Unterberg A. The differential diagnosis and treatment of normal-pressure hydrocephalus. Dtsch Arztebl Int. 2012; 109(1−2): 15−25. Quiz 26.

[15] Bradley WG. Normal pressure hydrocephalus: new concepts on etiology and diagnosis. AJNR Am J Neuroradiol. 2000; 21(9): 1586−90.

[16] Meier U, Zeilinger FS, Kintzel D. Signs, symptoms and course of normal pressure hydrocephalus in comparison with cerebral atrophy. Acta Neurochir. 1999; 141(10): 1039−48.

[17] Sakakibara R, Kanda T, Sekido T, et al. Mechanism of bladder dysfunction in idiopathic normal pressure hydrocephalus. NeurourolUrodyn. 2008; 27(6): 507−10.

[18] Tsakanikas D, Relkin N. Normal pressure hydrocephalus. Semin Neurol. 2007; 27(1): 58−65.

[19] Hakim CA, Hakim R, Hakim S. Normal-pressure hydrocephalus. Neurosurg Clin N Am. 2001; 12(4): 761−73, ix.

[20] Casmiro M, D'Alessandro R, Cacciatore FM, Daidone R, Calbucci F, Lugaresi E. Risk factors for the syndrome of ventricular enlargement with gait apraxia (idiopathic normal pressure hydrocephalus): a case-control study. J Neurol Neurosurg Psychiatry. 1989; 52(7): 847−52.

[21] Graff-Radford NR. Normal pressure hydrocephalus. Neurol Clin. 2007; 25(3): 809−32, vii-viii.

[22] Black PM, Ojemann RG, Tzouras A. CSF shunts for dementia, incontinence, and gait disturbance. Clin Neurosurg. 1985; 32: 632−51.

[23] Tubbs RS, Lyerly MJ, Loukas M, Shoja MM, Oakes WJ. The pediatric Chiari I malformation: a review. Childs Nerv Syst. 2007; 23(11): 1239−50.

[24] Williams B. Cough headache due to craniospinal pressure dissociation. Arch Neurol. 1980; 37(4): 226−30.

[25] Sansur CA, Heiss JD, DeVroom HL, Eskioglu E, Ennis R, Oldfield EH. Pathophysiology of headache associated with cough in patients with Chiari I malformation. J Neurosurg. 2003; 98(3): 453−8.

[26] Milhorat TH, Chou MW, Trinidad EM, et al. Chiari I malformation redefined: clinical and radiographic findings for 364 symptomatic patients. Neurosurgery. 1999; 44(5): 1005−17.

[27] Hayhurst C, Osman-Farah J, Das K, Mallucci C. Initial management of hydrocephalus associated with Chiari malformation Type I-syringomyelia complex via endoscopic third ventriculostomy: an outcome analysis. J Neurosurg. 2008; 108(6): 1211−4.

[28] Haughton VM, Korosec FR, Medow JE, Dolar MT, Iskandar BJ. Peak systolic and diastolic CSF velocity in the foramen magnum in adult patients with Chiari I malformations and in normal control participants. AJNR Am J Neuroradiol. 2003; 24(2): 169−76.

[29] Meadows J, Kraut M, Guarnieri M, Haroun RI, Carson BS. Asymptomatic Chiari Type I malformations identified on magnetic resonance imaging. J Neurosurg. 2000; 92(6): 920−6.

[30] Jenkinson MD, Hayhurst C, Al-Jumaily M, Kandasamy J, Clark S, Mallucci CL. The role of endoscopic third ventriculostomy in adult patients with hydrocephalus. J Neurosurg. 2009; 110(5): 861−6.

[31] Larsson A, Stephensen H, Wikkelso C. Adult patients with "asymptomatic" and "compensated" hydrocephalus benefit from surgery. Acta Neurol Scand. 1999; 99(2): 81−90.

[32] Spennato P, Tazi S, Bekaert O, Cinalli G, Decq P. Endoscopic third ventriculostomy for idiopathic aqueductal stenosis. World Neurosurg. 2013; 79(2 Suppl): S21.e13−20.

[33] Fukuhara T, Luciano MG. Clinical features of late-onset idiopathic aqueductal stenosis. Surg Neurol. 2001; 55(3): 132−6. Discussion 136−7.

[34] Oi S, Shimoda M, Shibata M, et al. Pathophysiology of long-standing overt ventriculomegaly in adults. J Neurosurg. 2000; 92(6): 933−40.

[35] Al-Jumaily M, Jones B, Hayhurst C, et al. Long term neuropsychological outcome and management of 'decompensated' longstanding overt ventriculomegaly in adults. Br J Neurosurg. 2012; 26(5): 717−21.

[36] Roitberg BZ, Khan N, Alp MS, Hersonskey T, Charbel FT, Ausman JI. Bedside external ventricular drain placement for the treatment of acute hydrocephalus. Br J Neurosurg. 2001; 15(4): 324−7.

9 脑积水的影像学诊断
Radiological Diagnosis of Hydrocephalus

Sari Saleh AlSuhibani, Abdulrahman Hamad Alabdulwahhab, and Ahmed Ammar

9.1 明确诊断

9.1.1 传统影像学（X线）

传统的常规 X 线检查最早应用于脑积水的诊断当中。它是基于颅内压增高后，通过颅内一些解剖学标志出现改变而间接诊断，如颅骨骨缝分离、颅骨骨面不均匀、前囟门膨出、鞍背结构破坏和颅腔内出现异常钙化等。在慢性脑积水的病例中，最常见的症状是颅骨在 X 线下呈现颅骨的"铜打碗征"样表现（图 9.1），在颅骨的内表面上有一个个突出的脑回压痕。这种表现在慢性颅内压升高的患者中很常见，当然也可以见于其他的一些情况中，如颅后窝肿块、颅缝早闭或低磷血症等代谢紊乱[1]。表 9.1 列出了由于颅内压增高所形成的几种常见的颅骨 X

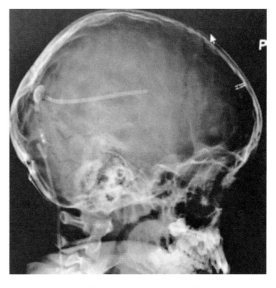

图 9.1 颅骨侧位 X 线表现出弥漫性的指压样改变，颅骨上可见"铜打碗征"样的凹痕，V-P 分流管的近端部分与储液囊相邻的部分不连续，提示 V-P 分流管断裂

表 9.1 颅骨 X 线片显示因颅内压增高所引起的常见的影像学表现

编号	表 现	编号	表 现
1	颅骨骨缝分离	4	颅面骨面不匀称
2	前囟隆起	5	颅内异常钙化
3	鞍背结构破坏	6	枕骨内板侵蚀样改变

S. Saleh AlSuhibani (✉) • A. Hamad Alabdulwahhab
Department of Radiology, King Fahd University Hospital,
Imam Abdulrahman Bin Faisal
University, Al Khobar, Saudi Arabia
e-mail: ssuhibani@uod.edu.sa

A. Ammar
Department of Neurosurgery, King Fahd University Hospital,
Imam Abdulrahman Bin Faisal
University, Al Khobar, Saudi Arabia
e-mail: ahmed@ahmedammar.com

线片表现。

9.1.2　超声检查

超声检查用于产前诊断胎儿脑积水具有高度的灵敏性。它可以在妊娠的早期阶段，即在妊娠的第 3 个月末就能发现脑积水。通常情况下，通过超声设备在胎儿期的第 20～24 周就可以看到正常胎儿的脑室系统[2]。

颅脑超声检查也可应用于 18 个月龄大小的婴幼儿，此时婴幼儿的前囟尚未完全闭合，因此可用于评估侧脑室的形态，检测脑组织外液体的回流情况及脑实质病变，并可评估早产患儿的脑实质内是否有出血情况（图 9.2）。但颅脑超声对第三脑室、第四脑室及蛛网膜下腔的检测有局限性，因此用于诊断脑积水的确切原因尚有困难，无法仅通过颅脑超声检查来确定，而需要进一步检查[2]。

颅脑超声检查也具有其本身的优点：① 易于操作；② 无辐射；③ 仪器便携；④ 价格便宜；⑤ 无需镇静。相位阵列探头是一种高频小位点探头，可专门用于儿科颅脑超声检查。

以下图像是标记解剖结构的颅脑超声检查的病例（图 9.3a～c 和图 9.4）。

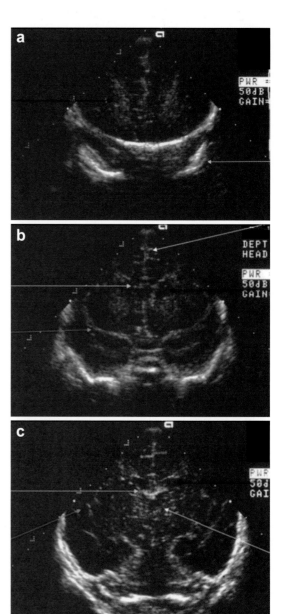

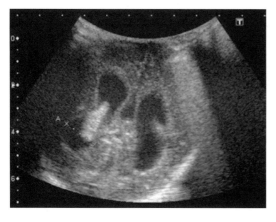

图 9.2　颅脑超声（冠状位）显示双侧侧脑室体扩张，提示脑积水。A 线为测量此部位脑室的横径

图 9.3　a. 前冠状位图像：红色箭头，额叶；黄色箭头，眶上壁。b. 稍微靠后的冠状位图像：红色箭头，侧脑室额角；黄色箭头，胼胝体；白色箭头，纵裂；绿色箭头，侧裂。c. 更靠后的冠状位图像：红色箭头，侧脑室体部；黄色箭头，胼胝体；白色箭头，丘脑；绿色箭头，侧裂

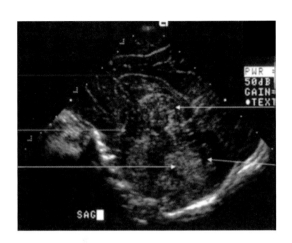

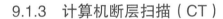

图 9.4 矢状位图：红色箭头，胼胝体；黄色箭头，第四脑室；白色箭头（上），丘脑；白色箭头（下），脑桥；绿色箭头，第三脑室

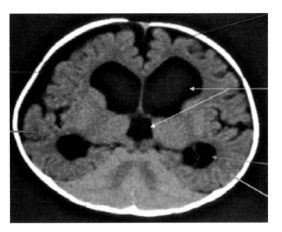

图 9.5 颅脑常规 CT 扫描（轴位）显示脑室系统扩张和额叶变形。红色箭头，轴外脑脊液间隙；黄色箭头，侧脑室额角；白色箭头，第三脑室；绿色箭头，侧脑室颞角；紫色箭头，灰质和白质交界；橙色箭头，白质出现改变

9.1.3 计算机断层扫描（CT）

计算机断层扫描（CT）是一种很好的放射学诊断手段，可用于明确诊断、随访和评估脑积水的严重程度。该检查可测量脑室形状、大小，并能初步判断脑积水的病因和分流术后失败的原因。CT 扫描应用广泛、扫描速度快，与相关的生命支持设备具有较好的兼容性。在 CT 扫描期间，很少有患者需要服用镇静剂来减少头部运动。但是，频繁的多次 CT 检查可能会有放射辐射的缺点。部分医疗机构更喜欢用低辐射 CT 或快速 MRI T2 像等检查手段替代，这也是可以接受的随访方式[3]。CT/MRI 检查中发现的常见脑积水特征见表 9.2。图 9.5 和图 9.6a、b 示常规 CT 扫描，可见脑室系统扩张。

9.1.4 磁共振成像（MRI）

磁共振成像（MRI）是目前用于检查脑室的最佳影像学方法，MRI 分辨率高，可易于判断脑积水的病因。MRI 在术前检查

表 9.2 脑积水的 CT/MRI 表现

编号	影像学特征
1	梗阻部位平面以上的脑室扩张
2	侧脑室额角圆钝（最早的标志）
3	颞角正前方扩张，超过 2 mm
4	第三脑室的底和侧壁凸出
5	脑室周围结构表现为低密度，表示通过室管膜的渗透增加（间质水肿），可见于活动性脑积水
6	胼胝体处变薄、变形
7	抑郁症，在慢性脑积水中可见
8	侧裂和纵裂消失
9	在同一水平面上，额角最大宽度与内板内径之比大于 0.5
10	第三脑室突出进入蝶鞍，但很少引发慢性蝶鞍受累
11	脑积水长期未经治疗时，白质可发生不可逆的脱髓鞘改变

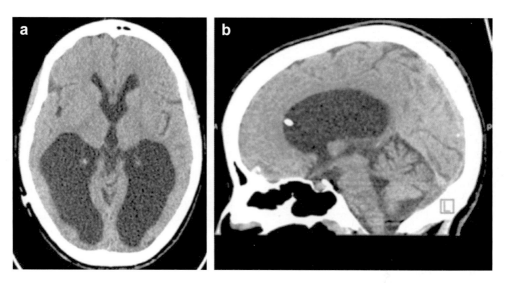

图 9.6　常规颅脑 CT 扫描的图像。a. 轴位片显示侧脑室后角和第三脑室扩张。b. 矢状位片显示侧脑室扩张，而第四脑室正常。侧脑室前角白色高密度影为 V-P 分流管

中很重要，如可在术前判断是否要采用神经内镜下第三脑室底造瘘术（ETV）。各个医院 MRI 的序列不尽相同，一般包括轴位和矢状位 T1WI 自旋回波序列、轴向 T1 液体衰减反转恢复序列和轴位、冠状位 T2WI 自旋回波序列。在磁共振弥散成像（DWI）中可以使用平均扩散系数来辅助检测急性脑积水患者治疗后间质水肿消退的情况。三维傅里叶变换成像（CISS）是评估脑室内梗阻性脑积水的有效技术手段[3]。如表 9.3 所示，脑积水的临床诊断上有一些非特异性的诊断标准。

目前已出现一些更先进 MRI 技术来评估脑积水的严重程度，包括相位对比 MRI（PC-MRI）、三维 T2 加权序列和对比增强 MR 脑池成像（CE-MRC）。

相位对比 MRI（PC-MRI）可用来评估脑脊液循环，但它易受到流体伪影的影响[6, 7]。三维 T2 加权序列可提供精确的解剖数据。CE-MRC 是一种创伤性检查，可用于评估神经内镜下第三脑室底造瘘术后

表 9.3　脑积水的放射学诊断标准[4, 5]

序号	标　　准
1	脑室扩张的影像学表现：Evans 指数[a] > 0.3
2	第三脑室隐窝扩大
3	胼胝体穿孔
4	侧脑室前后角扩张
5	脑桥乳头体距离缩短
6	侧脑室前角间夹角减小
7	脑室周围白质表现为高信号
8	交通性脑积水 T2 加权像中的中脑导水管无流空现象

注：[a] Evans 指数是指在同一平面上侧脑室额角最大宽度与颅骨最大内径在轴位 CT 或 MRI 图像中的比值。

的通畅性或检查有无自发性第三脑室瘘[8]。

用于评估脑积水情况的灵敏度最高的检查方法是三维重建（用角度可变优化对比

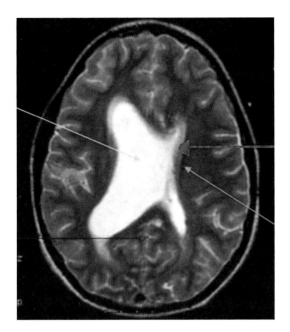

图 9.7　脑 MRI：轴位片显示右侧侧脑室扩大伴脑室周围水肿，提示进展性脑积水。黄色箭头，右侧扩张的侧脑室；红色箭头，纵裂后部；紫色箭头，左侧脑室失代偿改变；绿色箭头，脑室周围水肿

度的三维采样），通常用于梗阻性脑积水中。该技术使用多平面高分辨率图像重建，用吸收率小的同位素扫描整个颅骨。该技术是无创性的，能够使用常规序列，对检查人工植入物的敏感度高[9, 10]。MRI 扫描病例的影像图像见图 9.7 和图 9.8。

9.2　脑萎缩后的脑室扩张与脑积水的鉴别诊断

不同病因导致的脑室扩张在影像学表现上可重叠，因此很难以此来鉴别脑积水和退行性脑萎缩。区分脑积水和脑萎缩最常见的比较敏感的征象是侧脑室颞角扩张。表 9.4 列出了有助于诊断脑积水的诊断标准[11, 12]。

与此类似，图 9.9a、b 显示了脑萎缩与脑积水之间的影像区别。

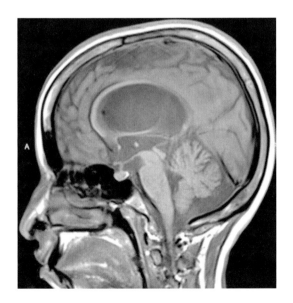

图 9.8　矢状位 T1WI 像显示中脑导水管上的漏斗形状及侧脑室和第三脑室的扩张。第四脑室大小正常。侧脑室上方的低信号点为分流管

表 9.4　用于鉴别诊断脑萎缩与脑积水的影像学表现

序号	标　准
1	侧脑室颞角相对于侧脑室体部的扩张（最敏感征象）
2	急性脑积水时脑室周围间质水肿
3	额角径增大
4	脑室短期快速扩大
5	MRI 显示脑室内无脑脊液流动
6	胼胝体向上移位
7	后穹隆凹陷
8	胼胝体角狭窄
9	海马旁裂隙不清晰

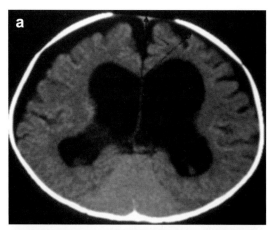

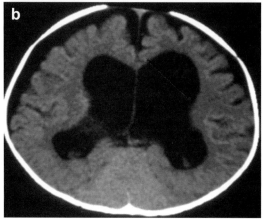

图 9.9　a. 脑积水患者的侧脑室前角间夹角往往小于脑萎缩者。b. 脑积水患者的脑室前角半径大于脑萎缩患者

9.3　分流手术的术前评估和术后并发症

应用分流术治疗脑积水的主要目的是在脑室内和能吸收脑脊液的腹膜腔之间建立通道。而分流管即是这种跨压力梯度的脑脊液单向流动的管道。

对怀疑患有分流系统阻塞并伴有颅内压增高症状（例如，呕吐、头痛和视乳头水肿）的患者应进行临床评估。一些分流管阻塞患者可有异常主诉，如步态异常、颈部疼痛或可能有明显的性格改变。在对分流管阻塞的患者查体中，可检出不同程度的临床体征改变，如头围增大、囟门隆起、头皮静脉怒张、第 Ⅵ 对脑神经麻痹、癫痫发作和双眼向上凝视障碍等[13]。分流术后出现的分流功能障碍，可归因于脑血流的变化、脑脊液产生量的变化或者继发性颅高压[14]。同时，诊断工作中应包括对分流感染的评估和胃肠疾病的评估。

分流手术的放射学评估包括围绕分流系统所做的一系列放射学检查，以评估分流管道及装置是否畅通。X 线的检查部位包括头部、颈部、胸部和腹部平片。在随访和判断有并发症发生时，头颅 CT 平扫可以快速评估脑室的大小[15]。

V–P 分流术后并发症多见于小儿年龄组。最近的一项研究表明术后第 1 年分流失败率约为 40%，第 2 年约为 50%[16]。术后感染通常发生于分流术后的前 6 个月，可能为手术期间分流管污染所致[17, 18]。分流失败的最常见原因是组织碎片进入了分流管内，堵塞分流管管腔。还有其他原因也可能会导致分流失败，如分流管断裂、分流管头端移位等（图 9.10）。与分流失败率高相关的因素包括初次行分流手术时患者的年龄、分流的适应证、头痛和发热症状、脓性引流、皮肤溃烂、腹痛和腹膜炎征象等[19]。

在初次进行分流手术时，因插入分流管时出现损伤所导致的死亡率约为 0.1%，分流术后因分流失败的死亡率约为 4%[20]。核医学检查（^{99m}Tc 和 DTPA）对评估分流通畅性有较高临床价值。一般来说，分流术后出现术后并发症的位置主要位于脑室、腹腔或心房处，如表 9.5 所示。

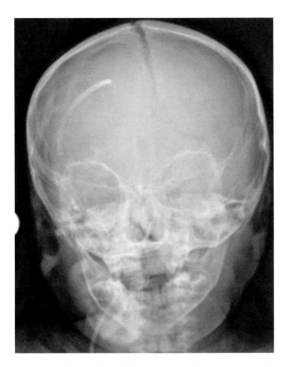

图 9.10 颅骨 X 线片显示 V-P 分流管不连续，并有颅骨骨缝分离现象

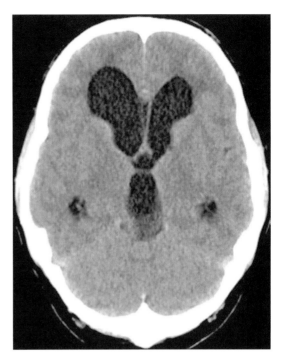

图 9.11 轴位 CT 扫描显示侧脑室和第三脑室扩张。在扩张的额角周围可见脑室周围脑组织呈低密度改变、有脑脊液通过室管膜外渗现象，提示急性脑积水

9.4 室管膜下脑脊液渗漏的病理生理过程

脑积水患者，脑脊液通过脑室的室管膜渗透至间质中形成间质性水肿，其原因是脑室内压力增加，导致室管膜表面破裂，脑脊液向细胞外间隙迁移。因此，脑内液体积聚在脑室周围，致白质区域内的流体静水压升高而白质的体积减小。这种类型的水肿主要见于活动性脑积水（图 9.11）和正常压力脑积水 [21, 22]。

9.5 内镜下第三脑室底造瘘术

脑积水的发病机制很复杂。高动力流量理论是脑积水病理学的几种理论之一，它可以为急性脑脊液阻塞和慢性颅内顺应性改变

表 9.5 常见分流术后并发症（按位置分类）

脑室端	腹腔端	心房端
阻塞	腹膜炎	血栓
断裂	脑脊液所致的"假瘤"	感染
移位		
出血		
感染		
孤立性第四脑室		
继发性颅缝早闭（图 9.11）		
裂隙脑室综合征		

提供比较合理的解释[37, 38]。

内镜下第三脑室底造瘘术（ETV）是脑积水的常规治疗手段之一，通常用于非交通性脑积水的治疗。最新的研究表明，无论脑积水的潜在病因是什么，ETV治疗梗阻性脑积水的成功率总高于交通性脑积水[23]。

1923 年，William Mixter 做了第一例内镜下第三脑室底造瘘术，他尝试使用尿道镜对一个患有梗阻性脑积水的儿童进行第三脑室底造瘘[24]。其目的是使第三脑室与脚间池相连通，以建立脑脊液循环的旁路。

术前评估对于了解后交通动脉的确切位置及距中线的距离，以确定合适的间距，为手术医生提供准确的解剖学资料具有重要意义。利用三维序列的多平面重组图像来定位位于脑桥前间隙中的 Liliequist 膜也对外科医生具有帮助[25, 26]。在术前评估中，检测脚间池和脑桥前间隙的脑脊液容积与每搏输出量的比值相当重要[27]。可用 MRI 相位对比成像来鉴别脑积水的类型，也可诊断基底池的其他病变[28]。

神经内镜下第三脑室底造瘘术的预后取决于术后脑室容积的改变，术后脑室容积应以恢复原状为最佳的临床治疗预期目标[29]。磁共振脑室造影是评估 ETV 术后蛛网膜下腔与造瘘口处是否通畅的有效方法[30]。

在术后评估中，可通过脑脊液流量MRI 来检测脑脊液循环通道中是否存在狭窄部位，这与其他常规技术是不一样的。检测脑脊液循环通路中的脑脊液流空征最佳序列是矢状位 T2 加权液体衰减反转恢复序列MRI，这对评估术后造瘘口通畅程度至关重要。电影相位对比 MRI 可用于评估脑脊液的流动，这种检测方法灵敏度高、无创且可量化。电影相位对比 MRI 也能用于评估脑室造瘘术后造瘘口处的通畅程度，以及评估

术后发生的卒中情况[31]。

9.6　正常压力脑积水

正常压力脑积水（NPH）是指不伴有脑脊液压力升高的脑室扩张，其临床症状主要是痴呆、步态异常和尿失禁三联征。正常压力脑积水是由 Hakim 和 Adams 首次发现的。他们发现临床上许多患者有脑室扩张的现象，但腰椎穿刺后脑脊液压力却持续正常[32]。

约有 50% 的特发性正常压力脑积水的病例，没有明确的病因。剩下约 50% 的患者可能继发于其他疾病，如脑膜炎和蛛网膜下腔出血，一般此类情况在治疗后可以逆转。然而，导致正常压力脑积水的病理生理学机制仍不完全清楚[33]。

除了正常压力脑积水三联征等临床表现及腰椎穿刺结果以外，CT 和 MRI 等神经影像检查也在正常压力脑积水的诊断具有重要意义。MRI 对评估脑室形态和轴外脑脊液间隙时具有较高的分辨率。脑积水患者 MRI 上通常可见脑室扩张程度与脑萎缩不成比例（图 9.12）。而在术后评估治疗效果时，同位素脑池造影（^{111}In DTPA 脑池造影）在检测脑脊液动力学反应上具有重要的作用[34]。

9.7　MRI 脑脊液动力学检测

MRI 脑脊液动力学检测是利用不同的MRI 序列来检测脑脊液的流动，通过同步心电门控测量每搏脑脊液流量，并使用高分辨率轴向相位对比，在垂直于中脑导水管近端，对其进行相位编码。相位对比图像以灰度显示，低信号表示脑脊液向远端流动，而高信号表示脑脊液向头端流动[35]。

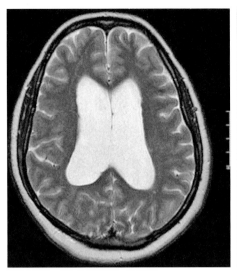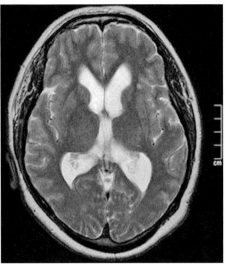

图 9.12 T2WI 轴位图像显示侧脑室扩张与脑萎缩不成比例，提示正常压力脑积水

9.8 脑积水患者分流术前及术后的评估

长期脑积水导致脑室持续扩张，会使

大脑白质持续受压并出现脑代谢紊乱情况，进而使锥体束受累，形成不可逆的脑损伤[36]。

参考文献

[1] Mahomed N, Sewchuran T, Mahomed Z. The copper beaten skull. SA J Radiol. 2012; 16: 25–6.

[2] Fudge RA, editor. About hydrocephalus—a book for families. (Brochure). San Francisco: University of California; 2000.

[3] Nielsen N, Breedt A. Hydrocephalus. Nursing care of the pediatric Neurosurgery patient. Published by A Springer. 2013; p. 52–3.

[4] Dincer A, Ozek MM. Radiologic evaluation of pediatric hydrocephalus. Childs Nerv Syst. 2011; 27(10): 1543–62. doi: 10.1007/s00381–011–1559–x.

[5] Pople IK. Hydrocephalus and shunts: what the neurologist should know. J Neurol Neurosurg Psychiatry. 2002; 73(Suppl 1): i17–22.

[6] Algin O, Hakyemez B, Parlak M. Phase-contrast MRI and 3D-CISS versus contrast-enhanced MR cisternography on the evaluation of the aqueductal stenosis. Neuroradiology. 2010; 52: 99– 108. doi: 10.1007/s00234–009–0592–x.

[7] Algin O, Hakyemez B, Parlak M. Phase-contrast MRI and 3D-CISS versus contrast-enhanced MR cisternography on the evaluation of spontaneous third ventriculostomy existence. J Neuroradiol. 2011; 38(2): 98–104. doi: 10.1016/j.neurad.2010.03.006.

[8] Algin O, Turkbey B. Intrathecal gadolinium-enhanced

MR cisternography: a comprehensive review. AJNR Am J Neuroradiol. 2013; 34(1): 14–22. doi: 10.3174/ajnr.A2899.

[9] Algin O, Turkbey B. Evaluation of aqueductal stenosis by 3D sampling perfection with application-optimized contrasts using different flip angle evolutions sequence: preliminary results with 3 T MR imaging. AJNR Am J Neuroradiol. 2012; 33(4): 740–6. doi: 10.3174/ajnr. A2833.

[10] Algin O, Turkbey B, Ozmen E, Ocakoglu G, Karaoglanoglu M, Arslan H. Evaluation of spontaneous third ventriculostomy by three-dimensional sampling perfection with application-optimized contrasts using different flip-angle evolutions (3D-SPACE) sequence by 3 T MR imaging: preliminary results with variant flip-angle mode. J Neuroradiol. 2013; 40(1): 11–8. doi: 10.1016/j.neurad.2011.12.003.

[11] Segev Y, Metser U, Beni-adani L, et al. Morphometric study of the midsagittal MR imaging plane in cases of hydrocephalus and atrophy and in normal brains. AJNR Am J Neuroradiol. 2001; 22(9): 1674.

[12] Maytal J, Alvarez LA, Elkin CM, et al. External hydrocephalus: radiologic spectrum and differentiation from cerebral atrophy. AJR Am J Roentgenol. 1987; 148(6): 1223–30.

[13] Stellman-Ward GR, Bannister CM, Lewis MA, et al. The

incidence of chronic headache in children with shunted hydrocephalus. Eur J Pediatr Surg. 1997; 7: 12–4.

[14] Ditmyer S. Hydrocephalus. In: Allen PJ, Vessey JA, editors. Primary care of the child with a chronic condition. St Louis: Mosby; 2004. p. 543–60.

[15] Iskandar BJ, McLaughlin C, Mapstone TB, et al. Pitfalls in the diagnosis of ventricular shunt dysfunction: radiology reports and ventricular size. Pediatrics. 1998; 101(6): 1031.

[16] Browd SR, Ragel BT, Gottfried ON, Kestle JR. Failure of cerebrospinal fluid shunts art I: obstruction and mechanical failure. Pediatr Neurol. 2006; 34(2): 83–92.

[17] Duhaime AC, Bonner K, McGowan KL, et al. Distribution of bacteria in the operating room environment and its relation to ventricular shunt infections. Childs Nerv Syst. 1991; 7: 211–4.

[18] Kulkarni AV, Drake JM, Lamberti-Pasculli M. Cerebrospinal fluid shunt infection: a prospective study of risk factors. J Neurosurg. 2001; 94: 195–201.

[19] Piatt JH Jr, Garton HJ. Clinical diagnosis of ventriculoperitoneal shunt failure among children with hydrocephalus. Pediatr Emerg Care. 2008; 24(4): 201–10.

[20] McGirt MJ, Leveque JL, Wellons JC III, et al. Cerebrospinal fluid shunt survival and etiology of failures: a seven-year institutional experience. Pediatr Neurosurg. 2002; 36: 248–55.

[21] Milhorat TH, Clark RG, Hammock MK. Experimental hydrocephalus. 2. Gross pathological findings in acute and subacute obstructive hydrocephalus in the dog and monkey. J Neurosurg. 1970; 32: 390–9.

[22] Milhorat TH, Clark RG, Hammock MK, McGrath PP. Structural, ultrastructural, and permeability changes in the ependyma and surrounding brain favoring equilibration in progressive hydrocephalus. Arch Neurol. 1970; 22: 397–407.

[23] Roopesh Kumar SV, Mohanty A, Santosh V, Satish S, Devi BI, Praharaj SS, et al. Endoscopic options in management of posterior third ventricular tumors. Childs Nerv Syst. 2007; 23: 1135–45.

[24] Yadav YR, Parihar V, Pande S, Namdev H, Agarwal M. Endoscopic third ventriculostomy. J Neurosci Rural Pract. 2012; 3(2): 163–73.

[25] Nishikawa T, Takehira N, Matsumoto A, Kanemoto M, Kang Y, Waga S. Delayed endoscopic intraventricular hemorrhage (IVH) removal and endoscopic third ventriculostomy may not prevent consecutive communicating hydrocephalus if IVH removal was insufficient. Minim Invasive Neurosurg. 2007; 50: 209–11.

[26] Souweidane MM, Morgenstern PF, Kang S, Tsiouris AJ, Roth J. Endoscopic third ventriculostomy in patients with a diminished prepontine interval. J Neurosurg Pediatr. 2010; 5: 250–4.

[27] Anik I, Etus V, Anik Y, Ceylan S. Role of interpeduncular and prepontine cistern cerebrospinal fluid flow measurements in prediction of endoscopic third ventriculostomy success in pediatric triventricular hydrocephalus. Pediatr Neurosurg. 2010; 46: 344–50.

[28] Di X, Ragab M, Luciano MG. Cine phase-contrast MR images failed to predict clinical out-come following ETV. Can J Neurol Sci. 2009; 36(5): 643–7.

[29] Santamarta D, Martin-Vallejo J, Díaz-Alvarez A, Maillo A. Changes in ventricular size after endoscopic third ventriculostomy. Acta Neurochir. 2008; 150: 119–27.

[30] Singh I, Haris M, Husain M, Husain N, Rastogi M, Gupta RK. Role of endoscopic third ventriculostomy in patients with communicating hydrocephalus: an evaluation by MR ventriculography. Neurosurg Rev. 2008; 31: 319–25.

[31] Faggin R, Calderone M, Denaro L, Meneghini L, d'Avella D. Long-term operative failure of endoscopic third ventriculostomy in pediatric patients: the role of cine phase-contrast MR imaging. Neurosurg Focus. 2011; 30: E1.

[32] Pujari S, Kharkar S, Metellus P, et al. Normal pressure hydrocephalus: long-term outcome after shunt surgery. J Neurol Neurosurg Psychiatry. 2008; 79(11): 1282–6.

[33] Hamlat A, Adn M, Sid-ahmed S, et al. Theoretical considerations on the pathophysiology of normal pressure hydrocephalus (NPH) and NPH-related dementia. Med Hypotheses. 2006; 67(1): 115–23.

[34] Shprecher D, Schwalb J, Kurlan R. Normal pressure hydrocephalus: diagnosis and treatment. Curr Neurol Neurosci Rep. 2008; 8(5): 371–6.

[35] Yousef MI, Abd El Mageed AE, et al. Use of cerebrospinal fluid flow rates measured by phase-contrast MR to differentiate normal pressure hydrocephalus from involutional brain changes. Egypt J Radiol Nucl Med. 2016; 47(3): 999–1008.

[36] Hattori T, Yuasa T, et al. Altered microstructure in corticospinal tract in idiopathic normal pressure hydrocephalus: comparison with Alzheimer disease and Parkinson disease with dementia. AJNR Am J Neuroradiol. 2011; 32: 1681–7.

[37] Greitz D. Radiological assessment of hydrocephalus: new theories and implications for therapy. Neurosurg Rev. 2004; 27(3): 145–65. doi: 10.1007/s10143–004–0326–9.

[38] Men S. BOS akım hastalıkları ve hidrosefali. In: Erden I, editor. Nöroradyoloji manyetik rezonans uygulamaları, 1st ed. Ankara: Türk manyetik rezonans derneği; 2006. p. 80–95 (in Turkish).

10

脑积水及神经－眼科并发症
Hydrocephalus and Its Neuro-ophthalmic Complications

Wafa Al Bluwi, Mohanna Al Jindan, and Ahmed Ammar

10.1　视乳头水肿

视乳头水肿是指由颅内压增高引发的双侧视神经盘肿胀（对称或不对称）。视神经被蛛网膜下腔所包绕，任何原因引起的颅内压增高都会传递给视神经并导致组织压力增加，轴浆流动停滞，视神经乳头状神经纤维肿胀，最终导致视乳头水肿。神经纤维肿胀可使视神经乳头的前方层状区域和表面神经纤维层中的小血管受压，引起静脉淤滞和扩张、微动脉瘤形成和视乳头周围放射状出血[6]。颅内压持续升高达 1～5 天即可导致视乳头水肿[7, 8]。

当然，急性蛛网膜下腔出血引发的颅内压骤然升高也可在数小时内迅速导致视乳头水肿[9]。视乳头水肿通常开始于视乳头下部，然后是上部、鼻部，最后是视乳头颞部[7, 8]。

视乳头水肿分为 4 个阶段：

（1）早期阶段：视乳头下方的血管看不清，视盘边缘模糊（图 10.1）。

（2）进展期阶段：视乳头边缘模糊、出血和棉絮状斑点（图 10.2）。

（3）视乳头水肿慢性期：视乳头水肿持续数周或数月之后，视乳头呈"香槟软木塞"样外观（图 10.3）。

（4）视乳头水肿萎缩期：视乳头的神经纤维肿胀、死亡，视盘萎缩，肿胀的视乳头变得苍白、凸起减弱（图 10.4）。

此类疾病所导致的视乳头水肿应当进行积极干预以阻断病情进展[8, 10]。尽管一般认为视乳头水肿是颅内压增加的首发眼科表现[1, 7]，但一些研究表明，在某些婴幼儿脑积水患者中并没有这种情况出现。在一项包含 200 例婴儿患者的研究中，只有约 12% 患儿出现视乳头水肿[11]。这是因为婴儿的颅骨骨缝未闭，颅骨代偿扩张的空间可缓解颅内压升高的程度。然而，如果颅内压急剧上升超过颅缝开放后所形成的代偿力，也可能导致视乳头水肿的形成。

对脑室－腹腔分流术后患者的视乳头水肿的情况进行动态监测随访，具有较大的临床价值，可用于判断分流术后颅内压是否下降[12]。此外，在随访期间观察出现视乳头水肿的征象用于评估分流术是否成功，比通过常规影像学特征（即脑室大小和形状的变化、蛛网膜下腔的变化及室管膜周围信号改变）评估更有价值（图 10.4）。

W. Al Bluwi (✉) • M. Al Jindan
Department of Ophthalmology, King Fahd Hospital of University,
Imam Abdulrahman Bin Faisal University, Al Khobar, Saudi Arabia
e-mail: dr.wafab@gmail.com

A. Ammar
Department of Neurosurgery, King Fahd Hospital of University, Imam Abdulrahman Bin Faisal University, Al Khobar, Saudi Arabia
e-mail: ahmed@ahmedammar.com

99

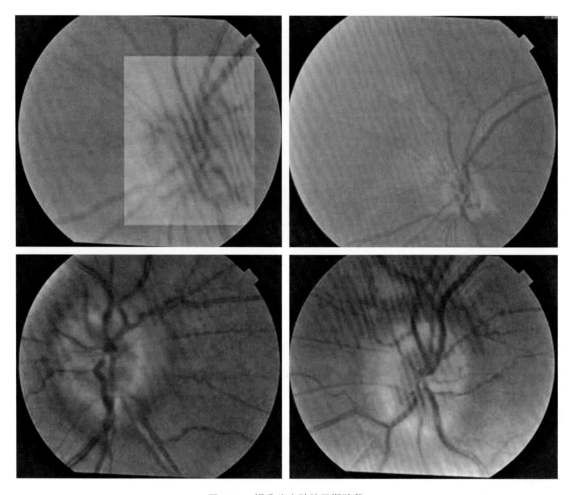

图 10.1　视乳头水肿的早期阶段

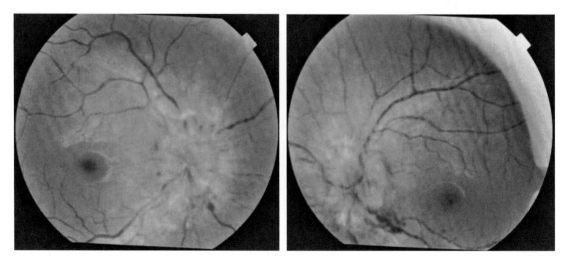

图 10.2　视乳头水肿的进展期阶段

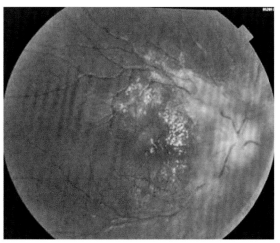
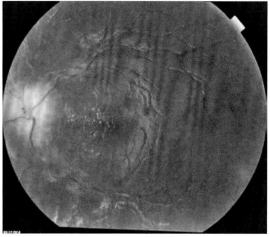

图 10.3　视乳头水肿慢性期阶段

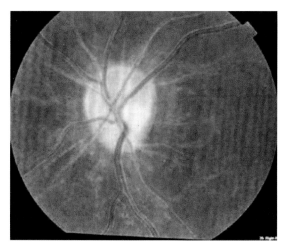
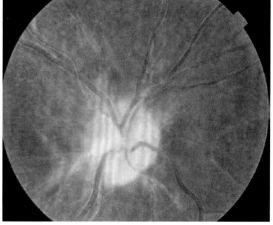

图 10.4　视乳头水肿萎缩期阶段

Iskandar 等人发现，仅依靠影像学检查结果对分流手术的效果进行评判，约有 33% 假阴性的可能[13]。Buxton 等人和 Mizrachi 等人建议，在脑积水患者术后随访期间进行眼底检查，将是否存在视乳头水肿作为判断脑积水治疗效果的标准是至关重要的[14, 15]。

10.2　视神经萎缩

众所周知，脑积水是导致儿童视神经萎缩的原因之一[4, 16-19]。视神经萎缩通常是双侧且不对称的，但也可以单侧出现。视神经萎缩主要是长期视乳头水肿的结果，其原因可能是脑室容量过大导致的脑干移位、第三脑室扩张引起的视交叉受压，或者由于颅骨扩张引发的视神经拉伸所致[20]。

单侧视神经萎缩通常是第三脑室不均衡扩张引起的[5]。在一项旨在发现儿童视神经缺陷发生率的研究中，Dowu 和 Balogun 比较了伴有或不伴有脊髓脊膜膨出的先天性脑积水的患者，研究结果显示视神经萎缩与不伴脊髓脊膜膨出的脑积水发生高度相关[21]。

10.3 眼球运动障碍

斜视是常见的脑积水眼科并发症，发生率为 30%～40%[17, 22]。患者可表现出不同形式的斜视，包括外斜视、内斜视、下斜视、隐性斜视等和上睑下垂[23]。斜视通过正规有效的对症治疗后一般预后良好[24]。既往接受过分流修正术的患儿其斜视的发生率和屈光不正的发病率都较高[24]。此外，与斜视相关的此类患者，出现功能性弱视的情况也很常见[25]。Biglan 研究表明，在此类患者的随访期间进行定期的眼科检查，发现约有 94% 的患者视力能改善至 0.5 或更好[24]。

脑积水患者可出现单侧或双侧的第Ⅵ对脑神经麻痹现象，是由于脑积水发生后、颅内压增加导致 Dorello 管受压或牵拉所致。由于脑积水发生后第三脑室扩张引起延髓上部受压，第Ⅳ对脑神经也可会出现麻痹现象（单侧或双侧），但其发生率较第Ⅵ对脑神经麻痹发病率低[26]。而脑积水患者通常很少出现第Ⅲ对脑神经麻痹的现象[27]。

10.4 视力丧失

人类的视觉，是由完整的前部视觉通路（即眼球、视神经和视交叉）、完整的膝状体-纹状体视觉通路（如外侧膝状体、视辐射、初级视觉皮质和"17 区"），及完整的膝状体外视觉通路（"18 区"和"19 区"）共同组成[28]。有无视力丧失和皮质视觉障碍是脑积水患者的主要病变表现[3, 29-33]。

在脑积水患者中，第三脑室扩张可使视神经、视交叉、视神经束和邻近的血管受压，但目前认为导致视力下降的主要机制是视乳头水肿后的视神经萎缩。分流术后，患者出现的任何视力变化都是分流失败的预警信号[34]，但幸运的是，通过早期诊断和干预，这些患者的视力可能会有改善[33, 34]。

对于分流术后的患者，如出现分流管堵塞或狭窄，脑室和脑组织顺应性较差的患者都可能存在视力丧失的风险。此类患者，如果及时进行分流管修正术，视力则可能部分或完全恢复[34]。除此之外，分流术后颅内压快速降低或开颅减压术后视神经血流过度灌注也可能会导致急性视力丧失[31]。相对于脑积水的造成的原发脑损伤而言，后视觉通路的损伤与分流术失败相关性更高[16]。

脑皮质视觉障碍是发达国家儿童视力低下的一个重要原因[28]。脑皮质视觉障碍的定义是在前视觉通路和眼球结构完整的情况下，任何造成膝状体和外膝状通路受损的疾病所引起的视觉功能丧失。脑皮质视觉障碍最常见的病因是围产期缺氧，但其他病因如脑积水、脑畸形、早产和脑膜炎等也可导致脑皮质视觉障碍[28, 32]。然而，Chen 等人认为脑积水是脑皮质视觉障碍最常见的病因[35]。

脑积水可通过脑室扩张导致急性和慢性脑皮质视觉障碍[35, 36]，使大脑后部脑皮质扩张及大脑后动脉闭塞，致枕叶皮质梗死[37]。然而，也发现许多病例是单纯性脑室扩张，而没有梗死。此外，在分流功能障碍的情况下[30]，或在分流手术成功后颅内压迅速降低时也会有患者出现脑皮质视觉障碍[16]。对有脑皮质视觉障碍的慢性脑积水术后的儿童，进行分流修正术后，其视力可能在术后几小时内就会有部分或显著的改善[37]。

对于脑积水患者，初始视力较佳的患者术后视力改善程度较大[32]。因此，可以认为脑积水所导致的长时间失明并不意味着痊愈无望[36]。关于这种视力恢复的原因有以下几种可能解释：其一，可能是因为在婴儿生长发育期间，视觉的发育更为完善，在此后视觉恢复中拥有较强的重塑能力[38]；其二，视觉皮质或视辐射的损伤可能是局部的，这将会有部分视觉功能残留[39]。但更多研究者认为，婴儿的大脑可塑能力强才是这种视觉恢复的原因[28, 40]。为了更好地解释这种可塑性，我们进一步研究了成人视觉皮层损伤的恢复机制，以及建立了专门针对婴儿视皮质消融实验的动物模型。

在脑积水患者中可观察到的可逆转的、不同形式的视野缺损，包括：下部视野偏盲、双侧鼻侧视野偏盲、双侧视野中央盲点、不对称的同向偏盲和中心视野狭窄等[41-44]。导致这些疾病可能有多种原因：分流管的移位影响视觉通路或压迫血管，第三脑室扩张的机械力致视神经、视交叉或视神经束受压，颅内压增高，以及分流系统障碍等[5, 41-43, 45]。

10.5 落日征

落日征是诊断脑积水的一个有价值的早期征象，一旦出现则提示需要尽快进行神经影像学检查及外科手术干预。落日征通常是由于眶内压力增加导致眶顶持续受压，使得眼球向下移位、上巩膜突出。在约 40% 患有梗阻性脑积水的患儿中可观察到这种征象。最初落日征是间歇性的，但随着时间的推移，症状会逐渐变成持续性的，致使患儿不能向上凝视[19]。

10.6 背侧中脑综合征

在脑积水患者当中，如出现背侧中脑综合征的体征是病情恶化的标志。这种体征可能预示着严重的脑室扩张，因此在病情进展为不可逆之前需要进行紧急病情评估及干预[46]。背侧中脑综合征是由第三脑室扩张导致的后连合受压所致[47]。背侧中脑综合征最初表现为光-近视分离和轻度向上凝视受限，随后出现眼球向上凝视麻痹、病理性眼睑退缩和会聚性眼球震颤[16]。

10.7 静止性脑积水

"代偿性"或"静止性"脑积水是脑积水的一个亚型，主要表现为其颅内压正常但脑室保持轻度扩张状态[48]。当患者出现颅内压增高时，该亚型患者就有可能发病。对病情评估主要是通过 CT 扫描进行评估，但价值可能有限。因为 CT 扫描无法反映出患者之前的状态，而且反复进行 CT 检查也增加了放射辐射的风险。另一种方法是用眼部超声测量视神经鞘直径（ONSD），这是一种安全、简便的评估方法[49]。

10.8 随访期间定期眼科检查的作用

术后分流功能障碍的征象通常包括恶心、呕吐、头痛、嗜睡、意识改变、视乳头水肿、眼球运动障碍、凝视、复视，以及罕见的视力丧失等[4, 11, 30, 50]。神经影像学检查是判断分流术后效果的重要指标。但对于某些患儿而言，眼科体征是分流手术后失败唯一的或最早的诊断指标，有助于快速诊断出术后分流失败[4, 51]（图 10.5）。

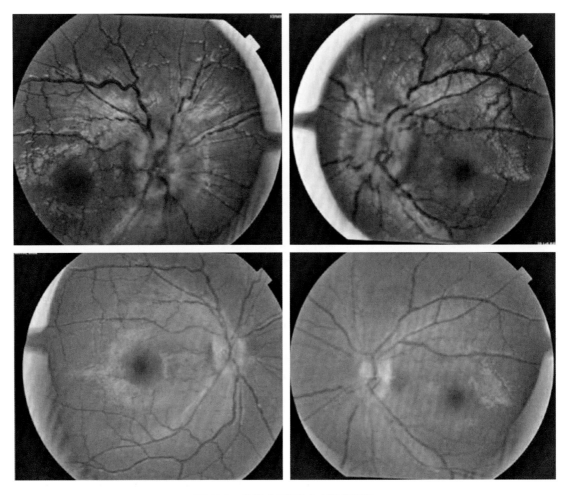

图 10.5　分流术后视乳头水肿的消退

　　由于眼科检查需要专门的技术及设备，脑积水分流术后的患者须定期到眼科门诊检查视力、视野、眼球运动和眼底情况，然后针对患者个体情况进行评估。通过这些专门的检查，可早期检测出尚未出现分流障碍症状患者的神经眼科预警体征，以确保可采取及时、合理的干预措施，以便让患者的视力恢复到可恢复的最佳状态。

参考文献

[1] Chou SY, Digre KB. Neuro-ophthalmic complications of raised intracranial pressure, hydrocephalus, and shunt malfunction. Neurosurg Clin N Am. 1999; 10: 587-608.

[2] Kanski JJ. Clinical ophthalmology. A systematic approach. 4th ed. Oxford: Butterworth-Heinemann; 1999.

[3] Persson EK, Anderson S, Wiklund LM, Uvebrant P. Hydrocephalus in children born in 1999-2002: epidemiology, outcome and ophthalmological findings. Childs Nerv Syst. 2007; 23(10): 1111-8.

[4] Tzekov C, Cherninkova S, Gudeva T. Neuroophthalmological symptoms in children treated for internal hydrocephalus. Pediatr Neurosurg. 1991-1992; 17(6): 317-20.

[5] Osher RH, Corbett JJ, Schatz NJ, Savino PJ, Orr LS. Neuro-ophthalmological complications of enlargement of the third ventricle. Br J Ophthalmol. 1978; 62: 536-42.

[6] Hayreh SS. Optic disc edema in raised intracranial pressure: pathogenesis. Arch Ophthalmol. 1977; 95: 1553-65.

[7] Hayreh MS, Hayreh SS. Optic disc edema in raised

intracranial pressure: 1. Evolution and resolution. Arch Ophthalmol. 1977; 95: 1237−44.

［8］ Liu, Grant T ; Volpe, Nicholas J, Galetta, Steven. Neuro-Ophthalmology: Diagnosis and Management. Saunders Elsevier. ClinicalKey Flex. 2010; Chapter 6, p. 199−236.

［9］ Pagani LF. The rapid appearance of papilledema. J Neurosurg. 1969; 30: 247−9.

［10］ Hedges TR. Papilledema: its recognition and relation to increased intracranial pressure. Surv Ophthalmol. 1975; 19: 201−23.

［11］ Ghose S. Optic nerve changes in hydrocephalus. Trans Ophthalmol Soc UK. 1983; 103(pt 2): 217−20.

［12］ Singhal A, Yang MMH, Sargent MA, Cochrane DD. Does optic nerve sheath diameter on MRI decrease with clinically improved pediatric hydrocephalus? Childs Nerv Syst. 2013; 29: 269−74.

［13］ Iskandar BJ, Mclaughlin C, Mapstone TB, Grabb PA, Oakes WJ. Pitfalls in the diagnosis of ventricular shunt dysfunction: radiology reports and ventricular size. Pediatrics. 1998; 101: 1031−6.

［14］ Buxton N, Turner B, Ramli N, Vloeberghs M. Changes in third ventricular size with neuroendoscopic third ventriculostomy: a blinded study. J Neurol Neurosurg Psychiatry. 2002; 72: 385−7.

［15］ Mizrachi IBB, Trobe JD, Gebarski SS, Garton HJL. Papilledema in the assessment of ventriculomegaly. J Neuroophthalmol. 2006; 26: 260−3.

［16］ Corbett JJ. Neuro-ophthalmologic complications of hydrocephalus and shunting procedures. Semin Neurol. 1986; 6: 111−23.

［17］ Gaston H. Ophthalmic complications of spina bifida and hydrocephalus. Eye. 1991; 5(pt 3): 279−90.

［18］ Chinta S, Wallang BS, Sachdeva V, Gupta A, Patil-Chhablani P, Kekunnaya R. Etiology and clinical profile of childhood optic nerve atrophy at a tertiary eye care center in South India. Indian J Ophthalmol. 2014; 62(10): 1003−7. doi: 10.4103/0301−4738.145996.

［19］ Rizvi R, Anjum Q. Hydrocephalus in children. J Pak Med Assoc. 2005; 55(11): 502−7.

［20］ Harcourt B, Jay B. Bilateral optic atrophy in childhood. Br J Ophthalmol. 1968; 52(11): 860−1.

［21］ Idowu OE, Balogun MM. Visual function in infants with congenital hydrocephalus with and without myelomeningocele. Childs Nerv Syst. 2014; 30(2): 327−30.

［22］ Mankinen-Heikkinen A, Mustonen E. Ophthalmic changes in hydrocephalus. A follow-up examination of 50 patients treated with shunts. Acta Ophthalmol (Copenh). 1987; 65(1): 81−6.

［23］ Altintas O, Etus V, Etus H, Ceylan S, Caglar Y. Risk of strabismus and amblyopia in children with hydrocephalus. Graefes Arch Clin Exp Ophthalmol. 2005; 243: 1213−7.

［24］ Biglan AW. Ophthalmologic complications of meningomyelocele: a longitudinal study. Trans Am Ophthalmol Soc. 1990; 88: 389−462.

［25］ Billard C, Santini JJ, Nargeot MC, Gillet P, Adrien J, Dudin A. What future is there for hydrocephalus children? Intellectual and visual neurological prognosis in series of 77 cases of nontumor hydrocephalus. Arch Fr Pediatr. 1987; 44(10): 849−54.

［26］ Guy JR, Friedman WF, Mickle JP. Bilateral trochlear nerve

paresis in hydrocephalus. J Clin Neuroophthalmol. 1989; 9(2): 105−11.

［27］ Cultrera F, D'Andrea M, Battaglia R, Chieregato A. Unilateral oculomotor nerve palsy: unusual sign of hydrocephalus. J Neurosurg Sci. 2009; 53(2): 67−70.

［28］ Good W, Jan J, Desa L, Barrovich J, Groenveld M. Visual impairment in children. Surv Ophthalmol. 1994; 38(4): 351−64.

［29］ Calogero JA, Alexander E. Unilateral amaurosis in a hydrocephalic child with an obstructed shunt. Case report. J Neurosurg. 1971; 34: 236−40.

［30］ Arroyo HA, Jan JE, Mccormick AQ, Farrell K. Permanent visual loss after shunt malfunction. Neurology. 1985; 35: 25−30.

［31］ Cedzich C, Schramm J, Wenzel D. Reversible visual loss after shunt malfunction. Acta Neurochir. 1990; 105: 121−3.

［32］ Khetpal V, Donahue SP. Cortical visual impairment: etiology, associated findings, and prognosis in a tertiary care setting. J AAPOS. 2007; 11(3): 235−9. Epub 2007 Apr 24.

［33］ Oyama H, Hattori K, Kito A, Maki H, Noda T, Wada K. Visual disturbance following shunt malfunction in a patient with congenital hydrocephalus. Neurol Med Chir (Tokyo). 2012; 52(11): 835−8.

［34］ Kraus R, Hanigan WC, Kattah J, Olivero WC. Changes in visual acuity associated with shunt failure. Childs Nerv Syst. 2003; 19: 226−31.

［35］ Chen TC, Weinberg MH, Catalano RA, et al. Development of object vision in infants with permanent cortical visual impairment. Am J Ophthalmol. 1992; 114: 575−8.

［36］ Lorber J. Recovery of vision following prolonged blindness in children with hydrocephalus or following pyogenic meningitis. Clin Pediatr. 1967; 6: 699−703.

［37］ Connolly MB, Jan JE, Cochrane DD. Rapid recovery from cortical visual impairment following correction of prolonged shunt malfunction in congenital hydrocephalus. Arch Neurol. 1991; 48: 956−7.

［38］ Hoyt CS, Nickel BL, Billson FA. Ophthalmological examination of the infant: developmental aspects. Surv Ophthalmol. 1982; 26: 177−89.

［39］ Whiting S, Jan JE, Wong PK. Permanent cortical visual impairment in children. Dev Med Child Neurol. 1985; 27: 730−9.

［40］ Lindberg R, Walsh FB, Sacks JG. Neuropathology of vision: an atlas. Philadelphia: Lea and Febiger; 1973. p. 446−66.

［41］ Rudolph D, Sterker I, Graefe G, Till H, Ulrich A, Geyer C. Visual field constriction in children with shunt-treated hydrocephalus. Clinical article. J Neuro-surg Pediatr. 2010; 6: 481−5.

［42］ Kojima N, Kuwamura K, Tamaki N, Matsumoto S. Reversible congruous homonymous hemianopsia as a symptom of shunt malfunction. Surg Neurol. 1984; 22: 253−6.

［43］ Kojima N, Tamaki N, Hosoda K, et al. Visual field defects in hydrocephalus. No To Shinkei. 1985; 37: 229−36.

［44］ Holsgrove D, Leach P, Herwadkar A, Gnanalingham KK. Visual field deficit due to downward displacement of optic chiasm. Acta Neurochir (Wien). 2009; 151(8): 995−7.

［45］ Molia L, Winterkorn JM, Schneider SJ. Hemianopic visual field defects in children with intracranial shunts: report of two cases. Neurosurgery. 1996; 39(3): 599‒603.

[46] Lerner MA, Kosary IZ, Cohen BE. Parinaud's syndrome in aqueduct stenosis: its mechanism and ventriculographic features. Br J Radiol. 1969; 42: 310‒2.

[47] Cobbs WH, Schatz NJ, Savino PJ. Midbrain eye signs in hydrocephalus. Ann Neurol. 1978; 4: 172.

[48] Mclone DG, Aronyk KE. An approach to the management of arrested and compensated hydrocephalus. Pediatr Neurosurg. 1993; 19: 101‒3.

[49] Newman WD, Holman AS, Dutton GN, Carachi R. Measurement of optic nerve sheath diameter by ultrasound: a mean of detecting acute increase in hydrocephalus. Br J Ophthalmol. 2002; 86(10): 1109.

[50] Sekhar LN, Moossy J, Guthkelch AN. Malfunctioning ventriculoperitoneal shunts. Clinical and pathological features. J Neurosurg. 1982; 56: 411‒6.

[51] Phillips PH, Ku B, Qureshi N, Adada B. Ophthalmologic signs of shunt failure in children with hydrocephalus. J AAPOS. 2006; 10(1): 91.

11

成人和儿童的创伤后脑积水
Post-traumatic Hydrocephalus in Adults and Paediatrics

Tomasz Klepinowski and Nabeel S. Alshafai

11.1　发病率和发病时间

根据目前的研究结果，成人创伤后脑积水的总发病率在 2.6% ～ 14.0%[1, 2, 6, 7]。对于儿童而言，全球儿童的创伤后脑积水的发病率相对较低，有 2% ～ 7% 的颅脑损伤患儿可发生创伤后脑积水并需要进行分流手术[8, 9]。在经历严重脑外伤急性期后并存活下来的患者当中，GCS 评分 3 ～ 9 分或 10 ～ 12 分的在康复中心治疗的中年患者（平均年龄 49.6 岁）中，约有 14% 的患者在外伤后 1 年内出现外伤后脑积水[2]。也有报道显示，在年轻人（平均年龄 25 岁）中，创伤后脑积水的发病率略低，约为 8%[1]。然而，在影像学上，颅脑损伤后脑室扩张比较常见，其中中重度颅脑损伤后发生脑室扩张的约为 70%，但这些脑室扩张的患者并非真正罹患了脑积水[10]。

尽管有报道称部分颅脑伤患者，最快在头部创伤后数小时内就可能发生创伤后脑积水[11]，但绝大多数病例并不会那么快发生脑积水。约有 27% 的创伤后脑积水发生在颅脑创伤后的急性期内，即从受伤时到开始康复这段时间（平均约为 20 天）[2, 12]。

Licata[12] 和 Kammersgaard 等人[2] 通过近 1 年的观察研究，找到了治疗创伤后脑积水的最佳时机。

临床中创伤性脑积水的发病时间的解读：

在临床上，对于中重度脑损伤后的患者，应进行至少 5 个月的随访，因为绝大部分的创伤后脑积水可能在此期间发病[2, 12, 13]。

急性期创伤后脑积水的发病率占创伤后脑积水的总发病率为 14% ～ 27%。

康复期创伤后脑积水的发病率约为 73%。

在儿童患者中，入院时患者 GCS 评分低与早期创伤后脑积水的发病有关（＜ 3 天内），而入院时如 GCS 评分较高的患者发生创伤后脑积水的时间段多在颅脑外伤 1 周后[9]。

11.2　危险因素

目前已发现一些与创伤后脑积水进展密切相关的危险因素。其中最主要的危险因素有：去骨瓣减压术的手术切口上缘距离颅骨中线的距离小于 25 mm、再次手术的患者、推迟进行颅骨成形术的患者、创伤性蛛网膜下腔出血者、创伤性颅内血肿和大脑两

T. Klepinowski
Department of Neurosurgery, Collegium Medicum,
Jagiellonian University, Cracow, Poland

Alshafai Neurosurgical Academy A.N.A., Toronto, ON,
Canada

N.S. Alshafai (✉)
Alshafai Neurosurgical Academy A.N.A., Toronto, ON,
Canada
e-mail: nabeel.alshafai@ymail.com

半球间水瘤形成的患者。目前尚未发现患者的性别或出血位置与创伤后脑积水有相关性。

Choi 等人研究发现，行扩大颅骨去骨瓣减压术或再次手术的患者，发生创伤后脑积水的风险更高[14]。Waziri 等人认为，颅骨去骨瓣减压术会改变颅内压的生理学状态，并会导致压力依赖性蛛网膜颗粒被破坏，从而影响了脑脊液的吸收，诱发脑积水[15]。此外，他们还观察到对于行去骨瓣减压术的患者在恢复其正常颅内压的稳态后，术前所形成的外伤后脑积水可能会自动消失。但延迟进行颅骨修补术的患者，可能会导致蛛网膜颗粒出现永久性的功能障碍，类似于进行长期脑脊液外引流所诱发的脑积水。De Bonis 等人[16]认为，真正导致问题的因素不是颅骨去骨瓣减压术本身，而是去骨瓣术后骨窗切口上缘的位置。去骨瓣术骨窗上缘太靠近中线，可能会破坏大脑整体的静脉引流，继而可能导致脑积水。然而，Heng-Li Tian 等人进行了多因素分析认为，颅骨去骨瓣减压术和创伤后脑积水之间没有任何相关性[17]。在重型颅脑伤的儿童患者当中，虽然对此类患者是否需要进行颅骨去骨瓣减压术或开颅手术仍存有争议，但不可否认的是通过此类手术可有效降低颅脑损伤所导致的过高的颅内压。对于此类手术，与成人患者相比，儿童患者可从该手术中受益更多[18]。

创伤性蛛网膜下腔出血或创伤性颅内血肿的患者，颅腔内血液外渗可能使蛛网膜颗粒发生机械性阻塞或形成无菌性炎症，从而使脑脊液重吸收减少，最后发展成创伤后脑积水[14]。而且有研究表明，约93%的创伤后脑积水的患者既往有硬膜下腔积液或蛛网膜下腔出血病史[1]。然而，也有研究对

蛛网膜下腔出血或脑室内出血（IVH）等因素进行多因素分析后，并未发现蛛网膜下腔出血或 IVH 与创伤后脑积水有显著相关性[19, 20]，但存在影响创伤后脑积水的独立危险因素，即大脑两半球间水瘤形成。超过80%的已发生大脑两半球间水瘤患者在受伤最初的 6 个月内即开始逐渐形成水瘤[20]。对于硬膜外血肿，目前尚一致认为其对创伤后脑积水的发病没有影响[8]。

11.3　临床表现

创伤性脑积水的患者与其他脑积水患者有很大的不同。这是因为原发性损伤本身因素所致。因此，为了不忽视这种创伤性损害，我们需要探索研究那些康复缓慢或无法康复患者细微的临床表现。研究报道显示[13]，只有约23%的创伤后脑积水患者可出现典型的脑积水症状，如头痛、恶心、呕吐、癫痫发作、肢体肌张力增高，或出现典型的 Adams-Hakim 三联征（尿失禁、步态异常、进行性智力减退）。这意味着仍有约超过 3/4 的患者发生隐匿性脑积水，其主要的征象为长期持续的意识水平低下[1, 13]。

11.4　辅助检查

结合患者的脑外伤史、影像学显示脑室扩张（或脑室外脑积水时蛛网膜下腔扩张）和临床表现，基本可以作为脑积水的诊断依据。在做出创伤后脑积水的诊断时，医生面临的最困难的问题是如何区分由于脑萎缩造成的脑室扩大（无脑积水）和真正的脑积水导致的脑室扩张。迄今已经制定出许多能确保可正确诊断创伤后脑积水的诊断方法，如表 11.1[1, 21-24] 所示。

表 11.1　活动性创伤后脑积水的临床特征

项　　目	表　　现
病情	恶化，恢复慢于预期，或完全不能康复
腰椎穿刺测压	压力增加 > 15 mmHg[a]
CT：脑室周围区域	低密度
MRI：脑室周围区域	T2 加权像上的高信号
MRI：乳头体-脑桥间距	减少
MRI：乳头体-连合间距	增加
MRI：第三脑室底	凹陷
DTI：脑室周围白质各向异性分数	病理状态的

注：[a] 值得注意的是，即使压力正常也可能表现有严重的脑积水[1, 21-24]。DTI，弥散张量成像。

另一项更具预测性的研究方法是评估脑室内脑脊液的动力学。

11.5　治疗与管理

分流手术仍然是创伤后脑积水患者的主要治疗方法。其他的治疗方法，包括腰大池置管外引流和神经内镜下第三脑室底造瘘术（图 11.1），仍然不是常用手术方案。脑室-腹腔分流是创伤后脑积水患者最常用的外科手术方法。虽然也有其他分流手术方式，如脑室-心房分流术，但在创伤后脑积水患者中很少应用[25]。

什么时候是进行分流手术的最佳手术时间？到目前为止仍然存在争议。研究表明，在成人患者中，原发损伤和施行分流手术之间的时间跨度对于预后无明显影响。Kim 等人[8]的研究表明，将在伤后第 1 个月内进行治疗的患者与在伤后 1 个月后进行治疗的患者之间的预后进行对比，发现二者

无显著统计学差异（$P > 0.05$）。2016 年，Weintraub 等人研究发现，对于早期阶段的重型颅脑损伤患者而言，如发生创伤后脑积水，于伤后的 69 天之内进行分流手术则预后较好，而于受伤的 69 天之后再进行分流手术，其患者的预后较差。值得注意的是，研究发现分流手术是否成功与分流术前颅内压的高低相关性不大。术前腰椎穿刺测压脑脊液压力低于 16 cmH2O 的患者，其术后恢复情况与其对照组相差不大［康复衡量标准为术后 14 天、3 个月和 6 个月的 GOS 评分（表 11.2）[8]］。因此，对于无论是否有颅内压升高的脑积水患者均建议行脑室-腹腔分流术。事实上，到目前为止，脑室-腹腔分流术仍是成人和儿童脑积水患者的首选的标准手术治疗方法[9, 26]。

关于分流手术的指征，目前尚缺乏统一的标准以确定哪些创伤后脑积水患者可通过分流手术中受益最多。有学者提出，通过脑室内灌注试验评估脑脊液动力学，是预测该

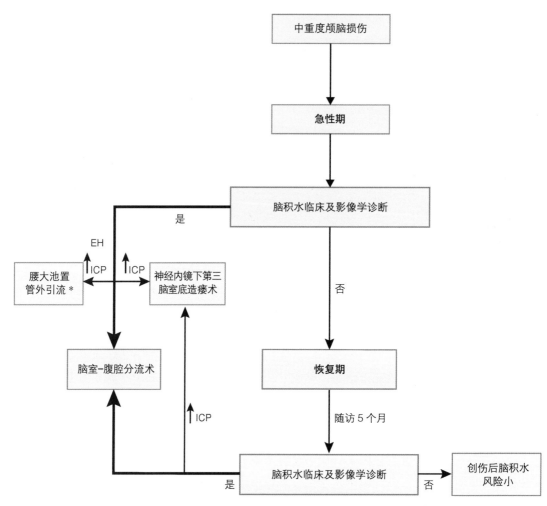

图 11.1　外伤后脑积水的推荐治疗方案。箭头越大，表示目前在世界范围内使用越广泛。* 排除颅内占位，且发现一线保守治疗和包括进行脑室外引流在内的侵入性操作后颅内压仍控制不佳时，临时行腰大池置管外引流也能有效地降低颅内压，且作用平稳[12, 28, 29]。EH，外部性脑积水（脑室外脑积水）。ICP，颅内压

表 11.2　GOS 预后评分量表

评　分	等　级	说　明
1	死亡	—
2	植物状态	—
3	重度残疾	重度残疾，需要他人提供日常协助
4	轻度残疾	轻度残障，可生活自理
5	恢复良好	可恢复正常活动和就业

治疗方案效果的一种很好的方法[23]。在这项研究中，最关键且最有价值的参数是流出阻力（OR）和颅内弹性指数（EI）。流出阻力大于 10 mmHg/（ml·min），颅内弹性指数大于 0.3 的患者，进行分流手术其术后患者临床症状最有可能大幅改善。流出阻力的灵敏度和颅内弹性指数的特异度均为 100%。但这项研究的局限性在于样本量较小（n=15），且均由男性患者组成。因此，尚需要进行更大规模的前瞻性研究来证实这一结论。

另一种用于治疗创伤后脑积水的方法是神经内镜下第三脑室底造瘘术。神经内镜下第三脑室底造瘘术的临床价值可能被低估了，因此在治疗创伤后脑积水的文献中报道较少。创伤后脑积水的一种少见的类型为梗阻性脑积水[27]。神经内镜下第三脑室底造瘘术实际上是一种"脑室内部分流手术"，通过造瘘形成新的脑脊液循环通道从而使脑脊液绕过阻塞的部位。然而，到目前为止研究的大多数创伤后脑积水病例，通常都表现为交通性脑积水，即脑脊液的吸收能力下降所形成的脑积水[16, 23, 28]。这也是为什么神经内镜下第三脑室底造瘘术是治疗创伤后脑积水的相对禁忌证的原因。然而，有回顾性研究表明，神经内镜下第三脑室底造瘘术实际上对创伤后脑积水患者也有显著的治疗效果（约 93% 的患者临床症状可通过 ETV 治疗而改善），特别是伴有颅内压升高（> 15 mmHg）的患者[28]。

近年来，有学者将腰大池持续外引流用于治疗创伤后脑积水[29]。然而，迄今仅在颅脑损伤急性期和伴有明确的外部脑积水的患者中进行了尝试。在进行腰大池置管外引流之前，必须进行脑部 CT 检查，以排除颅内血肿的存在，并明确蛛网膜下腔的情况。对于在入院时即诊断为重度颅脑损伤的

脑积水儿童，EVD 通常作为一种临时性的替代治疗方案。然而，与肿瘤、梗阻性脑积水或血管性 IVH 等其他原因所引起的脑积水相比，接受 EVD 治疗的创伤后脑积水的儿童，后续须转行分流手术的可能性要小得多[30]。除 EVD 和脑室-腹腔分流术外，内镜下第三脑室底造瘘术不仅在成人脑积水患者的治疗中效果良好，而且在儿童脑积水患者的治疗中也取得不错的治疗效果[28]。

11.6　预　后

影响创伤后脑积水预后的因素较多，颅脑损伤的严重程度、是否合并蛛网膜下腔出血或弥漫性轴索损伤、是否做过去骨瓣减压术、是否做过颅骨修补术等都是它的影响因素。由于这个问题相对复杂，针对该病的治疗方法仍存在争议，为了更方便地阐述创伤后脑积水患者的预后，我们根据 GOS 评分（表 11.2）将预后简单地分为两类：预后好和预后差。GOS 评分为 4、5 分的患者定义为预后较好，而 GOS 评分为 1、2、3 分的患者定义为预后较差[14]。研究表明，18.2% ～ 54.5% 的患者预后较好[14, 31]，具体表现为如果患者进行了开颅去骨瓣减压术，骨窗较小的脑积水患者预后较好，骨窗较大的患者预后一般较差。

Mazzini 等人认为，脑积水的严重程度（根据放射影像学测量脑室的体积）与患者的神经行为结果、创伤后癫痫和刺激性脑电图异常显著相关[31]。但该研究结论尚存在争议。在 De Bonis 等人的研究中，未发现有会导致创伤后脑积水预后不良的影响因素[16]。Linnemann 等人的队列研究中也没有发现能影响创伤后脑积水预后的独立影响因素[32]。

致谢

感谢波兰格但斯克大学的医学生 Radosław Trzciński 和西班牙巴塞罗那大学的神经外科 医生 Magda Garzon 在本章撰稿中给予的协助。

参考文献

[1] Weintraub AH, Gerber DJ, Kowalski RG. Post-traumatic hydrocephalus as a confounding influence on brain injury rehabilitation: incidence, clinical characteristics and outcomes. Arch Phys Med Rehabil. 2016; 98(2): 312–9. doi: 10.1016/j.apmr.2016.08.478.

[2] Kammersgaard LP, Linnemann M, Tibæk M. Hydrocephalus following severe traumatic brain injury in adults. Incidence, timing, and clinical predictors during rehabilitation. NeuroRehabilitation. 2013; 33: 473–80. doi: 10.3233/NRE-130980.

[3] Kravchuk AD, Likhterman LB, Shurkhai VA. [Monosymptomatic clinical course of posttraumatic normal pressure hydrocephalus]. Zh Vopr Neirokhir Im N N Burdenko. 2011; 75: 42–6; discussion 46.

[4] Kato T, Iseki C, Takahashi Y, et al. [iNPH (Idiopathic normal pressure hydrocephalus) and AVIM (asymptomatic ventriculomegaly with features of iNPH on MRI)]. Rinsho Shinkeigaku. 2010; 50: 963–5.

[5] Iseki C, Kawanami T, Nagasawa H, et al. Asymptomatic ventriculomegaly with features of idiopathic normal pressure hydrocephalus on MRI (AVIM) in the elderly: a prospective study in a Japanese population. J Neurol Sci. 2009; 277: 54–7. doi: 10.1016/j.jns.2008.10.004.

[6] Low CYD, Low YYS, Lee KK, et al. Post-traumatic hydrocephalus after ventricular shunt placement in a Singaporean neurosurgical unit. J Clin Neurosci. 2013; 20: 867–72. doi: 10.1016/j.jocn.2012.06.007.

[7] Fotakopoulos G, Tsianaka E, Siasios G, et al. Posttraumatic hydrocephalus after decompressive craniectomy in 126 patients with severe traumatic brain injury. J Neurol Surg A Cent Eur Neurosurg. 2015; 77: 88–92. doi: 10.1055/s-0035-1558411.

[8] Kim HS, Lee SU, Cha JH, et al. Clinical analysis of results of shunt operation for hydrocephalus following traumatic brain injury. Korean J Neurotrauma. 2015; 11: 58–62. doi: 10.13004/kjnt.2015.11.2.58.

[9] Vadivelu S, Rekate HL, Esernio-Jenssen D, et al. Hydrocephalus associated with childhood nonaccidental head trauma. Neurosurg Focus. 2016; 41: E8. doi: 10.3171/2016.8.FOCUS16266.

[10] Poca MA, Sahuquillo J, Mataró M, et al. Ventricular enlargement after moderate or severe head injury: a frequent and neglected problem. J Neurotrauma. 2005; 22: 1303–10. doi: 10.1089/neu.2005.22.1303.

[11] Takagi H, Tamaki Y, Morii S, Ohwada T. Rapid enlargement of ventricles within seven hours after head injury. Surg Neurol. 1981; 16: 103–5.

[12] Licata C, Cristofori L, Gambin R, et al. Post-traumatic hydrocephalus. J Neurosurg Sci. 2001; 45: 141–9.

[13] Matsushita H, Takahashi K, Maeda Y, et al. [A clinical study of posttraumatic hydrocephalus]. No Shinkei Geka. 2000; 28: 773–9.

[14] Choi I, Park H-K, Chang J-C, et al. Clinical factors for the development of posttraumatic hydrocephalus after decompressive craniectomy. J Korean Neurosurg Soc. 2008; 43: 227–31. doi: 10.3340/jkns.2008.43.5.227.

[15] Waziri A, Fusco D, Mayer SA, et al. Postoperative hydrocephalus in patients undergoing decompressive hemicraniectomy for ischemic or hemorrhagic stroke. Neurosurgery. 2007; 61: 489–93. doi: 10.1227/01.NEU.0000290894.85072.37.

[16] De Bonis P, Pompucci A, Mangiola A, et al. Post-traumatic hydrocephalus after decompressive craniectomy: an underestimated risk factor. J Neurotrauma. 2010; 27: 1965–70. doi: 10.1089/neu.2010.1425.

[17] Tian HL, Xu T, Hu J, et al. Risk factors related to hydrocephalus after traumatic subarachnoid hemorrhage. Surg Neurol. 2008; 69: 241–6. doi: 10.1016/j.surneu.2007.02.032.

[18] Pechmann A, Anastasopoulos C, Korinthenberg R, et al. Decompressive craniectomy after severe traumatic brain injury in children: complications and outcome. Neuropediatrics. 2014; 46: 5–12. doi: 10.1055/s-0034-1393707.

[19] Nor MAM, Abdul Rahman NA, Adnan JS. Post-traumatic hydrocephalus. Malays J Med Sci. 2013; 20: 95–6.

[20] Kaen A, Jimenez-Roldan L, Alday R, et al. Interhemispheric hygroma after decompressive craniectomy: does it predict posttraumatic hydrocephalus? J Neurosurg. 2010; 113: 1287–93. doi: 10.3171/2010.4.JNS10132.

[21] Segev Y, Metser U, Beni-Adani L, et al. Morphometric study of the midsagittal MR imaging plane in cases of hydrocephalus and atrophy and in normal brains. Am J Neuroradiol. 2001; 22: 1674–9.

[22] Greenberg M. Posttraumatic hydrocephalus. In: Handbook of neurosurgery. 7th ed. New York: Thieme; 2010. p. 906.

[23] De Bonis P, Mangiola A, Pompucci A, et al. CSF dynamics analysis in patients with posttraumatic ventriculomegaly. Clin Neurol Neurosurg. 2013; 115: 49–53. doi: 10.1016/j.clineuro.2012.04.012.

[24] Marmarou A, Abd-Elfattah Foda MA, Bandoh K, et al. Posttraumatic ventriculomegaly: hydrocephalus or atrophy? A new approach for diagnosis using CSF dynamics. J Neurosurg. 1996; 85: 1026–35. doi: 10.3171/jns.1996.85.6.1026.

[25] Soto-Hernández JL, Ramírez-Crescencio MA, Moreno Estrada VM, del Valle RR. Candida albicans cerebral granulomas associated with a nonfunctional cerebrospinal fluid shunt: case report. Neurosurgery. 2000; 47: 973–6.

[26] Wen L, Wan S, Zhan RY, et al. Shunt implantation in

a special sub-group of post-traumatic hydrocephalus—patients have normal intracranial pressure without clinical representations of hydrocephalus. Brain Inj. 2009; 23: 61-4. doi: 10.1080/02699050802635265.

[27] McNamee S, Cifu D, Damiano T. Syringomyelia from complicated posttraumatic hydrocephalus. Am J Phys Med Rehabil. 2008; 87: 967-8. doi: 10.1097/PHM.0b013e31818a6b84.

[28] De Bonis P, Tamburrini G, Mangiola A, et al. Post-traumatic hydrocephalus is a contraindication for endoscopic third-ventriculostomy: isn't it? Clin Neurol Neurosurg. 2013; 115: 9-12. doi: 10.1016/j.clineuro.2012.08.021.

[29] Manet R, Schmidt EA, Vassal F, et al. CSF lumbar drainage: a safe surgical option in refractory intracranial hypertension associated with acute posttraumatic external

hydrocephalus. Acta Neurochir Suppl. 2016; 122: 55-9. doi: 10.1007/978-3-319-22533-3_11.

[30] Walker CT, Stone JJ, Jacobson M, et al. Indications for pediatric external ventricular drain placement and risk factors for conversion to a ventriculoperitoneal shunt. Pediatr Neurosurg. 2012; 48: 342-7. doi: 10.1159/000353608.

[31] Mazzini L, Campini R, Angelino E, et al. Posttraumatic hydrocephalus: a clinical, neuroradiologic, and neuropsychologic assessment of long-term outcome. Arch Phys Med Rehabil. 2003; 84: 1637-41. doi: 10.1053/S0003-9993(03)00314-9.

[32] Linnemann M, Tibæk M, Kammersgaard LP. Hydrocephalus during rehabilitation following severe TBI. Relation to recovery, outcome, and length of stay. NeuroRehabilitation. 2014; 35: 755-61. doi: 10.3233/NRE-141160.

第4部分

脑积水的管理

Management of Hydrocephalus

12 脑积水患儿和巨颅患儿的麻醉
Anaesthesia for Hydrocephalic Patients and Large Head Patients

Mohamed El Tahan

12.1 早产儿的麻醉

正常健康的足月胎儿在妊娠 37 ～ 42 周出生，体重为 2.5 ～ 3 kg。妊娠 37 周内出生的新生儿为早产儿，早产儿因发育时间较短，一般体型较小，并可能伴有发育不成熟，甚至两者兼有。一般而言，出生体重 < 1 500 g 的新生儿为低出生体重儿，出生体重 < 1 000 g 的新生儿为极低体重儿。

当前，对于早产儿的临床麻醉，不是将一种已经用在大孩子身上的成熟技术和设备重新应用在婴儿身上的方案，而是具有其自身更为复杂特点的新方案。

12.1.1 与早产相关的异常[1]

（1）术后呼吸暂停。术后呼吸暂停是指早产儿在全身麻醉或镇静后第一个 24 小时内出现呼吸停止超过 15 ～ 20 秒的情况，其可能与血氧饱和度降低和心动过缓有关。在病因学上，呼吸暂停的发生可以是中枢性、阻塞性或混合性的，通常是自限性的，或需要对婴儿进行轻微的刺激来促进呼吸。

1）导致呼吸暂停的危险因素
- 胎龄小于 56 ～ 60 周。
- 神经系统疾病。
- 贫血。
- 全身麻醉。
- 镇静。
- 使用阿片类药物。
- 罹患有呼吸系统疾病，如支气管、肺发育不良。
- 术前过度依赖吸氧。

2）处理方案
- 刺激婴儿。
- 面罩通气。
- 经鼻持续气道正压通气（CPAP）。
- 改善术前基础条件（如治疗贫血）。
- 术后至少持续 24 小时进行血氧饱和度和呼吸暂停监测。
- 考虑术前和术后咖啡因或氨茶碱类药物的使用。
- 推迟择期手术至胎龄 60 周后。

（2）早产儿视网膜病变：易发生在 8 个月以内的吸入高浓度氧气的治疗后的早产儿中。

（3）贫血。

（4）呼吸窘迫综合征。

（5）慢性肺部疾病。

Electronic supplementary material The online version of this chapter (doi:10.1007/978-3-319-61304-8_12) contains supplementary material, which is available to authorized users.

M. El Tahan, M.D.

Anesthesiology Department, Imam Abdulrahman Bin Faisal University, King Fahd Hospital of the University, Dammam, Saudi Arabia
e-mail: mohamedrefaateltahan@yahoo.com;
mohamedrefaateltahan@hotmail.com

（6）支气管和肺的发育不良。

（7）脑室内出血。

（8）视力或听力丧失。

（9）增加先天性畸形的发生率。

（10）坏死性小肠结肠炎。

（11）获得性声门下狭窄。

（12）持续性动脉导管未闭。

（13）生长迟滞。

（14）发育迟缓。

（15）脑瘫。

12.1.2 早产儿的麻醉注意事项[2]

注意事项见表 12.1。

12.2 新生儿麻醉

新生儿，即出生 1 个月内的婴儿，其围手术期具有较高的潜在风险，对于临床麻醉也具有较大的压力。与患儿父母、外科医生和新生儿科医生之间进行适当的沟通，对新生儿安全、成功的麻醉及护理有至关重要的作用。

12.2.1 新生儿麻醉注意事项[2]

新生儿麻醉注意事项包括：

（1）气道的解剖差异

1）婴儿在 5 个月龄大之前必须使用鼻腔通气。

表 12.1　早产儿的麻醉注意事项（经授权引自 Jenny Thomas）

序号	金标准
1	新生儿麻醉最好由两名麻醉师同时参与
2	准备所有可能需要的耗材和设备
3	耐心地建立血管通路
4	操作时，麻醉师使用指尖而不是整只手，进行最小幅度的操作
5	对血压袖带、外周血氧饱和度（SpO_2）探头、枕部、足跟部、牵拉鼻胃管等可能产生压力性并发症的部位应给予高度重视
6	精细化的用药管理，包括药物的选择、稀释和液体用量
7	使用局部阻滞麻醉，可平衡侵入性监测和减轻肢体受损的风险
8	良好的疼痛控制，因为疼痛和痛苦不利于新生儿的成长
9	术中通气： 尽量降低 FiO_2，目标 SpO_2 为 88% ～ 95% 考虑使用呼气末正压通气（PEEP）为 3 ～ 5 cmH₂O，I∶E 为 1∶1，呼吸频率为 40 ～ 60 次 / 分
10	术后通气：用于重症患儿、使用大剂量阿片类药物和肌无力的患儿

2）头部相对于身体比例较大，枕部突出。

3）喉咽部短而窄。

4）喉在颈部的位置相对较高。环状软骨在出生时大约位于 C4 椎体位置的水平，6 岁时位于 C5 椎体位置的水平，成年时位于 C6 椎体位置的水平。

5）儿童会厌的形状常为"U"形（成人为扁平型），很少与气管轴径在同一条线上，可能横穿声门的位置。

6）儿童在声门开口处的气道比在环状软骨水平的气道小，但由于环状软骨不能完全膨胀起来，因此实际上此处在功能上是气道最狭窄的部分[3]。

（2）呼吸系统问题

1）耗氧量较高。

2）较高的呼吸终末容积。

3）呼吸频率较快时需要更高的每分钟通气量。

4）肋骨柔软、膈肌薄且少。

5）术后呼吸暂停发生率高。

6）早产儿有视网膜病变的风险。

（3）心血管问题

1）持续过度循环灌注（左心室过高负荷）。

2）持续性心脏缺陷。

3）心肌未成熟。

4）较小的每搏输出量（1 ～ 2 ml/kg）和心率依赖性的心输出量［180 ～ 240 ml/（kg·min）］。

5）正常心率为 140±20 次 / 分，血压为 ±70/52 mmHg，平均动脉压（MAP）的数值约等于孕周数（以周为单位）。

6）6 个月龄内持续受副交感神经支配。

7）急性肺血管反应和肺动脉高压可能是高发病率和高死亡率的重要原因。

8）麻醉药物对心血管系统稳定性的影响。

（4）中枢神经系统问题

1）神经系统发育不成熟。

2）局灶性神经功能障碍。

3）脑室周围或脑室内的出血。

（5）血液学问题

1）血容量为 90 ～ 100 ml/kg。

2）胎儿血红蛋白：180 ～ 200 g/L（18 ～ 20 g/dL），在 2 ～ 3 个月龄时下降。

3）促红细胞生成素在出生后不久消失，并在 2 ～ 3 个月后重新出现。

4）贫血。

5）凝血功能异常。

（6）药物

1）新生儿的药理学变化。

2）超说明书用药，包括未按照说明书适应证、常规的给药途径、剂量和 / 或患者的年龄组使用药品。

3）稀释误差。

（7）代谢 / 电解质 / 液体

1）低血容量，新生儿不能耐受快速输液。

2）水电解质代谢紊乱：葡萄糖、钙、钾和钠等。

（8）环境

1）环境的温度（体温过低的风险）。

2）转运。

3）欠缺的干预措施。

（9）疼痛

1）与成人类似，新生儿对疼痛和手术也可表现出代谢、激素和神经生理反应等。

2）较小的手术，通常可使用复合镇痛方案以减轻手术期间的疼痛，包括局部麻醉（伤口的局部阻滞或浸润麻醉）、静脉用药或直肠应用对乙酰氨基酚（15 mg/kg）等。

3）较大的手术，手术后可用超短效药物进行镇痛治疗，如瑞芬太尼、阿尔芬太尼或芬太尼。传统的长效镇痛药物吗啡也可用于新生儿，但在应用过程中需要进行绝对的严密监测，特别是对于体重小于 5 kg 的婴儿。

（10）手术类型：急诊手术可能会带来额外的风险（胃部未排空、电解质异常、低血容量、颅内压骤升等）。

（11）血管通路：建立动脉和静脉通路较困难。

12.3　脑积水患儿的麻醉

12.3.1　一般注意事项

对于脑积水患儿的手术麻醉需要考虑术中最佳的脑灌注压（CPP）问题，即平均动脉压（MAP）与颅内压（ICP）和中心静脉压（CVP）之差：

$$CPP = MAP - (ICP + CVP)$$

成人的正常 ICP 范围为 8 ~ 15 mmHg，儿童正常的 ICP 较成人明显偏低，可低至 2 ~ 4 mmHg。尤其是婴儿，对 MAP 变化的代偿能力较差，当 MAP 为 20 ~ 60 mmHg 时，其大脑自身调节能力明显降低。所以，儿童的脑血流量（CBF）高于成人［100 ml/（100 g·min）vs. 50 ml/（100 g·min）］，而婴儿和早产儿的 CBF 值反而更低。

而对于脊髓脊膜膨出的患儿，在进行分流手术治疗后，还应考虑分流管走形处区域皮肤及组织保护的问题，必要时还要采取对应的处理措施。

12.3.2　术前评估及术前准备

术前评估的重点是进行气道评估，以及患者当前的心肺功能和神经系统的状况（如呕吐、水电解质状况）、潜在的原发疾病

（如脑室内出血）、伴随的病理性情况（如颈椎异常、先天性综合征）和当前的用药方案等。

所有新生儿术前均应进行血红蛋白水平和凝血功能检测，以评估是否需要输血。而其他术前检查应根据相应的临床指征进行选择[4]。

镰状细胞病（SCD）检测应在有阳性家族史的新生儿中，或在已知的 SCD 流行地区生活的新生儿中进行。然而，SCD 筛查可能会在患有 SCD 的非常年幼的婴儿中出现假阴性，由于 HbS 水平很低，在这个年龄组的患儿中可通过电泳检测准确地获得诊断依据。

对于正在接受抗惊厥治疗的患者，其体内的药物代谢水平可能已发生改变，只有在近期内出现剂量大幅度变动或癫痫恶化时，才需要重新检查其药物代谢状况。关于 ICP 升高及精神状态改变等相关情况，术前可能并不需要用药治疗。

12.3.3　禁食

婴儿应在择期手术前适当进食，而非禁食。对于婴儿，可在手术前 4 小时内进食母乳，在手术前 6 小时内进食非母乳均是安全的。对于儿童，在择期手术前 6 小时内应禁食固体食物，而应鼓励他们在择期手术前 2 小时内适当饮用清水、无浆果汁等[5]。

12.3.4　液体治疗管理[6, 7]

通常情况下，儿童需要使用平衡溶液以维持围手术期细胞内外间的水电解质平衡。著名的 Holliday-Segar "4-2-1 规则" 应该被一种更简单的方法所取代。

术中通常使用平衡液来维持患儿生命体征，如 0.45% NaCl（Na⁺ 77 mmol/L）或

更高浓度的含钠液体，其中可含约 1% 葡萄糖成分，这对于有低钠血症、低血糖或高血糖、意外过量输液等情况都是安全的。根据临床标准，液体丢失也可以用等渗溶液代替，即 0.9% NaCl（Na^+ 154 mmol/L）溶液或林格醋酸盐溶液。对于脑组织而言，不存在需要补偿的第三间隙损失。

新生儿手术中低血压是一种可能威胁患儿生命的严重风险，因此应于术前预备好充分的含有 10 ml/kg（0.9% NaCl）的溶液，以便对可能突发出现急剧下降的 MAP 进行快速补充。然而，快速输注超过 60 ml/kg 的 0.9% NaCl 溶液也可能会导致高氯血症性酸中毒。但如果液体替换量达到 100 ml/kg 时，则可能会导致持续血压下降，必要时需要使用血管活性药物来使 MAP 恢复稳定。

通常情况下，患者可允许的最大失血量为患者血容量的 20% ～ 30%。失血后可以用 3∶1 的晶体溶液补液扩容，也可以使用 1∶1 血液制品替代。每输注 10 ml/kg 的悬浮红细胞（PRBC）可使患者的血红蛋白浓度增加 20 g/L（2 g/dL）

$$需输血量 = (Hct_1 - Hct_2)/Hct_3 \times EBV$$

Hct_1 = 输血后血细胞比容的目标值。
Hct_2 = 输血前测得的血细胞比容。
Hct_3 = 供血的血细胞比容（60% if PRBC）。
EBV = 患者预估的总血容量。

儿童患者在大量失血和多次进行 PRBC 输血后易发生稀释性血小板减少，如需补充血小板，则每补充 5 ～ 10 ml/kg 的血小板可使血小板计数增加 5 万～ 10 万 /mm^3。

12.3.5　术中监测和血管通路

应使用专门为婴儿设计的特制监护仪，监测内容包括心电图、无创血压、SpO_2、二氧化碳浓度、麻醉药物、体温、FiO_2 和神经肌肉功能等。由于许多新生儿可能存在动脉导管未闭的情况，必要时应将 SpO_2 探头置于右手上以测量流经动脉导管之前的动脉血氧饱和度。由于肺泡-动脉 CO_2 压力梯度较大，因此很难通过测量潮气末 CO_2 分压（$EtCO_2$）来估计动脉血 CO_2 分压。

术中应建立一或两根静脉导管通道，但一般情况下不需要建立桡动脉、股动脉或腋窝动脉的通道，除非合并比较严重的疾病。对于 CVP，常规是通过股静脉或颈内静脉进行置管测量。

12.3.5.1　麻醉深度的监测

对于 3 岁以内的儿童而言，在麻醉过程中监测脑电信号（EEG），如脑电双频指数（BIS），可能并不能减少麻醉药物的使用量或缩短气管插管的时间[8]。脑电图麻醉指数监测是测量全身麻醉过程中麻醉药物使用量的一种方案，可有助于减少儿童丙泊酚的使用量[9]。熵指数检测可作为测量麻醉儿童麻醉水平的有用方法，其效果几乎与 BIS 一样好[10]。然而，aepEX Plus 监测仪利用中潜伏期听觉诱发电位衍生出的麻醉深度指数，在区分儿童不同程度的镇静和催眠效果方面不如 BIS[11]。

12.3.6　体温的管理[12]

在围手术期，患儿可能较长时间暴露较大面积的体表区域，导致体表持续散热、静脉输注过多低温液体，以及吸入冷、干的氧气和麻醉气体都可导致体温过低。因此，围手术期的体温监测是预防低体温的先决条件。可采取相应的措施来维持正常体温，如在恒温箱中进行转移或操作，使用顶置辐射加热器、空气加热、液体加热、吸入受热气体或应用热-湿交换器，以及对暴露区域进行保温处理。对于术后寒战，可使用哌替啶等药物临时对症处理。需要注意的是，应谨防医源性热伤害的意外发生。

12.3.7 全身麻醉

（1）麻醉诱导：静脉或吸入诱导全身麻醉对大多数脑积水的手术来说都是一种很好的选择方案。对于需要进行精细的脑室内手术操作的患者，通常需要进行气管插管。

（2）眼睛保护：约80%的脑积水患儿可出现眼部异常，包括视力障碍。此外，由于颅腔和眼眶压力梯度的改变，长期脑室-腹腔分流术后的患者可能会出现继发性眼球内陷症状[13]。因此，在全身麻醉时应特别注意保护眼睛，避免损伤眼球的保护性反射而导致出现新的眼部并发症。具体的眼部保护的推荐方法有：用防水粘贴膜完全密封覆盖闭合上的眼睑，将药膏滴入结膜囊，必要时使用护目镜等[14]。

（3）麻醉的维持：吸入麻醉剂［不含一氧化二氮（N_2O）］和伤口局部浸润麻醉剂（在手术位置处）的结合可有效减少阿片类药物的使用。新生儿可使用1.5%～2%的最小肺泡浓度剂量的吸入性麻醉剂，以防止手术期间患者可能出现躯体的活动。然而，由于早产儿在无有效的血流动力学检测的情况下，不能耐受常规有效的麻醉方案。因此，对于新生儿的麻醉药物使用必须格外谨慎。

麻醉中，应尽快有效的控制通气，达到轻度过度通气（$EtCO_2$ 30～35 mmHg）状态，以抵消因麻醉增加的CBF。并应仔细调控PEEP，以避免头部静脉淤血，这在维持有效的血氧饱和度时尤为重要。

（4）术后护理：患儿术后如符合以下标

准时，可考虑在手术台上拔出气管内插管。

1）可观察到患儿呈痛哭状（气管内插管状态时无法听到哭声）。

2）睁眼。

3）抓握气管插管。

麻醉复苏后，手术团队应在手术室内对患儿进行第一次神经系统检查后，再应将患儿转移到康复室或病房，随后还应连续进行多次神经系统检查。

12.4 脑积水手术的特殊麻醉问题

12.4.1 Klippel-Trenaunay 综合征患儿

这是一种罕见的疾病，在活产的婴儿当中，发病率约为1/27 500，其与毛细血管畸形、静脉曲张或静脉畸形、软组织或骨质肥大三联征有关。这些患儿的麻醉管理，术前需要充分备血，以防止术中可能出现大出血和低血容量性休克。此外，由于存在软组织肥大和气道上段的血管瘤，这些患儿可能存在潜在的困难气道[15]。

12.4.2 脑室-腹腔分流术

脑室-腹腔分流术（V-P分流术）被广泛应用于脑积水的治疗。但该手术方案可能会发生分流管阻塞、断裂、连接处分离、移位、感染和过度分流等相关并发症。一旦出现后，即需要重新手术处理。

（1）术前准备：术前一般不需要进行交叉配血，但应完善血型检查，因为报道有患儿在进行紧急V-P分流术时，损伤了血管而导致出血性休克的情况[16]。患者在围手术期应持续使用抗癫痫药物，此外围手术期预防性使用抗生素是预防分流术后发生葡萄球菌感染的有效措施。

（2）术中处理：此类患儿可能会遇到的主要问题是气管插管困难和与 ICP 升高相关的腹胀。手术时患儿取仰卧位，头转向分流管置入位置的对侧，通常在患儿的肩膀下放置一卷布巾，以便患儿躯体从耳、颈部到腹部形成一条直线，方便分流手术的操作。颈部屈曲可能导致气管插管在主支气管内移位，或阻碍颈静脉回流，继而可能导致 ICP 增高。Supreme 和 Air-Q 等喉罩（LMA）可用于 V-P 分流术中气道困难的患儿麻醉，因为术中可能经常需要重新定位调整 LMA，甚至可能需要进行气管插管，以辅助侧颈位手术操作的顺利进行[17]。

除氯胺酮和安氟醚（恩氟烷）外，大多数麻醉药均可应用于患儿中。可以预先按 1 μg/kg 使用瑞芬太尼，以减轻气管插管后导致 ICP 和血压显著升高的反应[18]。也可在膈肌平面两侧，采用 0.2 ml/kg 进行局部注射阻滞麻醉，最大用量可用至 20 ml，有可能改善 V-P 分流术后的镇痛效果。为了减轻局部麻醉药物的毒性，新生儿使用布比卡因的剂量必须控制在 2 mg/kg，儿童应控制在 3 mg/kg，青少年则可使用到 4 mg/kg。

（3）术后处理：术后应迅速复苏并拔出气管插管。

12.4.3　腹腔镜辅助下 V-P 分流术[20]

腹腔镜辅助下 V-P 分流术是一种安全、有效、微创的手术方案，该方案可减少手术创伤、减轻术后疼痛和降低术后并发症的发生率。CO_2 人工气腹状态压力达到 12 mmHg 时，可能会影响患儿的心肺循环系统、血液的酸碱平衡和 $EtCO_2$。在有固定气管插管的患儿中，CO_2 的注入可使横膈向头侧偏移，致使气管插管有潜在的移位风险。而术前留置经鼻或经口胃肠减压管，以及放置导尿管是必要的，这可防止术中对相应的器官造成损伤。为使 FiO_2 维持在更高水平，一般情况下要避免使用 N_2O，以防止形成肠扩张，并避免使其扩散到腹腔内形成气腹。而心肺功能受损和循环容量减少的儿童，注入 CO_2 后的不良反应可能会被放大。与成人患者相比，在腹腔镜手术中，容量负荷和抗胆碱能药物并未被普遍用于预防儿童低血压和心动过缓的治疗中。CO_2 的注入可能会导致高碳酸血症，致使 ICP 恶性升高，所以通常需要进行正压通气（PPV），并使用 PEEP，这可有效地预防肺不张及继发性低氧血症。在腹腔镜手术中，由于腹腔吸收的表面积较大，$EtCO_2$ 可快速增加，继而可能发生筋膜损伤性的皮下 CO_2 气肿。

12.4.4　内镜小儿神经外科[21]

神经内镜手术已越来越多地应用于脑积水的治疗中，如神经内镜下造瘘或第三脑室底造瘘术，且此类手术的成功率很高。许多术前的考虑因素并非取决于特定的内镜手术，而是取决于患儿的具体状况（如年龄、体重和目前的健康状况）。此类手术的标准的手术布局要求比较严格，麻醉师团队和麻醉设备通常位于患儿的左侧位置，手术医生团队的位置围绕在患儿的头部，操作神经内镜时视频监视器应在患儿足端。在精细的脑室内手术操作过程中，需要保持适当的肌松弛状态以防止患儿出现活动。此外，术中应严格控制使用低温冲洗液，因为冰凉的液体可能会导致患儿心动过缓。此类手术最常见的术后并发症包括脑脊液漏、脑膜炎、术区出血、下丘脑损伤、脑神经损伤和癫痫发作等。

12.5　巨颅患儿的气道管理

由于可能存在通气/灌注不匹配的风险，所有神经外科手术干预期间的新生儿都需要进行气管插管和机械通气。此类脑积水患儿由于枕部较大、颈部较短，他们的气道管理对麻醉师而言是一个挑战。这会使得使用喉镜变得相对困难，因为它阻碍了口腔、喉和气管轴线的对齐。

12.5.1　气道评估

进行气道评估最早可开始于胎儿出生时，包括分娩时婴儿所出现的并发症，气道及毗邻结构是否有创伤或手术史，既往麻醉药物的使用情况，目前或近期上呼吸道感染的症状，说话、呼吸或进食困难情况，是否存在声音嘶哑、异常呼吸、打鼾或则睡眠呼吸暂停等。

麻醉前应进行充分的气道检查，以便能够及时发现困难气道的特征，包括：① 下颌发育不全；② 张口受限；③ 头颈部异常情况；④ 面部不对称；⑤ 耳异常等。

使用袋式面罩时出现通气困难的影响因素包括：① 畸形头颅（如巨颅、脑膨出）；② 颈部活动受限；③ 面部不对称（如先天性面部异常）；④ 肥胖儿童；⑤ 严重肺病（如严重哮喘）等。

12.5.2　先天性颅面畸形

先天性颅面畸形对气道有许多影响，如表 12.2 所示。

表 12.2　先天性颅面畸形与气道特征

病　种	气道特征
Pierre Robin 序列征（小颌畸形综合征）	小颌畸形，舌下垂，腭裂
Goldenhar 综合征	小颌畸形（单侧），颈椎功能障碍
Treacher Collins 综合征	小颌畸形，口腔张口小，颧骨发育不全
Apert 综合征	颈部活动受限，巨舌，小颌畸形，面部发育不全
Hunter–Hurler 综合征	颈椎功能障碍，巨舌
Beckwith–Wiedemann 综合征	巨舌
Freeman–Sheldon 综合征	口周纤维化，小口畸形，颈椎运动受限
Down 综合征	寰枕畸形，口腔小，巨舌
Klippel–Feil 综合征	颈椎融合
Hallermann–Streiff 综合征	小口畸形
关节僵硬症	颈椎功能障碍

病　　种	气 道 特 征
Cri-du-chat 综合征	小颌畸形，喉骨软化
Edwards 综合征	小颌畸形
进行性骨化性纤维发育不良症	颈椎运动受限

12.5.3　气道管理准备

准备与年龄段相符的设备，如面罩、口咽气道、喉镜、导管、喉罩和气管插管系统等，这些设备是成功进行气管插管的基础（表 12.3 和表 12.4）。现代的低压高容量套囊式气管插管系统是一种较好的选择方案，它不会引起黏膜缺血，而且在麻醉状态下，可将麻醉剂泄露至空气和环境中的水平降到最低[22]。它可通过调整套囊的压力，以便在 $20 \sim 30 \, cmH_2O$ 的峰值充气压力下，套囊周围可出现小的泄漏缝隙进行缓冲。如果发现患儿有困难气道或怀疑存在困难气道的情况，应及时让患儿父母或监护人知晓。

表 12.3　与年龄段相适宜的气管插管尺寸

年 龄 段	气管管径（mm，直径）	气管置入深度（cm）
早产儿		
＜ 1 000 g	2.5	$6 \sim 7$
1 000 ~ 2 500 g	3.0	体重（kg）+6
6 个月内	3.5	$8 \sim 10$
6 个月至 1 岁	4.0	$10 \sim 11$
1 ~ 2 岁	4.0 ~ 5.0	$11 \sim 12$
大于 2 岁	[年龄（岁）+16]/4	年龄（岁）/2 + 12

注：对于有气囊的气管插管套件，套管内径应有 0.5 mm 的预留空间。

表 12.4　体重相适配的经典型喉罩、气管内插管套件、气管交换导管和纤维支气管镜

体重（kg）	经典型喉罩	气管内插管套件	Cook 气管交换导管	纤维支气管镜
＜ 5	1	3.0 mm 无囊套管	7F	2.2 mm
5 ~ 10	1.5	3.5 mm 无囊套管	8F	2.5 mm

续　表

体重（kg）	经典型喉罩	气管内插管套件	Cook 气管交换导管	纤维支气管镜
10～20	2	4.5 mm 无囊套管	11F	3.5 mm
15～30	2.5	5.0 mm 无囊套管	11F	3.5 mm
30～50	3	6.0 mm 有囊套管	14F	5.0 mm
50～70	4	7.0 mm 有囊套管	14F	5.0 mm

12.5.4　插管的体位

（1）新生儿身体下通常需要垫上折叠毛巾，直至头部的高度与颈部的高度相匹配，以获得颈部合适的位置，并开放气道。

（2）使用环形或 U 形头枕拖住并固定头部（图 12.1）。

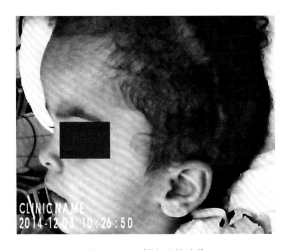

图 12.1　巨颅患儿的头位

（3）对于伴有脑脊膜膨出或脑膨出的患儿，可选择侧卧位。

12.5.5　儿童困难气道的管理办法（图 12.2）

2013 年 2 月，美国麻醉医师学会困难气道管理工作组发布了儿科困难气道管理方案[23]。

当怀疑患儿存在困难气道管时，应在清醒状态下进行喉镜检查和气管插管，可使用不同喉镜片的传统喉镜（如 MacIntosh、Miller）、视频喉镜（VL）或通过 LMA 在清醒未麻醉的患者身上进行柔性纤维支气管镜（FOB）操作。

在全麻诱导后遇到难以预料的困难气道时，如果面罩通气足够，可使用非传统喉镜、视频喉镜或通过 LMA 进行气管插管，但应控制插管次数在两次以内。

如果气管插管失败，可以考虑使用其他方法，包括但不限于使用 LMA 的手术、局部麻醉 / 神经阻滞或唤醒患者，以便重新进行清醒插管或暂停手术。必要时，可考虑建立侵入性气道通路，包括外科环甲膜切开术或逆行插管等，无论是否使用喷射通气、硬支气管镜或手术气管切开术，但对于 5～8 岁以下患儿不推荐使用环甲膜切开术。

如果使用面罩通气比较困难，且该气道被认为是困难气道时，也可以放置 LMA 进行通气，直至患者苏醒或直接进行侵入性有创气道通路。在此类尝试的过程中，必须始终保持患者具有安全的氧合和足够的麻醉深度[24]。

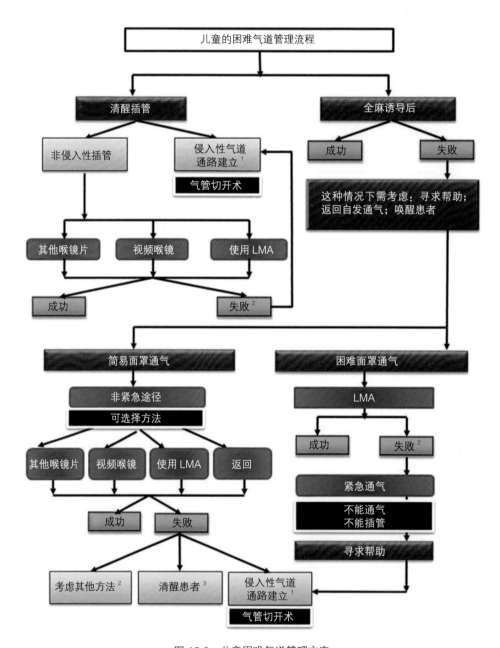

图 12.2 儿童困难气道管理方案

1. 有创气道通路包括外科环甲膜切开术或逆行插管 ± 喷射通气、硬支气管镜和外科气管切开术

2. 其他备选方案包括（但不限于）：在进行面罩通气安全的前提下，使用 LMA 的手术或局部麻醉 / 神经阻滞

3. 考虑重新为患儿进行清醒插管或取消手术

12.6　不同的气道管理设备

确保儿童气道通畅的常规方案是使用带有 Macintosh 或 Miller 喉镜片的直接喉镜。

12.6.1　清醒状态下的光纤气管插管

对于儿童来说，除了让麻醉师在麻醉诱导情况下进行气道管理外，几乎没有其他选择方案。超薄 FOB（2.2 mm 和 2.8 mm 外径）可允许使用 ETT 的尺寸为 3.0 mm（内径）或则更大（表 12.4）[25]。

12.6.2　经典 LMA

对于上呼吸道感染或有困难气道的患儿，推荐使用该装置。但对于脑积水手术的麻醉并不适用，而带改良套囊的 LMA（如 Proseal™ LMA、Supreme LMA）则能更好地密封儿童喉部，从而可更有效地进行窒息复苏（表 12.4）[26]。

12.6.3　插管 LMA

对于喉部暴露不佳的患儿，可使用喉罩（如经典型喉罩、Air-Q、Cobra 喉周通气道）辅助 FOB 操作，以保持其位置准确或能被顺利地移除[27, 28]。然而在从气管插管上移除喉罩时，由于气管插管的长度较短，容易导致气管插管脱位。这种情况下可以通过使用探条、Cook 气道交换导管（AEC）（表 12.4）或 Trachlight 光索引导来协助进行操作[29]。

12.6.4　视频喉镜

由于视频喉镜可提供一个扩展的和高分辨率的气道视野，因此其正迅速发展并成为辅助用于儿科困难气道插管的重要设备之一。在儿科临床中常用的视频喉镜有 GlideScope®、Storz C-MAC、McGRATH®、Truview、Airtraq®、Pentax 气道镜（AWS）和 Bonfils 插管内镜。

（1）Cobalt Glidescope® 视频喉镜：具有可重复使用的视频采集棒和一次性使用的喉头视片，有两种儿童尺寸，可提供 70° 的视角。ETT 可使用一个探针（图 12.3）指向声门，因此其插入口腔中线时不需要移动患者的舌头。它可将困难气道儿童的声门可视化，解决了困难气道插管难的问题，但这

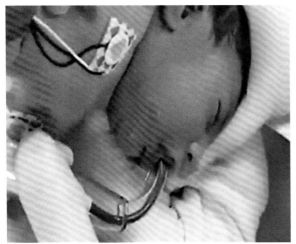
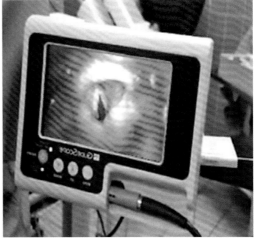

图 12.3　GVL 视频喉镜在脑积水患儿气管插管中的应用

也可能会延长气管插管时间[30]。

（2）C-MAC 视频喉镜：可将光纤束集成到 MacIntosh 标准型喉镜片（2 号）或 Miller 型喉镜片（0 号和 1 号）的光源上，该设备的手柄上有一个摄像头，可在屏幕上显示和放大实时视频图像，可提高有插管困难患儿首次插管的成功率[31]。

（3）McGRATH® 视频喉镜：是带有一次性喉镜片的全便携式视频喉镜，可用于 5 岁以上儿童的困难气道插管。

（4）Truview pcd-Infant 视频喉镜：是一种小型便携式视频喉镜，配有目镜和光学设备，可提供具有 46° 的前折射角、宽大的喉部视图。对于新生儿和气道正常的婴儿来说，可提供良好的喉部视野[32]。

（5）Airtraq® 视频喉镜：是一种通道型视频喉镜，可用于婴儿（0 号尺寸可容纳 2.5 ～ 3.5 mm 的 ETT）和儿童（1 号尺寸可容纳 3.5 ～ 5.5 mm 的 ETT）的气管插管，尤其适用于张口受限和小颌畸形的患者，能很好地显示患儿的声门结构[33]。使用弹性探条可以方便地引导 ETT 的尖端进入气管。随着操作者业务技能的提高，应用 Airtraq® 视频喉镜进行气管插管的时间比 GlideScope®、C-MAC 和 McGrath® 等视频喉镜的要更短[34]。

（6）Pentax AWS 视频喉镜：是一种可顺应解剖结构、有凹槽的可视喉镜，对脑积水不需要插管的婴儿可提供高质量的声门图像[35]。

（7）Bonfils 插管内镜：是一种刚性的金属管状视频喉镜，具有固定的 40° 角曲率含有光纤束的前端，可用于婴儿困难气道的插管。常规外径有 3 种尺寸：2 mm、3.5 mm 和 5 mm，分别可容纳 2.5 ～ 6 mm 的气管插管套管，可在直视下通过通道引导

套管进入气管[36]。

12.7　困难气道的自主通气与肌松

困难气道管理的要点是吸入麻醉诱导和维持自主呼吸，直到气管插管成功。然而也有人主张可以通过使用面罩或喉罩进行通气，儿童患者安全地进行麻醉，但这也有可能因咽部张力的丧失而导致气道塌陷[24]。

12.8　快速诱导插管

快速诱导插管（RSI）通常用于有肺部误吸风险患儿的插管。在插管前，采用深度麻醉、深度肌松及插管前间歇性面罩通气的方法，为疑似饱腹的儿童提供稳定的心肺条件以确保气道安全，且不增加反流误吸的风险[37]。氯胺酮和依托咪酯可能为 RSI 提供有效的镇静作用，而且对血流动力学功能的影响较小[38]。

小　结

态度谨慎且经验丰富的、对神经生理学知识熟练掌握的麻醉医生，在麻醉前对困难气道做好仔细的评估和充分的插管准备，可为不同年龄段的脑积水患儿提供更合适且安全的麻醉方案，使得手术能顺利进行。

利益冲突声明

作者声明无利益冲突，且未获任何形式的资助用于本项研究、论文署名及论文的刊登。El Tahan 博士于 2014 年 4 月曾从 Ambu 公司获取过一些免费的机械通气设备样品并用于另一项研究，但他与 Ambu 公司无直接及间接的经济利益。

参考文献

［1］ Bayley G, Walker I. Special considerations in the premature and ex-premature infant. Anaesth Intensive Care. 2007; 9: 89−92.

［2］ Thomas J. Reducing the risk in neonatal anesthesia. Paediatr Anaesth. 2014; 24: 106−13. [Permission obtained from Professor Jenny Thomas].

［3］ Harless J, Ramaiah R, Bhananker SM. Pediatric airway management. Int J Crit Illn Inj Sci. 2014; 4: 65−70. [Reproduced with a permission obtained from the Editor-in-Chief].

［4］ Almesbah F, Mandiwanza T, Kaliaperumal C, Caird J, Crimmins D. Routine preoperative blood testing in pediatric neurosurgery. J Neurosurg Pediatr. 2013; 12: 615−21.

［5］ Smith I, Kranke P, Murat I, et al. Perioperative fasting in adults and children: guidelines from the European Society of Anaesthesiology. Eur J Anaesthesiol. 2011; 28: 556−69.

［6］ Strauß JM, Sümpelmann R. Perioperative fluid management in infants and toddlers. Anasthesiol Intensivmed Notfallmed Schmerzther. 2013; 48: 264−71.

［7］ Drage IM, Ingvaldsen B, Dorph E, Bentsen G. New guidelines for intravenous fluid therapy for children. Tidsskr Nor Laegeforen. 2013; 133: 2235−6.

［8］ Bresil P, Nielsson MS, Malver LP, et al. Impact of bispectral index for monitoring propofol remifentanil anaesthesia. A randomised clinical trial. Acta Anaesthesiol Scand. 2013; 57: 978−87.

［9］ Weber F, Pohl F, Hollnberger H, Taeger K. Impact of the Narcotrend Index on propofol consumption and emergence times during total intravenous anaesthesia with propofol and remifentanil in children: a clinical utility study. Eur J Anaesthesiol. 2005; 22: 741−7.

［10］ Klockars JG, Hiller A, Ranta S, Talja P, van Gils MJ, Taivainen T. Spectral entropy as a measure of hypnosis in children. Anesthesiology. 2006; 104: 708−17.

［11］ Cheung YM, Scoones GP, Hoeks SE, Stolker RJ, Weber F. Evaluation of the aepEX ™ monitor of hypnotic depth in pediatric patients receiving propofol-remifentanil anesthesia. Paediatr Anaesth. 2013; 23: 891−7.

［12］ Torossian A. Perioperative thermal management in children. Anasthesiol Intensivmed Notfallmed Schmerzther. 2013; 48: 278−80.

［13］ Kim JM, Chang MH, Kyung SE. The orbital volume measurement in patients with ventriculoperitoneal shunt. J Craniofac Surg. 2015; 26(1): 255−8.

［14］ Park SJ, Kim IS. Severe edema of the eyes and lips as rare side effects of eye ointment for protection of eyes under general anesthesia-A case report. Korean J Anesthesiol. 2012; 63: 454−6.

［15］ Hoshijima H, Takeuchi R, Tsukamoto M, Ogawa S, Iwase Y, Matsumoto N. Anesthetic management for a pediatric patient of Klippel-Trenaunay syndrome with giant head by hydrocephalus. Masui. 2012; 61: 1356−8.

［16］ Combettes E, Blanot S, Cuttaree H, Zérah M, Orliaguet G. Haemorrhagic shock during cerebrospinal fluid shunt procedure. Reassessment of the anaesthetic or surgical practice? Ann Fr Anesth Reanim. 2006; 25: 206−9.

［17］ Hurtado P, Valero R, Tercero J, et al. Experience with the proseal laryngeal mask in ventricu-loperitoneal shunting. Rev Esp Anestesiol Reanim. 2011; 58: 362−4.

［18］ Chambers N, Lopez T, Thomas J, James MF. Remifentanil and the tunnelling phase of paediatric ventriculoperitoneal shunt insertion. A double-blind, randomised, prospective study. Anaesthesia. 2002; 57: 133−9.

［19］ Mai CL, Young MJ, Quraishi SA. Clinical implications of the transversus abdominis plane block in pediatric anesthesia. Paediatr Anaesth. 2012; 22: 831−40.

［20］ Means LJ, Green MC, Bilal R. Anesthesia for minimally invasive surgery. Semin Pediatr Surg. 2004; 13: 181−7.

［21］ Meier PM, Guzman R, Erb TO. Endoscopic pediatric neurosurgery: implications for anesthesia. Paediatr Anaesth. 2014; 24: 668−77.

［22］ Brinsmead TL, Inglis GD, Ware RS. Leak around endotracheal tubes in ventilated newborns: an observational study. J Paediatr Child Health. 2013; 49: E52−6.

［23］ Apfelbaum JL, Hagberg CA, Caplan RA, et al. Practice guidelines for management of the difficult airway: an updated report by the American Society of Anesthesiologists Task Force on Management of the Difficult Airway. Anesthesiology. 2013; 118: 251−70.

［24］ Engelhardt T, Weiss M. A child with a difficult airway: what do I do next? Curr Opin Anaesthesiol. 2012; 25: 326−32.

［25］ Kohelet D, Arbel E, Shinwell ES. Flexible fiberoptic bronchoscopy — a bedside technique for neonatologists. J Matern Fetal Neonatal Med. 2011; 24: 531−5.

［26］ Jagannathan N, Sequera-Ramos L, Sohn L, Wallis B, Shertzer A, Schaldenbrand K. Elective use of supraglottic airway devices for primary airway management in children with difficult airways. Br J Anaesth. 2014; 112: 742−648.

［27］ Bhoi D, Dehran M, Raghavan S, Baidya DK. CobraPLA-guided tracheal intubation for airway rescue in child with large orofacial arteriovenous malformation. Acta Anaesthesiol Taiwan. 2013; 51: 99−100.

［28］ Barch B, Rastatter J, Jagannathan N. Difficult pediatric airway management using the intubating laryngeal airway. Int J Pediatr Otorhinolaryngol. 2012; 76: 1579−82.

［29］ Weiss M, Mauch J, Becke K, Schmidt J, Jöhr M. Fibre optic-assisted endotracheal intubation through the laryngeal mask in children. Anaesthesist. 2009; 58: 716−21.

［30］ Sun Y, Lu Y, Huang Y, Jiang H. Pediatric video laryngoscope versus direct laryngoscope: a meta-analysis of randomized controlled trials. Paediatr Anaesth. 2014; 24: 1056−65.

［31］ Aziz MF, Dillman D, Fu R, Brambrink AM. Comparative effectiveness of the C-MAC video laryngoscope versus direct laryngoscopy in the setting of the predicted difficult airway. Anesthesiology. 2012; 116: 629−36.

［32］ Singh R, Singh H, Vajifdar H. A comparison of Truview infant EVO2 laryngoscope with the Miller blade in neonates and infants. Pediatr Anesth. 2009; 19: 338−42.

［33］ Iwai H, Kanai R, Takaku Y, Hirabayashi Y, Seo N. Successful tracheal intubation using the pediatric Airtraq optical laryngoscope in a pediatric patient with Robin sequence. Masui. 2011; 60: 189−91.

[34] Sørensen MK, Holm-Knudsen R. Endotracheal intubation with Airtraq® versus Storz® video-laryngoscope in children younger than two years -a randomized pilot-study. BMC Anesthesiol. 2012; 12: 7.

[35] Matsunami S, Komasawa N, Nakao K, Nakano S, Tatsumi S, Minami T. Intubation using the Pentax-AWS Airwayscope with an infant-size Intlock in a patient with increased intracranial pressure due to acute hydrocephalus. Masui. 2014; 63: 412-4.

[36] Krishnan PL, Thiessen BH. Use of the Bonfils intubating fibrescope in a baby with a severely compromised airway. Paediatr Anaesth. 2013; 23: 670-2.

[37] Neuhaus D, Schmitz A, Gerber A, Weiss M. Controlled rapid sequence induction and intubation -an analysis of 1001 children. Paediatr Anaesth. 2013; 23: 734-40.

[38] Scherzer D, Leder M, Tobias JD. Pro-con debate: etomidate or ketamine for rapid sequence intubation in pediatric patients. J Pediatr Pharmacol Ther. 2012; 17: 142-9.

13 早产儿脑积水的围手术期管理
Perioperative Management of Hydrocephalus in Preterm

Sherif Al Mekawi and Nermeen Galal

13.1 概　述

早产儿往往会面临着多种健康问题，影响着身体相应的系统。如果早产儿有先天性畸形、脑膜炎或颅内出血等问题，则发生脑积水的风险相对较高。对于合并严重脑室内出血（IVH）的患儿，发生脑积水的风险随孕龄（GA）而变化，与孕龄成反比，总体发生率为 7% ～ 23%[1]。脑室内膜下生发基质中的血管脆弱，流向高血管区的血流不稳定是导致 IVH 发生的主要机制[2]。

早产儿的纤维蛋白溶解活性增加、凝血功能障碍是需要面临的另一个难题。虽然凝血异常在早产儿中很常见，而且还可能反映其潜在的疾病，但是临床上仍难以对这一现象给出权威合理的解释[3]。

对早产儿和足月婴儿皮肤表面表皮固有免疫功能发育的研究表明，早产儿具有独特的免疫标志物谱，其结构蛋白、细胞因子（IL-6、IL-1β 和 IL-8）的差异是导致感染的易感因素[4]。另一个容易导致感染的因素是：母体向胎儿输送免疫球蛋白主要发生在妊娠 32 周后，而内源性合成的免疫球蛋白直到胎儿出生后几个月才开始逐渐合成[5]。所有这些危险因素均提示在决定对早产儿进行脑室-腹腔分流术（V-P 分流术）时要格外谨慎，治疗脑积水的方法虽然很多，但目前尚无最理想的方案[6]。

Massone ML 等早在 1994 年，就发现了早产儿脑室周围出血（PIVH）后可出现进行性脑室扩张（PPHVD）的现象，及时有效地进行脑室外引流（EVD）治疗，可降低发生相应并发症的风险[7]。

对于体重较轻的患儿，Brian K 等人在 2005 年建议可将脑室-帽状腱膜下分流术作为临时的脑脊液分流方案，直到患儿脑脊液中的血细胞和蛋白质含量降至较低的水平，且患儿成长到足够的体重时，才能在体内放置永久性分流管[8]。临床上可采用连续按压脑室端储液囊来控制脑脊液的外引流量，在 2009 年，Kormanik、Praca、Garton 和 Sarkar 等人为等待进行永久脑室-腹腔分流术的最佳条件，术前应用 McComb 分流阀，有效地对脑室内出血后的脑室迅速扩大（PHVD）的早产儿进行了短时间的颅内减压。然而，有关长期对脑室端储液囊多次进行侵入性穿刺操作所导致颅内感染的相关资料较少[9]。

临床上提示需要早期进行干预的情况包括：严重的脑室内出血、快速进展的脑积

S. Al Mekawi, M.D. (✉) • N. Galal, M.D., M.R.C.P.C.H
Faculty of Medicine, Cairo University, Giza, Egypt
e-mail: sm@sherifalmekawi.com

水、存在提示有脑干功能障碍的临床表现等[10]。而决定患儿是否需要手术是由多种因素决定的，如早产患儿有呼吸暂停、血压不稳定则应持续监测生命体征和密切观察患儿的病情变化[11]。而患儿的呼吸暂停情况与支气管肺发育不良、慢性低氧血症、高碳酸血症、气管软化、支气管软化及肺动脉高压等多种因素有关。其他影响手术的危险因素包括 Hct < 30%、孕周 < 30 周、出生体重 < 1.5 kg、呼吸暂停、有比较复杂的疾病或患儿体重过轻等[12]。

IVH 远期的预后难以预测，其与发病时的缺氧缺血性损伤、发病后脑灌注、生发基质的破坏和白质损伤的程度均有关。研究发现，对于严重 IVH 进行脑室外引流操作是影响其预后的另一个特异的危险因素，也可能对神经系统的发育产生额外的不利影响[13]。

13.2　研究目的

本研究旨在对须行 V-P 分流术的脑积水早产患儿的围手术期情况进行评估，以探讨并确定与脑积水围手术期间相关的危险因素。

13.3　研究方法

通过审查委员会批准，设计一项相应的病例研究，在排除复杂先天性异常病例情况下，对新生儿重症监护室住院期间诊断为脑积水的患儿进行出院后随访，反复评估 V-P 分流术后分流管置入的情况及手术后病情演变情况。此研究共纳入 15 名婴儿。术后随访发现有 3 例患儿的脑积水呈缓慢进展状态，有 2 例患儿发生院内感染后死亡。并对

其余 10 例患儿进行了详细的病史记录（孕产妇、产科和新生儿资料等）和综合检查，相应的重点检查如下。

13.3.1　术前评估

（1）复苏数据，APGAR 评分。

（2）胎龄。

（3）数据测量，包括出生体重、身长和头围（HC）（使用英国早产图表）。

（4）性别。

（5）脑积水的病因。

（6）IVH 分级（如果存在）。

（7）脑积水的相关表现。

（8）HC 增加率（连续 HC 变化情况，超声 /CT 扫描脑室直径）（图 13.1）。

（9）临时处理措施（按压分流泵）。

（10）喘鸣。

（11）呼吸窘迫的原因及程度（如果存在）。

（12）需要依赖表面活性剂、持续通气、吸入类固醇类药物，持续进展的慢性肺部疾病。

（13）呼吸暂停、心动过缓或低氧血症。

（14）败血症。

（15）肌力情况。

（16）血红蛋白和血细胞比容。

（17）凝血功能情况。

（18）呕吐、对食物的耐受性。

（19）住院时间。

（20）手术时的年龄。

（21）手术时的体重。

在有脑室内出血和脑室感染的病例当中，需置入脑室外引流管并持续留置进行脑脊液外引流，以清除异常脑脊液，并对脑脊液进行生化分析、细菌培养和药物敏感试验等，直至相应的结果转为阴性。

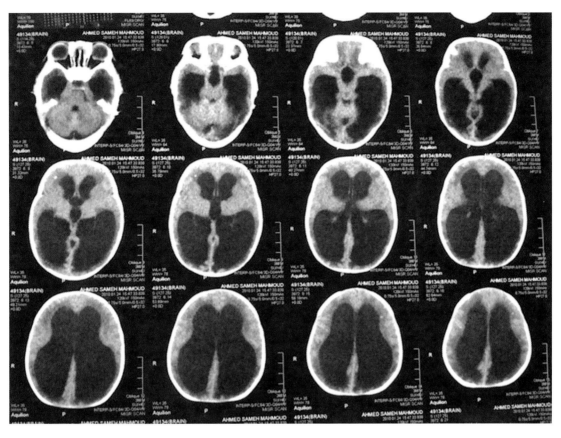

图 13.1　术前颅脑 CT 影像

13.3.2　术中细节

手术室应控温在 25℃，完善听诊器、无创血压、心电图和脉搏血氧检测仪等配备。麻醉诱导前，置入 24G 静脉导管，并以 0.02 mg/kg 的量给予阿托品。将 5% 葡萄糖与 0.45% 盐水进行配伍后，以 5 ml/（kg·h）的速度给患儿进行输液。使用芬太尼（4 μg/kg）和维库溴铵（0.1 mg/kg）进行麻醉诱导后，以辅助麻醉师使用 0 号直喉镜片喉镜对患者进行气管插管。插管后给予氧气和空气的混合气体（FiO_2 小于 0.40）进行机械通气。在麻醉诱导后，应用相应的探头对二氧化碳浓度及直肠温度进行监测。同时，在开始手术切皮前，给予第三代头孢菌素预防颅内感染。

手术皮瓣应采用宽基底形状的皮瓣以确保皮瓣有足够的血供，而且在缝合切口时避免张力过高，以防影响伤口愈合。手术部位均采用顶骨后钻孔，置入中压小孔式小型分流装置。在置入脑室端导管时，应特别注意导管置入的方向和长度，避免重复置管操作，以减少增加脑室内出血的风险。对于不同的患者，应个性化测量需要的腹腔端导管的长度，经腹中线切口将腹腔端导管置入至腹腔内，腹腔端导管末端应到达患儿耻骨联合处的位置。严格控制手术室人数，只应有手术医生和洗手护士参加手术，尽量减少手术室人数，以降低感染的发生率。平均手术操作时间约为 45 分钟。

手术结束后，患儿转移至儿童重症监护病房继续监测病情，连续 48 小时观察是否发生呼吸暂停、尿失禁和心动过缓等。

13.3.3　术后即刻监护

（1）发生呼吸暂停、心动过缓和低氧血症。

（2）低血压、低体温、肌力情况。

（3）癫痫、震颤。

（4）恢复经口进食、耐受力。

（5）硬膜下 / 硬膜外血肿，需要输血。

13.3.4　术后远期结果

（1）功能（修复）。

（2）感染、发热（脑室炎、腹部或全身炎症）。

（3）达到与年龄相符的生长发育的标准，包括：粗大运动、精细运动、社交行为、语言能力和听力发展。

（4）视觉感受。

（5）运动功能障碍 / 后遗症。

（6）口腔运动功能障碍。

13.4　结　果

13.4.1　首发症状

病例资料中的患儿分别为 5 名男性和 5 名女性。孕周为 24 ～ 34 周，平均为 29.5 周，标准差（SD）为 3.2，四分位数间距为 5。体重和身长测量值分布在正常年龄段的 25% ～ 90%。颅骨周长测量值波动在 32 ～ 39 cm，平均为 35.62 cm，SD 值为 2.2，四分位间距为 3。在胎儿娩出的第 1 分钟和第 5 分钟，APGAR 评分范围分别为 5 ～ 9 分和 8 ～ 10 分。

在病因方面，有 6 例患儿为先天性脑积

水（先天性中脑导水管狭窄）。其中 3 例患儿为 IVH Ⅲ级和Ⅳ级后的出血[14]，1 例为迟发性大肠埃希菌感染后败血症性脑膜炎。脑积水的发病时间范围为第 0 天至第 42 天（表 13.1）。确诊为出血后和脑膜炎后脑积水的患者，均行脑室外引流术（平均置管时间为 6.25 天，其中脑膜炎后脑积水的患者放置最长的天数为 10 天，最短天数为 5 天），直到患者脑脊液达到正常标准，可接受分流手术。其中 8 例新生儿在重症监护病房治疗期间出现过呼吸窘迫症状，且因有预期早产而给予母体使用类固醇药物史。对于轻度呼吸窘迫综合征，病情可通过持续正压通气给氧治疗而改善。其中 3 例患儿均经机械通气、使用表面活性剂治疗后，无后遗症出现。而在这些患儿当中，其中有 3 例在入院时即有早产儿呼吸暂停史。有 3 例患儿发生新生儿败血症（大肠埃希菌 1 例，B 组链球菌 1 例，肺炎克雷伯菌 1 例），其中 2 例患儿在住院期间接受小剂量多巴胺治疗，以提高肾血流灌注量。除 1 例患儿因口腔运动

表 13.1　脑积水的病因

先天性中脑导水管狭窄	脑室内出血	脑室感染
6 例	3 例	1 例

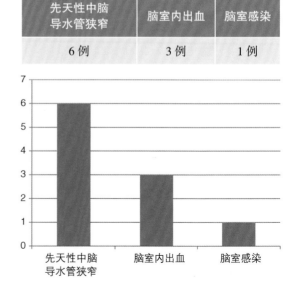

功能障碍需长期经鼻饲管（NGT）喂养外，其余病例均早期通过 NGT 进行含早产配方奶粉的母乳喂养，根据病情恢复情况，并逐步改为经口喂养。其中有 2 例先天性脑积水患儿伴有喘鸣。患儿住院时间为 2 ～ 8 周，平均住院时间为 4 周。患儿血红蛋白值在 85 ～ 110 g/L，平均 97 g/L，SD 为 0.8。所有患儿的凝血功能均有异常，通过使用维生素 K 及采用输入血浆疗法得以恢复至正常。

13.4.2 术后即刻病情

术后有 3 例患儿出现短暂的癫痫发作，并于手术当天均使用苯妥英钠控制症状。有 2 例患儿出现震颤症状（电解质正常、体温正常），于术后第 2 天震颤症状消失。所有患儿，于术后 12 小时后逐渐恢复经口营养支持，并根据患儿耐受情况逐渐加量，以促进患者病情康复。有 1 例患儿出现一过性低血压和血红蛋白下降（由 85 g/L 下降至 75 g/L）现象，对症输注红细胞悬液，并复查颅脑 CT，以排除有无迟发性颅内出血的可能。胎龄、胎儿体重与术后出现的相关情况（呼吸暂停、癫痫、震颤）发生率无相关性。患儿住院时间长短与 APGAR 评分、气道通气情况、呼吸窘迫、术后相关疾病发病率之间也无相关性。

13.4.3 术后远期病情

术后有 1 例（10%）患儿发生了远期分流感染的并发症，检出金黄色葡萄球菌。该患儿继而接受了分流管取出术，并进行临时脑室外引流。但患儿颅内感染持续控制不佳，最终死亡。有 1 例患儿发生远端分流道阻塞（10%），出院后 2 个月再次手术进行远端分流管修正术。1 例有口腔运动障碍的患儿在出院后的几个月内仍持续进行 NGT 喂养。

对有条件的患儿，通过听觉和视觉诱发电位对其进行听力和视力障碍的筛查，并未发现异常。

就发育结果而言，大多数患儿可表现出与正常同龄人一致的粗大运动、精细运动、语言和社交能力。然而，目前所观察到的最大的患儿只有 3 岁，还需要进一步随访，并测试患儿的相关认知能力，以确定其是否有远期的学习障碍。

13.5 讨 论

对于罹患脑积水的婴儿，通常需要动态监测脑室和头围大小，以判断患儿是否需要进行分流手术。需要进行干预的症状包括：进展性的头围增加、不明原因的喂养不耐受（呕吐、拒食）、囟门持续张力较高。虽然有些患儿在很早就被诊断为活动性脑积水，但可能因有过颅内出血致脑脊液中蛋白质含量过高，而且随着年龄增长，还可能出现体重减轻、代谢紊乱、呼吸相关问题及其他的一些不稳定情况，所以通常此时很难进行分流手术。对于神经外科医生而言，最担忧的是患儿的出血倾向、感染易感性高及皮肤菲薄等。从儿科的角度来看，早期干预虽然可以挽救脑皮质组织，并可为婴儿的充分发育提供一个机会。但早期手术通常会受到多种障碍限制，尤其是对需要在新生儿重症监护室内治疗的、病情危重的患儿。

早期（出生后数个小时内）脑室周围的出血（PVH）、脑室内出血（IVH）和晚期（前 4 天内）出血有着明显不同的危险因素。早期 PVH 与出生时的 APGAR 评分相关性高，晚期 PVH 与血流波动、低血压和再灌注、缺氧、酸中毒和高碳酸血症等有关[15]。

这些证据表明，NICU 的整个治疗过程及早期可能发生的这些事件均可能影响分流手术的结果。

本专题显示分流术后感染与分流系统堵塞的发生率均约为 10%。Lan 等人报道早产儿脑积水手术后的感染发生率约为 13%[16]。研究表明，早产、术后分流管漏和术中手套破损均是分流术后感染的独立危险因素[17]。McGrit MJ 等人的一项研究发现，对早产患儿进行 V-P 分流，其术后感染的发生率约是常规分流术后感染的 5 倍；此外，术后葡萄球菌感染与分流术前医院内住院时间超过 3 天有相关性，金黄色葡萄球菌为住院期间主要的获得性病原体，其阳性预测值可达 70%[18]。

除了死亡的病例，其他大多数的手术后病例均取得了较好的手术效果。但还需要进一步长期的随访，因为此类手术的部分并发症可能在置入分流管数年后发生。

小　结

尽管婴幼儿脑积水围手术期的治疗存在很多风险，但在围手术期精心护理和密切的监护下，对进展状态下的脑积水早期进行干预是值得推荐的。

参考文献

[1] Brouwer A, Groenendaal F, Van Haastert I, Rademaker K, Hanlo P, De Vries L. Neuro-developmental outcome of preterm infants with severe intraventricular hemorrhage and therapy for post-hemorrhagic ventricular dilatation. J Pediatr. 2008; 152(5): 648-54.

[2] Whitelaw A. Intraventricular hemorrhage and post-hemorrhagic hydrocephalus: pathogenesis, prevention and future interventions. Semin Neonatol. 2001; 6: 135-46.

[3] Vasudevan C, Ibhanesebhor S, Manjunatha CM, Das K, Ardyll R. Need for consensus in interpreting coagulation profile in preterm neonates. Arch Dis Child Fetal Neonatal Ed. 2010; 95: F77.

[4] Narendran V, Visscher MO, Abril I, Hendrix SW, Hoath SB. Biomarkers of epidermal innate immunity in premature and full term infants. Pediatr Res. 2010; 67(4): 382-6.

[5] Ohlsson A, Lacy JB. Intravenous immunoglobulin for preventing infection in preterm and/or low-birth-weight infants. Cochrane Database Syst Rev. 2001; 2: CD000361.

[6] Hudgins RJ, Boydston WR, Gilreach CL. Treatment of post-hemorrhagic hydrocephalus in preterm infant with a ventricular access device. Pediatr Neurosurg. 1998; 29: 309-13.

[7] Massone ML, Cama A, Leone D, Pellas E, Vallarino R, Carini S, Andreussi L. Results of early external ventricular diversion in post-hemorrhagic ventricular dilatation in the newborn. Minerva Anestesiol. 1994; 60(11): 663-8.

[8] Willis BK, Kumar CR, Wylen EL, Nanda A. Ventriculo-subgaleal shunts for post-hemorrhagic hydrocephalus in premature infants. Pediatr Neurosurg. 2005; 41: 178-85. doi: 10.1159/000086558.

[9] Kormanik K, Praca J, Garton HJ, Sarkar S. Repeated tapping of ventricular reservoir in preterm infants with post-hemorrhagic ventricular dilatation does not increase the risk of reservoir infection. J Perinatol. 2010; 30(3): 218-21. doi: 10.1038/jp.2009.

[10] Kazan S, Güra A, Ucar T, Korkmaz E, Ongun Akyuz M, Di Rocco C. Hydrocephalus after intraventricular haemorrhage in preterm and low-birth weight infants: analysis of associated risk factors for ventriculo-peritoneal shunting. Surg Neurol. 2005; 64: S2.77-81.

[11] Maxwell LG. Peri-operative evaluation and treatment in paediatrics. Anaesthiol Clin N Am. 2004; 43: 22-7.

[12] Murphy JJ. Peri-operative evaluation and treatment in paediatrics. J Pediatr Surg. 2008; 43(5): 865-8.

[13] Adams-Chapman I, Hansen N, Stoll B, Higgins R. Neuro-developmental outcome of extremely low birth weight infants with post-hemorrhagic hydrocephalus requiring shunt insertion. Pediatrics. 2008; 121(5): e1167-77.

[14] Papile LA, Burnstein J, Burnstein R, et al. Incidence and evolution of sub-ependymal and intraventricular haemorrhage: a study of infants with birth weights less than 1,500, J Pediatr. 1978; 92: 529-34.

[15] Osborn D, Evans N, Kluckow M. Hemodynamic and antecedent risk factors of early and late periventricular/intraventricular haemorrhage in premature infants. Pediatrics. 2003; 112: 33-9.

[16] Lan CC, Wong TT, Chen SJ, Liang ML, Tang RB. Early diagnosis of ventriculoperitoneal shunt infections and malfunctions in children with hydrocephalus. J Microbiol Immunol Infect. 2003; 36: 47-50.

[17] Kulkarni AV, Drake JM, Lamberti-Pasculli M. Cerebrospinal fluid shunt infection: a prospective study of risk factors. J Neurosurg. 2001; 94: 195-201.

[18] McGirt MJ, Zaas A, Fuchs H, George T, Kaye K, Sexton D. Risk factors for paediatric ventriculo-peritoneal shunt infection and predictors of infectious pathogens. Clin Infect Dis. 2003; 36(7): 858-62.

14 蛛网膜下腔出血和脑出血后脑积水的处理
Management of Hydrocephalus Following SAH and ICH

Takahiro Murata, Tetsuyoshi Horiuchi, and Kazuhiro Hongo

14.1 概　述

动脉瘤破裂后蛛网膜下腔出血（SAH）继发性脑积水，是 SAH 后的一个常见的并发症，最早由 Bagley 于 1928 年首次发现并记录[1]。许多研究均可明确 SAH 和脑积水发生之间的关系，并已将脑积水的发生分为两个阶段：急性期（发病后立即发生）和慢性期[2]。据报道，SAH 后脑积水的发生率为 9% ～ 67%[3-5]，浮动范围较大，这一结果可能是由于脑积水的定义标准的不同及动脉瘤破裂后不同的治疗方案对其结果所造成的差异所致。目前学术界已经提出了几种相对合理的机制来解释 SAH 后脑积水的产生。脑脊液动力学的改变对脑积水的发生发展有至关重要的作用[6-8]。SAH 患者发生脑积水，在急性期，主要原因是大量的动脉血液进入蛛网膜下腔内，继而导致脑脊液循环系统内的脑脊液流出被阻断，即脑脊液循环通道被梗阻[9-11]；在慢性期，可能是脑脊液吸收功能受损而导致脑脊液吸收障碍[12, 13]。急性脑积水多见于临床分级较差，且 Fischer 评分较高的患者[14, 15]。对于 SAH 后急性脑积水患者，进行脑室外引流（EVD）是常规且有效的治疗方法，其主要目的是立即缓解急性脑积水的临床症状，为患者后续进一步外科手术或血管内介入治疗创造条件。慢性脑积水会影响患者的认知功能，并可能导致患者出现神经功能障碍，通常需要采取永久性脑脊液分流手术方案进行治疗[16, 17]。

自发性或原发性脑出血（ICH）常可侵及脑室系统，导致脑室内出血（IVH），是脑出血后预后不良和死亡率高的独立影响因素[18, 19]。脑室内积血后，可形成脑室内占位效应，阻碍正常脑脊液流动，导致急性梗阻性脑积水。在脑出血后的 IVH 患者中，高达 50% 的患者因第三脑室和第四脑室内形成的血凝块导致梗阻性脑积水[20]。急性梗阻性脑积水可能快速危及患者生命，并可能进一步导致患者的神经功能恶化，且预后不良[18]。对于 IVH 的脑出血患者，置入 EVD 可以有效缓解急性梗阻性脑积水症状，逆转继发性脑疝，挽救患者生命[21]。近年来，出现一些替代治疗方案，包括微创内镜下血肿清除术和脑室内血肿融解治疗方案[22, 23]。然而，最终 IVH 后会导致脑脊液吸收障碍而形成慢性交通性脑积水[24]。

在此，我们阐述了蛛网膜下腔出血和脑

T. Murata, M.D. • T. Horiuchi, M.D. • K. Hongo, M.D. (✉)
Department of Neurosurgery, Shinshu University School of Medicine,
Matsumoto 390-8621, Japan
e-mail: khongo@shinshu-u.ac.jp

出血后脑积水的处理方案，并举例说明进行脑脊液分流术的相关情况。

14.2　典型案例

案例 1

一名 68 岁男性患者，因病态窦房结综合征而放置起搏器及服用华法林治疗，因"突发严重头痛并伴有意识障碍"入院。颅脑 CT 扫描示 SAH 合并急性脑积水，右侧急性硬膜下血肿（ASDH）伴中线移位（图 14.1a、b），GCS 6 分（E1V1M4），瞳孔不等大。即刻行三维 CT 脑血管造影（3D-CTA），但没有显示出与 SAH 和 ASDH 相关的血管异常。随后，患者紧急进行了右额部开颅手术，清除了 ASDH，并植入 EVD。术后颅脑 CT 扫描显示脑积水及中线移位情况缓解（图 14.1c），患者意识障碍情况改善。后续患者随访 3D-CTA 检查，提示右侧大脑后动脉远端动脉瘤（图 14.2a），并再次接受了右侧枕部开颅动脉瘤夹闭术。术后再次 CT 扫描及 3D-CTA 检查提示动脉瘤完全夹闭，无脑积水遗留（图 14.2b、c），经治疗后患者康复良好、行走离院。

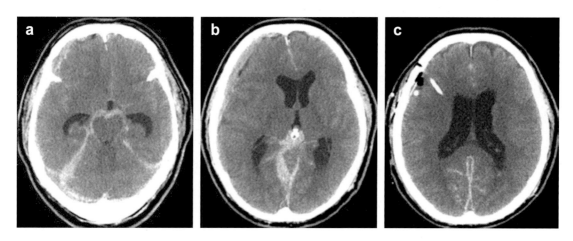

图 14.1　颅脑 CT 显示 SAH 伴急性脑积水、右侧 ASDH 伴中线移位（a、b）。术后 CT 显示脑积水及中线移位情况缓解（c）

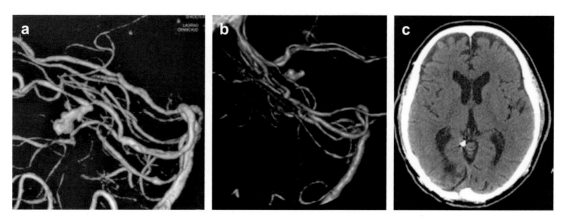

图 14.2　术后 3D-CTA 显示右侧大脑后动脉远端动脉瘤完全夹闭（a、b）。随访复查 CT 扫描显示无脑积水（c）

案例 2

一名 78 岁健康女性，因"突然昏迷（GCS 8 分）"入院。颅脑 CT 扫描显示 SAH 合并急性脑积水（图 14.3a、b），三维数字减影血管造影（3D-DSA）显示左侧颈内动脉分叉处动脉瘤（图 14.3c）。立即予以进行紧急 EVD，并同时采取开颅手术夹闭动脉瘤。术后短期内患者的意识有所改善，但在

发病 10 天后患者病情再次恶化。复查颅脑 CT 显示蛛网膜下腔出血基本引流干净，脑室扩大程度较前也缓解（图 14.4a、b），复查 DSA 显示动脉瘤完全夹闭，但发生继发的迟发性脑血管痉挛（图 14.4c）。遗憾的是，患者最终死于严重的脑血管痉挛引起的大面积脑梗死。

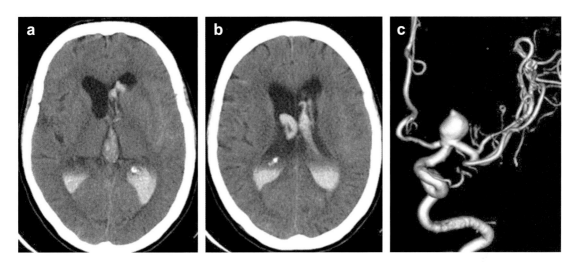

图 14.3　发病最初的 CT 扫描显示左侧外侧裂有 SAH，并伴有大量脑室内血肿和急性脑积水（a、b），DSA 显示左侧颈内动脉分叉处动脉瘤（c）

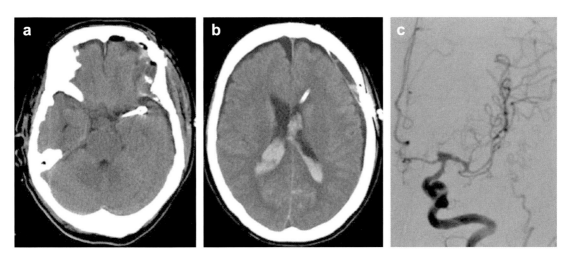

图 14.4　术后 CT 扫描显示 SAH 消退良好，脑室扩大较前缓解（a、b）。左颈内动脉注射（DSA）正位像显示颅内动脉瘤已被夹闭、迟发性脑血管痉挛（c）

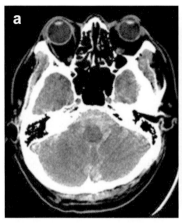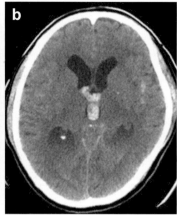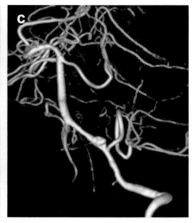

图 14.5　初始 CT 扫描显示颅后窝大量 SAH 及反流性脑室内血肿合并急性脑积水（a、b）。3D-DSA 显示左侧椎动脉夹层动脉瘤（c）

案例 3

一名 60 岁男性患者，因"突发重度枕部疼痛伴意识和呼吸障碍"来院。急诊行气管插管并收治住院，颅脑 CT 扫描示 SAH 合并急性脑积水（图 14.5a、b），3D-DSA 示左侧椎动脉夹层动脉瘤（图 14.5c）。紧急进行双侧 EVD 后，并行血管内弹簧圈栓塞术（图 14.6a、b）。发病 1 个月后 CT 扫描显示仍有轻度脑室扩大（图 14.6c），但意识已完全恢复，无慢性脑积水症状。

案例 4

一名 78 岁的女性患者，因"突发剧烈头痛"急诊入院。发病后意识状态表现为嗜睡状态，并进行性加重，GCS 评分降为 12 分。CT 扫描和 3D-CTA 显示 SAH，考虑为前交通动脉（ACoA）动脉瘤破裂（图 14.7a～c）。随后急诊进行了开颅动脉瘤夹闭手术，术后 3D-CTA 复查显示 ACoA 动脉瘤完全夹闭（图 14.8a）。手术后 1 个月，患者逐渐出现近期的记忆障碍、尿失禁和步态障碍。对患者再次进行了脑室-腹腔分流

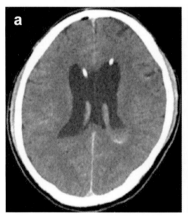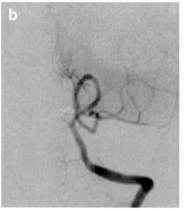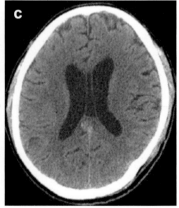

图 14.6　术后即刻 CT 扫描显示急性脑积水缓解（a）。左侧椎动脉造影（DSA）左斜位图，显示左侧椎动脉弹簧圈栓塞（b）。复查颅脑 CT 扫描显示轻度脑室增大（c）

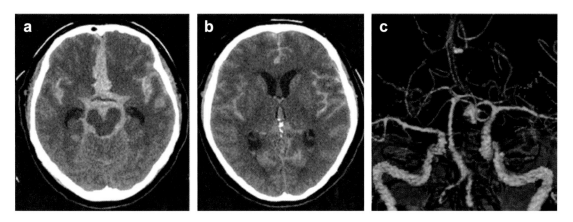

图 14.7　术前 CT 扫描显示基底池大量 SAH，前半球纵裂及反流性脑室内血肿伴脑室增大（a、b）。初始 3D-CTA 显示 ACoA 动脉瘤（c）

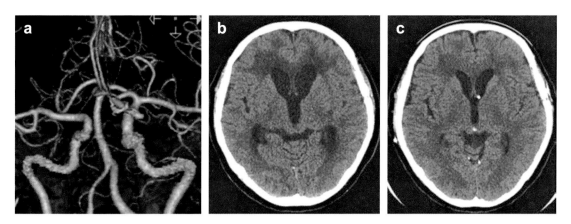

图 14.8　术后 3D-CTA 显示 ACoA 动脉瘤完全夹闭（a）。发病 1 个月后的 CT 扫描显示慢性交通性脑积水伴脑室周围低密度（b）。术后 CT 显示脑积水缓解（c）

手术，以上临床症状逐渐消失。V-P 分流术前后的 CT 扫描显示出脑室的增大和消退，脑室周围低密度影（图 14.8b、c）。

案例 5

一名 43 岁男性患者，有高血压病史，但未进行过治疗，本次主因"突发性意识障碍"入院，发病后患者 GCS 评分逐渐降为 12 分（E2V4M6），右侧肢体表现为中度偏瘫症状。CT 扫描和 MRI 显示左尾状核出血导致的 IVH 合并急性梗阻性脑积水（图 14.9a、b），MRA 未见异常血管结构

（图 14.9c）。予以全麻在神经内镜辅助下行经左额钻孔入路、进行血肿切除术，并进行 EVD。术后 CT 显示脑积水缓解、部分 IVH 清除、脑出血次全清除（图 14.10a、b）和脑室外引流管轨迹（图 14.10c）。术后 3 个月，患者痊愈，并返回原工作岗位。

14.3　讨　论

14.3.1　蛛网膜下腔出血后脑积水

蛛网膜下腔出血（SAH）是一种神经系统急重症，具有潜在的长期发病率，且死

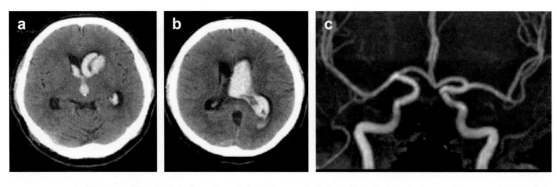

图 14.9　CT 扫描显示左侧尾状核出血，破入脑室导致 IVH 合并急性梗阻性脑积水（a、b）。MRA 未见异常血管结构（c）

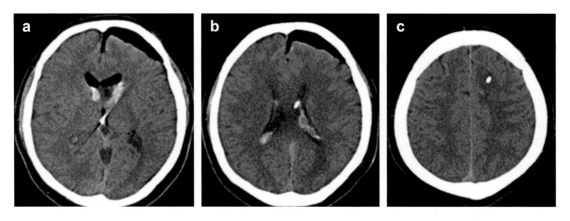

图 14.10　术后 CT 扫描显示脑积水缓解、IVH 部分清除、脑出血次全清除（a、b）、脑室外引流管轨迹（a ~ c）

亡率较高。SAH 患者的预后与蛛网膜下腔初次出血的严重程度和潜在的神经系统并发症（如再出血和脑积水）有直接相关性。在患者的发病早期，在得到有效防止再出血和控制继发性脑损伤等对症处理、病情相对稳定后，应及时对动脉瘤和脑积水进行评估、干预。根据患者的不同情况，再去判断对已破裂性动脉瘤是选择手术夹闭还是采取弹簧圈栓塞进行治疗。对于蛛网膜下腔出血的患者，是否需要进行 EVD，取决于患者的神经影像学显示的脑室大小和患者的临床症状。SAH 后急性脑积水发生率高达 20% ~ 30%[14, 15]。SAH 后急性脑室扩大的临床意义尚不确定，因为许多患者除了脑

室扩大外，并没有恶化或出现任何症状[25]。然而，对于出现了意识程度下降的患者，40% ~ 80% 的患者在接受 EVD 后临床症状有一定程度的改善[25-27]。

Kusske 等人早在 1973 年就报道了，在 SAH 后急性脑积水的早期阶段，进行置入 EVD 治疗后，患者的临床症状可取得显著的改善[28]。对于急性脑积水患者，尤其是整体状况较差患者，置入 EVD 进行治疗，可以改善患者的整体预后。从那时起，置入 EVD 已成为治疗急性脑积水的标准方法。此外，EVD 的置入，也为临床上提供了一种准确、可靠、快捷的监测和控制颅内压力的方法。控制颅内压升高可减轻继发性

脑皮质损伤，改善神经系统状态，并且还有利于动脉瘤夹闭过程中的手术操作。在案例1中，患者的意识障碍在紧急清除 ASDH 和置入 EVD 后恢复，并进行了治疗性动脉瘤夹闭手术。然而，EVD 的使用也增加了其他一些附带风险：使硬膜内动脉瘤血管外压力突然降低而导致出血[5, 25]、继发性感染[29]和增加分流依赖性的风险[30]。SAH 最严重的并发症是急性期再出血，EVD 的放置可能与再出血有关[31]，但也有报道称这二者之间并无直接相关性[32]。有最近对 546 例前瞻性 SAH 患者的研究显示，术前放置 EVD 再出血发生率与对照组并无差异[33]。在案例2和案例3中，紧急 EVD 置入后，再进行开颅动脉瘤夹闭动脉瘤或血管内栓塞手术，患者未再出血。因此，根据以上结果，可推荐放置 EVD 后并同时进行开颅动脉瘤夹闭手术或急诊行血管内弹簧圈栓塞治疗。对于 SAH 患者，进行 EVD 的放置和后续管理，并没有明确的指导指南，包括 EVD 的最佳的放置条件和时机、如何降低再出血和感染风险的技术和措施，以及最佳的拔除时机。而目前如要解决这些问题，需要多中心的、前瞻性的、大规模的临床试验研究作为依据。

据报道，对于年龄较大、脑室内出血、早期出现脑室扩张，发病时临床状态较差的女性 SAH 患者[2, 16, 36]，可能会出现持续慢性脑室扩张而需要进行永久性脑脊液分流，此类患者的长期生存率为 18% ~ 26%[15, 34, 35]。对于 SAH 后继发性脑积水，其发生率在开颅动脉瘤夹闭术及血管内弹簧圈栓塞治疗两种方案之间并无差异[34, 35]。在案例4中，患者逐渐出现了 SAH 后慢性正常压力脑积水的典型症状，进行 V-P 分流术后，患者完全恢复，未遗留任何相关临床症状。脑积

水的常见表现主要包括：神经功能症状和认知功能障碍。而采取相应的脑脊液分流方案，如脑室-心房分流术、脑室-腹腔分流术和腰大池-腹腔分流术可以改善 SAH 后慢性脑积水患者的临床症状。

14.3.2 脑出血后脑积水

研究表明，脑出血后 IVH（血肿破入第三脑室和第四脑室）的患者，预后较差，且死亡率较高[18, 20]。导致这种情况发生的可能原因主要包括：急性梗阻性脑积水的形成、血凝块所造成的占位效应、血液降解产物对脑室周围组织的毒性反应，以及慢性脑积水的发生和进展等。脑出血合并脑室内积血患者出现急性梗阻性脑积水的治疗目的主要是清除脑室内血肿，从而解除对脑脊液流动的阻塞，逆转脑室扩张，恢复正常的颅内压。目前，EVD 被作为治疗急性梗阻性脑积水合并意识障碍患者的常规手段；然而 EVD 也有一定的局限性及不足，经常可能会出现引流管被血块堵塞，导致脑脊液引流不足的情况。一项对文献的系统回顾研究表明，EVD 与保守治疗相比虽然显著降低了患者的死亡率，但并没有改善患者的功能预后[37]。

虽然 EVD 是一种很好的控制颅内压的方法，但不能有效地清除脑室内血肿，这意味着它不能彻底解决动脉瘤破裂时喷涌出的血液对脑室所形成的占位效应和毒性反应。为了解决这些问题，已经进行了大量的临床试验，以期能快速有效地清除脑室内的血凝块。就像案例5一样，比较有效的、损伤相对较小的手术方案似乎是首先采取神经内镜下脑室内血肿清除术，然后再放置 EVD。遗憾的是，目前没有大规模随机对照试验来支持神经内镜下清除脑室内血肿的手术是有

效的方案。Chen 等人对脑出血后 IVH 进行的随机对照试验研究表明，对比研究 24 例神经内镜下清除 IVH 与 24 例单纯 EVD，发现两组患者在死亡率或功能预后方面无显著差异[38]。内镜下脑室内血肿清除术的好处是显著降低了慢性交通性脑积水的发生率，但不足之处是内镜下血肿清除术仅限于在专业的治疗中心使用。此外，也可以通过脑室溶栓治疗维持 EVD 的功能，以促进脑室内血性脑脊液能被快速清除[23, 39]。

CLEAR IVH（血凝块溶解：评估促进脑室内出血的溶解试验）2 期试验表明，低剂量重组组织型纤溶酶原激活剂（rt-PA）是安全的，可提高脑室内血凝块的溶解效率[23]，但 CLEAR 3 期随机对照试验正在进行中。慢性交通性脑积水可继发在一些脑脊液吸收障碍的 IVH 患者中，并需要采取永久性的脑脊液分流措施。对于此类患者进行微创腰大池置管外引流术可降低患者需要进行永久性脑脊液分流的发生率[24, 40]，但该随机对照试验还在进行中。

小　结

急性、慢性脑积水是动脉瘤性 SAH 和自发性脑出血的常见并发症。对于 SAH 后的急性脑积水患者，特别是临床分级较差的患者，建议行 EVD 治疗。该方案可以改善此类患者的临床分级，使他们能有条件更好地接受手术，以便能够更明确地采取开颅动脉瘤夹闭的手术或进行血管内介入栓塞治疗。然而，对于 EVD 的置入和置管后的管理，目前并没有明确的指南可作为指导。仍需要进行多中心的随机对照临床试验研究，循证医学可有助于改善 SAH 患者的临床预后。对于脑出血伴 IVH 后出现的急性脑积水，建议进行 EVD，并脑室内同时使用抗纤溶药物，如 rt-PA 或尿激酶等。微创内镜下清除血肿可作为一种有效的替代方案。在治疗 SAH 和 IVH 后的慢性脑积水时，建议采用永久性脑脊液分流术，如脑室-腹腔分流术或腰大池-腹腔分流术等，以对患者进行有效的治疗。

参考文献

[1] Bagley C Jr. Blood in the cerebrospinal fluid. Resultant functional and organic alterations in the central nervous system. A. Experiment data. Arch Surg. 1928; 17: 18–38.

[2] Vale FL, Bradley EL, Fisher WS. The relationship of subarachnoid hemorrhage and the need for postoperative shunting. J Neurosurg. 1997; 86: 462–6.

[3] Black PM. Hydrocephalus and vasospasm after subarachnoid hemorrhage from ruptured intracranial aneurysms. Neurosurgery. 1986; 18: 12–6.

[4] Spallone A, Gagliardi FM. Hydrocephalus following aneurysmal subarachnoid hemorrhage. Zentralbl Neurochir. 1983; 44: 141–50.

[5] Vassilouthis J, Richardson AE. Ventricular dilation and communicating hydrocephalus following spontaneous subarachnoid hemorrhage. J Neurosurg. 1979; 51: 341–35.

[6] Auer LM, Mokry M. Disturbed cerebrospinal fluid circulation after subarachnoid hemorrhage and acute aneurysm surgery. Neurosurgery. 1990; 26: 804–9.

[7] Doczi T, Nemessanyi Z, Szegvary Z, Huszka E. Disturbances of cerebrospinal fluid circulation during the acute stage of subarachnoid hemorrhage. Neurosurgery. 1983; 12: 435–8.

[8] Yasargil MG, Yonekawa Y, Zumstein B, Stahl H. Hydrocephalus following spontaneous subarachnoid hemorrhage. J Neurosurg. 1973; 39: 474–9.

[9] van Gijn J, Hijdra A, Wijdicks EF, Vermeulen M, van Crevel H. Acute hydrocephalus after aneurysmal subarachnoid hemorrhage. J Neurosurg. 1985; 63: 355–62.

[10] Donauer E, Reif J, al-Khalaf B, Mengedoht EF, Faubert C. Intraventricular hemorrhage caused by aneurysms and angiomas. Acta Neurochir. 1993; 122: 23–31.

[11] Hasan D, Herve L, Tanghe J. Distribution of cisternal blood in patients with acute hydrocephalus after subarachnoid hemorrhage. Ann Neurol. 1992; 31: 374–8.

[12] Blasberg R, Johnson D, Fenstermacher J. Absorption resistance of cerebrospinal fluid after subarachnoid hemorrhage in the monkey: effects of heparin. Neurosurgery. 1981; 9: 686–91.

[13] Brydon HL, Bayston R, Hayward R, Harkness W. The effect of protein and blood cells in the flow-pressure

characteristics of shunts. Neurosurgery. 1996; 38: 498–505.

[14] Suarez-Rivera O. Acute hydrocephalus after subarachnoid hemorrhage. Surg Neurol. 1998; 49: 563–5.

[15] Sheehan JP, Polin RS, Sheehan JM, Baskaya MK, Kassell NF. Factors associated with hydrocephalus after aneurysmal subarachnoid hemorrhage. Neurosurgery. 1999; 45: 1120–7.

[16] Steinke D, Weir B, Disney L. Hydrocephalus following aneurysmal subarachnoid hemorrhage. Neurol Res. 1987; 9: 3–9.

[17] Yoshioka H, Inagawa T, Tokuda Y, Inokuchi F. Chronic hydrocephalus in elderly patients following subarachnoid hemorrhage. Surg Neurol. 2000; 53: 119–25.

[18] Bhattathiri PS, Gregson B, Prasad KS, Mendelow AD, and the STICH Investigators. Intraventricular hemorrhage and hydrocephalus after spontaneous intracerebral hemorrhage: results from the STICH trial. Acta Neurochir Suppl (Wien). 2006; 96: 65–8.

[19] Hanley DF. Intraventricular hemorrhage: severity factor and treatment target in spontaneous intracerebral hemorrhage. Stroke. 2009; 40: 1533–8.

[20] Diringer MN, Edwards DF, Zazulia AR. Hydrocephalus: a previously unrecognized predictor of poor outcome from supratentorial intracerebral hemorrhage. Stroke. 1998; 29: 1352–7.

[21] Sumer MM, Açikgöz B, Akpinar G. External ventricular drainage for acute obstructive hydrocephalus developing following spontaneous intracerebral haemorrhages. Neurol Sci. 2002; 23: 29–33.

[22] Yadav YR, Mukerji G, Shenoy R, Basoor A, Jain G, Nelson A. Endoscopic management of hypertensive intraventricular haemorrhage with obstructive hydrocephalus. BMC Neurol. 2007; 7: 1.

[23] Morgan T, Awad I, Keyl P, Lane K, Hanley D. Preliminary report of the clot lysis evaluating accelerated resolution of intraventricular hemorrhage (CLEAR-IVH) clinical trial. Acta Neurochir Suppl (Wien). 2008; 105: 217–20.

[24] Huttner HB, Nagel S, Tognoni E, Köhrmann M, Jüttler E, Orakcioglu B, Schellinger PD, Schwab S, Bardutzky J. Intracerebral hemorrhage with severe ventricular involvement: lumbar drainage for communicating hydrocephalus. Stroke. 2007; 38: 183–7.

[25] Hasan D, Vermeulen M, Wijdicks EF, Hijdra A, van Gijn J. Management problems in acute hydrocephalus after subarachnoid hemorrhage. Stroke. 1989; 20: 747–53.

[26] Rajshekhar V, Harbaugh RE. Results of routine ventriculostomy with external ventricular drainage for acute hydrocephalus following subarachnoid haemorrhage. Acta Neurochir. 1992; 115: 8–14.

[27] Milhorat TH. Acute hydrocephalus after aneurysmal subarachnoid hemorrhage. Neurosurgery. 1987; 20: 15–20.

[28] Kusske JA, Turner PT, Ojemann GA, Harris AB. Ventriculostomy for the treatment of acute hydrocephalus following subarachnoid hemorrhage. J Neurosurg. 1973; 38: 591–5.

[29] Lozier AP, Sciacca RR, Romagnoli MF, Connolly ES Jr. Ventriculostomy-related infections: a critical review of the literature. Neurosurgery. 2002; 51: 170–81.

[30] Hirashima Y, Kurimoto M, Hayashi N, Umemura K, Hori E, Origasa H, Endo S. Duration of cerebrospinal fluid drainage in patients with aneurysmal subarachnoid hemorrhage for prevention of symptomatic vasospasm and late hydrocephalus. Neurol Med Chir (Tokyo). 2005; 45: 177–82.

[31] Pare L, Delfino R, Leblanc R. The relationship of ventricular drainage to aneurysmal rebleeding. J Neurosurg. 1992; 76: 422–7.

[32] McIver JI, Friedman JA, Wijdicks EF, Piepgras DG, Pichelmann MA, Toussaint LG III, McClelland RL, Nichols DA, Atkinson JL. Preoperative ventriculostomy and rebleeding after aneurysmal subarachnoid hemorrhage. J Neurosurg. 2002; 97: 1042–4.

[33] Hellingman CA, van den Bergh WM, Beijer IS, van Dijk GW, Algra A, van Gijn J, Rinkel GJ. Risk of rebleeding after treatment of acute hydrocephalus in patients with aneurysmal subarachnoid hemorrhage. Stroke. 2007; 38: 96–9.

[34] Gruber A, Reinprecht A, Bavinzski G, Czech T, Richling B. Chronic shunt-dependent hydrocephalus after early surgical and early endovascular treatment of ruptured intracranial aneurysms. Neurosurgery. 1999; 44: 503–9.

[35] Sethi H, Moore A, Dervin J, Clifton A, MacSweeney JE. Hydrocephalus: comparison of clipping and embolization in aneurysm treatment. J Neurosurg. 2000; 92: 991–4.

[36] Dorai Z, Hynan LS, Kopitnik TA, Samson D. Factors related to hydrocephalus after aneurysmal subarachnoid hemorrhage. Neurosurgery. 2003; 52: 763–9.

[37] Nieuwkamp DJ, de Gans K, Rinkel GJ, Algra A. Treatment and outcome of severe intraventricular extension in patients with subarachnoid or intracerebral hemorrhage: a systematic review of the literature. J Neurol. 2000; 247: 117–21.

[38] Chen CC, Liu CL, Tung YN, Lee HC, Chuang HC, Lin SZ, Cho DY. Endoscopic surgery for intraventricular hemorrhage (IVH) caused by thalamic hemorrhage: comparisons of endoscopic surgery and external ventricular drainage (EVD) surgery. World Neurosurg. 2011; 75: 264–8.

[39] Naff NJ, Hanley DF, Keyl PM, Tuhrim S, Kraut M, Bederson J, Bullock R, Mayer SA, Schmutzhard E. Intraventricular thrombolysis speeds blood clot resolution: results of a pilot, prospective, randomized, double-blind, controlled trial. Neurosurgery. 2004; 54: 577–83.

[40] Staykov D, Huttner HB, Struffert T, Ganslandt O, Doerfler A, Schwab S, Bardutzky J. Intraventricular fibrinolysis and lumbar drainage for ventricular hemorrhage. Stroke. 2009; 40: 3275–80.

15 脑积水的内镜治疗和脉络丛烧灼术
Endoscopic Management of Hydrocephalus and Choroid Plexus Cauterization

Chima Oluigbo and Robert Keating

15.1 概 述

内镜下进行脑积水手术所面临的主要挑战包括：能见度降低（通常是术中极少量出血所致）、手术通道有限、术中定位困难，以及用现有的内镜器械在目标部位实施手术操作不便等。因此，内镜下脑积水手术的安全性仍受限于高质量的成像需求、对内镜设备的熟悉程度及术者自身因素的局限性。无框架立体定向神经导航技术可为脑室内定位提供辅助支持。

在后续段落中，我们将确定目前内镜脑积水手术的范围、有效性的证据，以及未来可能的适应证。这些措施包括：

（1）内镜下第三脑室底造瘘术（ETV）。

（2）内镜下第三脑室底造瘘术及脉络丛烧灼术（ETV + CPC）。

（3）透明隔切开术和室间隔开窗术。

（4）内镜辅助下导管置入术。

15.2 内镜下第三脑室底造瘘术

内镜下第三脑室底造瘘术（ETV）治疗脑积水，最早可追溯到 1923 年，Mixter 用

其治疗一名 9 岁脑积水女童患者[2]。从那时起，光学技术和仪器设计的进步辅助用于 ETV，成为一种有效的、主流的用于儿童梗阻性脑积水的治疗方法（图 15.1）。

目前，ETV 的主要适应证是治疗不同病理原因导致的梗阻性脑积水。这些病理原因包括先天性中脑导水管狭窄、松果体区肿瘤导致的第三脑室梗阻和顶盖胶质瘤（可结合内镜活检）等。对于 ETV，一些医生也将其应用于颅后窝肿瘤合并脑积水的

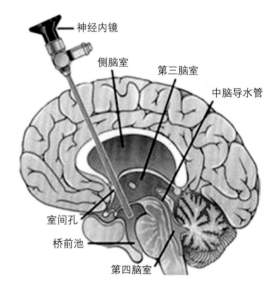

图 15.1 内镜下第三脑室底造瘘术的原理示意图

C. Oluigbo, M.D. • R. Keating, M.D. (✉)
Department of Pediatric Neurosurgery, Children's National Medical Center, George Washington University School of Medicine, Washington, DC, USA
e-mail: rkeating@childrensnational.org

治疗[3]。尽管 ETV 已在临床上被用于治疗交通性（非阻塞性）脑积水，但其成功率通常较低。

　　一些用于预测 ETV 手术是否成功的因素已被广泛研究。已经确定可提高 ETV 成功的因素包括：阻塞性脑积水的原因、行 ETV 时患者的年龄较大、以前存在脑脊液分流装置、术前评估有脑桥前池瘢痕及第三脑室底的增厚或变形等。Kulkarni 等人制定了 ETV 成功预测评分（ETVSS），与常规的脑室-腹腔分流术相比，该评分能够较大程度预测 ETV 方案是否成功。影响该评分的相关的因素包括脑积水的病因、ETV 手术时患者的年龄，以及患者是否有过脑脊液分流（表 15.1）。ETVSS 大于 80 预示着 ETV 成功的可能较大，而 ETVSS 小于 40 预示着 ETV 成功的可能性较低[11]。ETVSS 的准确性已经被其他研究所证实[6]。

15.3　手术流程

　　手术切口定位于中线旁 3 cm、额前冠状缝前 1 cm 处，进行钻孔，进入并到达脑室系统内。然后将一根带内芯的 12 号脑室

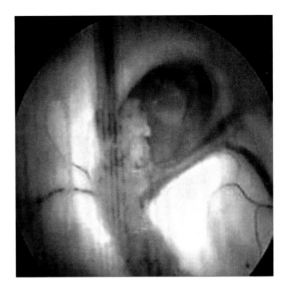

图 15.2　在 ETV 过程中所见的 Monro 孔

镜套管插入侧脑室的额角，并通过 Monro 孔自相应的侧脑室引入 0° 内镜，以观察第三脑室的底部（图 15.2）。

　　第三脑室底部的解剖学标志物为乳头体（MB）和灰结节（TC）（图 15.3）。第三脑室底造瘘的位置位于灰结节和乳头体之间。在临床操作过程中，造瘘通常是用钝性器械（如活检探头、内镜、Bugbee 钢丝）进行的，然后用 3Fr Fogarty 球囊充气进行扩张。也有报道使用超声吸引器、热

表 15.1　ETV 成功预测评分（ETVSS）的计算方法（引自 Kulkarni et al. 2010）

评　分	年　龄	病　因　学	是否分流
0	＜1 个月	感染后	之前已分流
10	1～6 个月		之前无分流
20		脊髓脊膜突出、IVH、非顶盖区脑肿瘤	
30	6 个月至 1 岁	中脑导水管狭窄、顶盖区脑肿瘤、其他	
40	1～10 岁		
50	≥10 岁		

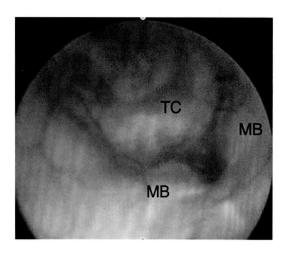

图 15.3 内镜下第三脑室底部标志物：乳头体（MB）和灰结节（TC）

灼术和激光打孔等在第三脑室底进行造瘘的方案。然而，这些方法可能增加损伤周围关键结构的风险，甚至有损伤基底动脉（和穿支）的可能性，一旦出现血管损伤，可能造成灾难性后果，导致难以控制的大出血和患者死亡。

ETV 的其他潜在并发症包括脑脊液漏、伤口感染、脑室炎、颅内出血、硬膜下血肿、记忆功能障碍、下丘脑 / 内分泌功能紊乱（包括尿崩症、月经异常和厌食症）等。其中最严重的并发症是与基底动脉损伤相关的大出血，发生率约为 3.7%，ETV 的死亡率约为 0.2%[1]。

在 Kulkarni 等人所进行的最新前瞻性多中心脑积水临床研究（HCRN）中，对 336 名首次接受 ETV 治疗的适宜儿童进行了评估[13]。其中 141 名（42%）的 ETV 术后患儿，在随访过程中发现治疗失败，需要再次进行脑积水手术。在出生后 30 天、90 天、6 个月、1 年和 2 年患儿 ETV 的成功率分别为 73.7%、66.7%、64.8%、61.7% 和 57.8%。术前 ETVSS、术中观察"裸露"基底动脉的能力与 ETV 的成功率相关（P < 0.001）。

然而，这项研究结果完全是基于对北美项目的研究得出的，而且对这些患者使用 ETV 的指征相对保守，约 83% 的患者 ETV 评分为 70 甚至更高。

Limbrick 等人在一项关于脑脊液分流术及 ETV 治疗儿童脑积水的系统文献和循证医学指南中指出，在入选的患者中，脑脊液分流术和 ETV 的治疗结果无显著统计学差异[14]。采取 ETV 治疗方案所面临的最大挑战是，1 岁以下的患儿及出血性脑积水患者的手术。Jernigan 等人的一项对 41 家机构 5 416 名小于 1 岁的患儿接受 ETV 治疗的成功率进行了回顾性研究[9]，随访 1 年后得出，ETV 的有效率为 36%，而脑室-腹腔分流术的有效率为 60.4%。也有其他研究人员在年龄更小的患儿中发现了类似的结果，尤其是在那些年龄小于 6 个月的患儿中[5, 8, 10, 15]。因此，这也增加了对脉络膜丛进行电凝烧灼的研究，以降低需要长期分流的可能性。

在临床上，ETV 术后主要通过临床症状的变化和影像学的改变来评估术后效果。虽然术后脑室扩张仍可能持续较长一段时间，但其他参数变化可有助于评估手术的成功与否。脑室周围水肿程度的减轻、脑池或脑沟形态的扩大、第三脑室底变形程度的改善，这些都可以判断 ETV 达到了预期效果。对脑脊液流动的 MRI 研究，也额外地为 ETV 的手术效果提供了可视化依据。然而，存在流经第三脑室底的脑脊液并不能提示脑积水的问题已被解决，尤其是交通性脑积水患者，或脑桥前池有明显的瘢痕时，因为这些瘢痕可能会限制脑脊液从第三脑室底的流出。因此，要在肉眼上确保 ETV 已经穿破 Liliequist 膜（能看到基底动脉），并且能够确保脑脊液顺利到达基底池。

15.4 ETV 与脉络丛烧灼术

在很早之前，就有对产生脑脊液的脉络丛进行开放性烧灼的方案来治疗脑积水的尝试。然而，早期的这些尝试大多数都没有成功。1922 年，Dandy 在内镜下烧灼了脉络丛，但同样，这次努力尝试也没有取得成功[2]。

此后，脉络丛烧灼术（CPC）逐渐退出临床，只有 Scarff 于 1952 年和 Pople 于 1995 年的文献中还有零星报道[16, 18]。然而，在 Warf 等人报道了他在撒哈拉以南非洲地区大量人群中使用 ETV 和 CPC 的治疗经验之后，学术界对脉络丛烧灼术的兴趣又被重新燃起，因为相对于分流术而言，长期随访后发现分流术后仍存在较大的隐患[19]。Warf 报道了 CPC 的使用大大提高了 ETV 的成功率，从 47% 提高到 66%。在此过程中，他使用了一个容易操作、相对灵活的内镜，能够操作达到至少 90% 的侧脑室、第三脑室及颞角的脉络丛等相关区域。他还通过透明隔造瘘术进入对侧侧脑室，干预到对侧脉络丛。虽然其他中心对该操作鲜有成功重复，但很明显，脉络丛烧灼的程度，以及神经内镜的使用熟练程度，是确保这一操作成功的关键组成部分。

脑积水多中心临床研究回顾分析了 7 个成员中心的 ETV 和 CPC 联合治疗效果，发现约 50% 的患者在 1 个月时失败。相对于那些放置了分流管的患者，这种情况更糟[12]。研究还发现，脉络膜烧灼程度越高，手术的成功率越高。遗憾的是，对于神经内镜的使用灵活程度，以及向后伸入到达颞角、枕角等部位，需要更为丰富的经验和专业知识。Weil 等人在 2016 年对 ETV 和 CPC 联合治疗脑积水进行了 meta 分析，结果显示其有效率约为 63%，30 天死亡率约为 0.4%[20]。

15.5 透明隔切开术和脑室间隔开窗术

在临床上，神经内镜也可用于脑室炎（特别是革兰阴性杆菌感染后）和脑室内出血后所导致的多房性脑积水的治疗。在这些具有挑战性的病例中，神经内镜的应用可以显著减少脑室内导管的使用数量。然而，值得注意的是，对此类疾病进行治疗时，仍强烈建议使用立体定向神经导航辅助技术，因为这些分隔通常会导致脑室内正常的解剖标记丧失。

这种方案也可用于治疗单侧 Monro 孔阻塞后脑积水，或对侧脑室分流后透明隔偏曲后产生的孤立性侧脑室积水。虽然这项技术的评价结果好坏参半，但在许多情况下的确可以避免对侧侧脑室再额外放置一个分流管，或再次分流手术。

15.6 内镜辅助下导管置入术

在一些医疗中心，脑室内镜操作通常作为脑脊液分流管放置的辅助手段被使用。理由是可通过内镜可视下确认良好的导管位置，这可以确保延长分流的使用时间及充分发挥作用。典型的导管内镜是 Neuropen 内镜，它可以通过内腔将脑室分流管引入目标位置，并通过导管顶端的延伸，以观察分流管尖端以外的结构（图 15.4）。随后，在目测确认脑室分流管放置位置满意后，取出内镜。

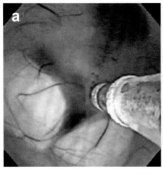 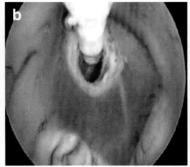 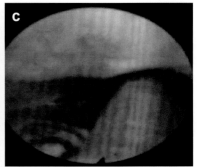

图 15.4　操作视图展示。a. 第三脑室底的造瘘通常采用钝性器械（如活检探头、内镜、Bugbee 钢丝）进行造口，再插入 3Fr Fogarty 球囊进行扩张。b. 通过 Fogarty 球囊进行膨胀、扩张。c. 手术结束时所见的造瘘口

虽然在原则上，通过使用内镜在脑室内放置脑室端分流管似乎是合理的，但从循证医学角度来看，这样操作并没有获得更好的效果。Riva-Cambrin 等人进行了一项 1 级随机盲法研究，有 393 名需要进行分流术的脑积水患者被随机分为内镜组和常规标准置管组，结果显示两组在总生存率方面无显著统计学差异[17]。Flannery 等人进行了系统的文献综述和循证医学研究发现，根据目前的资料，没有足够的证据支持在神经内镜引导下进行脑室端置管优于常规手术方案[4]。

小　结

在过去的 75 年里，神经内镜技术在临床上的应用已经改变了传统对脑积水的治疗，现在它已成为神经外科医生装备中不可或缺的一部分，以应对那些具有挑战的情况。更好的光学设备、照明、仪器和精确立体定位等新的治疗技术的发展，将使一些脑积水患者通过神经内镜得以治愈，从而避免了分流手术。在未来，持续的努力将继续帮助我们优化对脑积水的治疗和改善治疗效果。

参考文献

［1］Bouras T, Sgouros S. Complications of endoscopic third ventriculostomy. J Neurosurg Pediatr. 2011; 7: 643–9.

［2］Choudhri O, Feroze AH, Nathan J, Cheshier S, Guzman R. Ventricular endoscopy in the pediatric population: review of indications. Childs Nerv Syst. 2014; 30: 1625–43.

［3］Di Rocco F, Juca CE, Zerah M, Sainte-Rose C. Endoscopic third ventriculostomy and posterior fossa tumors. World Neurosurg. 2013; 79: S18.e15–9.

［4］Flannery AM, Duhaime AC, Tamber MS, Kemp J, Pediatric Hydrocephalus Systematic Review and Evidence-Based Guidelines Task Force. Pediatric hydrocephalus: systematic literature review and evidence-based guidelines. Part 3: Endoscopic computer-assisted electromagnetic navigation and ultrasonography as technical adjuvants for shunt placement. J Neurosurg Pediatr. 2014; 14(Suppl 1): 24–9.

［5］Fritsch MJ, Kienke S, Ankermann T, Padoin M, Mehdorn HM. Endoscopic third ventriculostomy in infants. J Neurosurg. 2005; 103: 50–3.

［6］Garcia LG, Lopez BR, Botella GI, Paez MD, da Rosa SP, Rius F, et al. Endoscopic third ventriculostomy success score (ETVSS) predicting success in a series of 50 pediatric patients. Are the outcomes of our patients predictable? Childs Nerv Syst. 2012; 28: 1157–62.

［7］Ishii M, Gallia GL. Application of technology for minimally invasive neurosurgery. Neurosurg Clin N Am. 2010; 21: 585–94.

［8］Javadpour M, Mallucci C, Brodbelt A, Golash A, May P. The impact of endoscopic third ventriculostomy on the management of newly diagnosed hydrocephalus in infants. Pediatr Neurosurg. 2001; 35: 131–5.

［9］Jernigan SC, Berry JG, Graham DA, Goumnerova L. The comparative effectiveness of ventricular shunt placement versus endoscopic third ventriculostomy for initial treatment of hydrocephalus in infants. J Neurosurg Pediatr. 2014; 13:

295−300.

[10] Kadrian D, van Gelder J, Florida D, Jones R, Vonau M, Teo C, et al. Long-term reliability of endoscopic third ventriculostomy. Neurosurgery. 2008; 62(Suppl 2): 614−21.

[11] Kulkarni AV, Drake JM, Kestle JR, Mallucci CL, Sgouros S, Constantini S, et al. Predicting who will benefit from endoscopic third ventriculostomy compared with shunt insertion in childhood hydrocephalus using the ETV success score. J Neurosurg Pediatr. 2010; 6: 310−5.

[12] Kulkarni AV, Riva-Cambrin J, Browd SR, Drake JM, Holubkov R, Kestle JR, et al. Endoscopic third ventriculostomy and choroid plexus cauterization in infants with hydrocephalus: a retro-spective hydrocephalus clinical research network study. J Neurosurg Pediatr. 2014; 14: 224−9.

[13] Kulkarni AV, Riva-Cambrin J, Holubkov R, Browd SR, Cochrane DD, Drake JM, et al. Endoscopic third ventriculostomy in children: prospective, multicenter results from the hydrocephalus clinical research network. J Neurosurg Pediatr. 2016; 18: 423−9.

[14] Limbrick DD Jr, Baird LC, Klimo P Jr, Riva-Cambrin J, Flannery AM, Pediatric Hydrocephalus Systematic Review and Evidence-Based Guidelines Task Force. Pediatric hydrocephalus: systematic literature review and evidence-based guidelines. Part 4: Cerebrospinal fluid shunt or endoscopic third ventriculostomy for the treatment of hydrocephalus in children. J Neurosurg Pediatr. 2014;

14(Suppl 1): 30−4.

[15] Ogiwara H, Dipatri AJ Jr, Alden TD, Bowman RM, Tomita T. Endoscopic third ventriculostomy for obstructive hydrocephalus in children younger than 6 months of age. Childs Nerv Syst. 2010; 26: 343−7.

[16] Pople IK, Ettles D. The role of endoscopic choroid plexus coagulation in the management of hydrocephalus. Neurosurgery. 1995; 36: 698−701. discussion 701−2.

[17] Riva-Cambrin J, Kestle JR, Holubkov R, Butler J, Kulkarni AV, Drake J, et al. Risk factors for shunt malfunction in pediatric hydrocephalus: a multicenter prospective cohort study. J Neurosurg Pediatr. 2016; 17: 382−90.

[18] Scarff JE. Nonobstructive hydrocephalus: treatment by endoscopic cauterization of the choroid plexus long term results. J Neurosurg. 1952; 9: 164−76.

[19] Warf BC. Comparison of endoscopic third ventriculostomy alone and combined with choroid plexus cauterization in infants younger than 1 year of age: a prospective study in 550 african children. J Neurosurg. 2005; 103: 475−81.

[20] Weil AG, Westwick H, Wang S, Alotaibi NM, Elkaim L, Ibrahim GM, et al. Efficacy and safety of endoscopic third ventriculostomy and choroid plexus cauterization for infantile hydrocephalus: a systematic review and meta-analysis. Childs Nerv Syst. 2016; 32: 2119−31.

[21] Zada G, Liu C, Apuzzo ML. "Through the looking glass": optical physics, issues, and the evolution of neuroendoscopy. World Neurosurg. 2013; 79: S3−13.

16 分流手术及术后并发症
Shunts and Shunt Complications

Yazid Maghrabi and Saleh Baeesa

16.1 概 述

脑积水作为一种神经外科的常见疾病[1, 2]，在美国，每年大约有 69 000 例患者发病[3]。即使有了诸如神经内镜下脑室造瘘术等新的治疗方案，但自 20 世纪 50 年代以来，脑室分流术，尤其是脑室-腹腔分流术，一直是脑积水患者的标准治疗方案[1]。脑室分流术是神经外科领域中最常见的治疗方案[1, 3]。据估计，在美国每年约有 36 000 例分流手术，其中约 14 000 例患者需要更换分流装置[3]。这样的手术每年要花费数十亿美元，使得脑积水成为卫生系统巨大的财政负担[4]。然而这种负担更是由于术后并发症和置换手术的发生率较高所导致的，而不是分流手术本身的技术问题[5]。在本章中，我们将讨论分流的原理、不同类型的分流装置及其应用。

16.2 分流系统和阀门

分流系统由位于大脑脑室系统或硬膜下间隙的脑室近端导管、单向分流阀系统和位于不同体腔（通常为腹膜腔或右心房）的远端分流管组成[6]。分流阀是分流系统的最重要组成部分，它控制着脑脊液从扩张的脑室系统中流出的速度。市场上有很多阀门的子类型，但最常用的是压力阀、可调控阀或流量调节阀[6, 7]。

16.2.1 压力依赖性分流阀

这种阀门系统包括 4 个子部件，即狭缝裂隙、斜面接头、隔膜和球锥。这种阀门系统的主要目的是使脑室内压力维持在一个相对恒定的状态，使其不会大幅度升高或降低。这种阀门的工作原理是阀门的开启和关闭由颅内的压力决定。此外，当脑室内压力超过阀门的开启压力时，分流阀门开启，脑脊液流通过分流系统流向下游；当脑室内压力降低到阀门的关闭压力以下时，分流阀门即关闭，分流系统内脑脊液停止流动[6]。

对于固定不可调压阀门，存在几种常见的压力类型：极低压（< 1 cmH$_2$O）、低压（1 ~ 4 cmH$_2$O）、中压（4 ~ 8 cmH$_2$O）和高压（> 8 cmH$_2$O）。然而，并没有任何统一标准分类来调控这些实际压力的设定，这主要取决于相关的制造商[6, 8, 9]。

Y. Maghrabi, M.B.B.S. • S. Baeesa, M.B.Ch.B., F.R.C.S.C. (✉)
Division of Neurosurgery, Department of Surgery, Faculty of Medicine, King Abdulaziz
University, P.O. Box 80215, Jeddah 21589, Saudi Arabia
e-mail: salehbaeesa@gmail.com

16.2.1.1 裂隙阀

单缝裂隙阀是最古老、最简单的阀门类型，阀门的裂隙位于阀门的壁中，当阀门承受压力超过其开启压力时，阀门就会打开，使脑脊液流动通过[6, 7, 9, 10]。阀门开启压力完全由阀门瓣片的厚度决定[7, 9, 10]。

目前有多种不同特征的改进型阀门，如Codman Holter 阀和 Phoenix Holter–Hausner阀。Codman Holter 阀由两个硅制的裂隙组成：这些裂隙连接在弹簧上，被安置在一个硅制的腔内，防止管道塌陷。Phoenix Holter–Hausner 阀不同于 Codman Holter 阀，它有两个十字形的硅缝[7, 9, 10]。该分流阀的主要优点是易于放置、操作简单[9]。

16.2.1.2 斜接阀

这种阀的类型由两片硅制的瓣叶组成，每个瓣叶具有一个自由端和一个与阀壁相连的端部：这将确保脑脊液单向流动[9, 10]。这种类型阀门的代表为 Heyer–Schulte 直流阀。

16.2.1.3 隔膜阀

此类阀门的特点是在基底部位置存在硅隔膜。随着压力差的增加，隔膜可以灵敏地移动，促使脑脊液朝向单向流动[9, 10]。与裂隙阀门不同的是，隔膜阀需要直接连接到脑室分流管上[9]。

16.2.1.4 球锥阀

此类分流阀门上有弹簧，并与红宝石球（人造）相连。当压差较小时，该球关闭CSF 流动的孔口。此类阀门的活动可受多种因素影响，如在脑脊液的流量、脑脊液的黏度，在这些因素的影响下，球会在两个方向间移动。目前已出现许多类似分流阀，如 Cordis-

Hakim 阀和 Codman Medos Hakim 阀[9, 10]。

Cordis–Hakim 阀由两个瓣膜片组成：一个位于脑脊液从脑室系统入口的位置，另一个位于出口的方向，而红宝石球位于不锈钢弹簧内。Codman Medos Hakim 阀也由一个储液腔室构成，有近端和远端两个阀门，该腔室内也有一个红宝石球驻留于阀座上[10]。

16.2.2 可程控分流阀

可程控阀门具有与固定压分流阀类似的机械原理。其主要特点是，医生可以从体外调整压力，而不需要再次手术。然而，由于成本及代价相对较高，此前大多数情况下主要用于裂隙脑室和硬膜下积液的治疗上[6]。目前，市场上已有多种可程控阀门的分流套件，如可调压 Codman Hakim 阀，其工作原理为通过球锥结构起作用，类似还有 Sophysa 公司的 Sophy、Medtronic 的 Strata和 Codman 的 Certas plus 可调压阀[6, 11]。

16.2.3 流量控制分流阀

其工作机制不同于依靠压力差来调控的阀门类型，而是根据脑脊液的流量来进行调控。这些阀门的设计目的是保持脑脊液的恒定流量，而不需要考虑分流阀处的压力变化。流量调节阀是由一个实心圆柱体和一个连接到压敏膜上、可以活动的环构成。环与圆柱体之间存在间隙，该间隙大小可随脑脊液压力的高低而发生变化[6, 10]。

16.2.4 阀门系统的附加功能

（1）在某些情况下，医生可能会遇到因分流过度或需要修正分流系统，而要临时终止分流的情况。因此，分流泵通常被设计成具有不能透过射线但可以通过体表皮肤对其进行轻度按压的钛塞结构。由于其具有不能通过射线的特性，所以可以用 X 线来对设备进行定位[6, 9, 10]。

（2）抗虹吸装置（ASD）可防止因大气压和脑室内压强差造成的过度分流情况。此类装置通常位于头皮下，通过一个小隔膜来控制脑脊液的流量[6, 9, 10]。

（3）分流过滤器是一种可以添加到分流系统的过滤装置，由纤维素和硅网制成，被固定安置在硅室之中。通常用于恶性肿瘤导致的脑积水的治疗，以防止恶性肿瘤细胞通过分流系统播散到身体的其他部位。但该结构也有可能被血液或组织碎片堵塞的风险[9, 10]。

16.3　脑室端分流管（近端导管）

近端导管直接置入脑室系统之中，通常由合成硅胶树脂制成。为了能在 X 线下显影，这种导管可含有钡盐或其他不透射线的标志物[9, 10]。由于复合硅材料具有良好的组织相容性、柔韧性、弹性和良好的拉伸强度等特点，所以它通常都是作为首选的制作材料[10]。近端导管具有多种规格，长度从 15 cm 到 23 cm 不等。此外，还有具有弯曲度的预成型导管，可更好地适应钻孔的位置，其长度为 5 ～ 13 cm[9, 10]。导管尖端设计也有较多种类，如多孔的光滑尖端导管和多孔的沟槽设计导管[9, 10]。

16.4　腹腔端分流管（远端导管）

该部分导管的长度变化幅度较大。导管末端可是开放的，也可是封闭的。类似于脑室端分流管，它们也是由硅合成材料制成的，管内也含有钡复合剂或其他可在 X 线

下显影的成分[9, 10]。

16.5　分流手术的种类

16.5.1　脑室-腹腔分流术

脑室-腹腔分流术（V-P 分流术）是现代神经外科治疗脑积水最常用的分流类型[6, 11, 12]。脑室炎、脑室内出血、腹腔感染是 V-P 分流术的禁忌证。该分流方案的近端分流管位于侧脑室内，远端分流管置于腹腔之中[12]。

16.5.2　脑室-心房分流术

脑室-心房分流术（V-A 分流术）通常不作为首选方案，因为它可能与肺心病和分流性肾炎的发生与发展有相关性[6, 13]。当出现 V-P 分流术的绝对禁忌证：腹膜疾病（如腹膜炎），才考虑使用 V-A 分流术[6, 11, 12]。该术式理论上可用于各种类型的脑积水、假性脑瘤和硬膜下积液的治疗[12]。

脑脊液感染是 V-A 分流术的绝对禁忌证。此外，其他心血管疾病，如充血性心力衰竭和肺动脉高压，也是该手术方案的禁忌证，因为它会增加心脏的液体负荷，可能对患者有生命危险[12]。类似于 V-P 分流术，该方案的近端导管也放置于侧脑室内[9, 12]。远端导管经颈静脉放置于位于三尖瓣上方的上腔静脉（SVC）中[6, 12]。

16.5.3　脑室-胸膜腔分流术

当脑积水患者有行 V-P 分流术及 V-A 分流术的禁忌证时，脑室-胸膜腔分流术（VPL 分流术）可作为另外一种备选手术方案[11, 14]。对于 7 岁以下儿童，建议不要使用该分流方案，以防止胸腔积液的发生[11]。有胸腔手术史和胸腔粘连史的患者，或有活

动性胸腔疾病的患者，均禁止行 VPL 分流术[6]。该方案的近端分流管的放置位置与 V-P 分流术和 V-A 分流术类似，放置于侧脑室内[6, 9, 12]，分流管的远端放置于胸膜腔中[6]。

16.5.4 其他不常见的分流类型

16.5.4.1 腰大池-腹腔分流术

腰大池-腹腔分流术（L-P 分流术）主要用于交通性脑积水的治疗，如假性脑瘤和脑脊液瘘等情况[11]。在 SINPHONI-2 研究（一个开放的随机试验）中发现，特发性正常压力脑积水患者可通过腰大池-腹腔分流术治疗而取得较好的治疗效果[15]。

16.5.4.2 其他罕见的分流手术类型

有报道，分流系统的远端导管也可放置入其他的脏器之中，如胆囊、子宫和膀胱等。由于该方案具有严重的相关并发症，此类方案在临床上极为罕见[11]。

16.6 并发症及其发生率

多位学者曾提出过多种不同的分流并发症的分类方案，但尚缺乏一个统一的分类标准[16]。在后续的章节中，我们拟将并发症分为两类：近期并发症（发生在分流术后 1 年内）及远期并发症（发生在分流术后 1 年后）（表 16.1）。

目前，分流手术仍是临床上治疗脑积水的基础方案。然而，分流术后发生各种并发症的概率相对较高[16]。在美国加利福尼亚州进行的一项纳入 14 455 例患者的大规模人群的研究中发现，分流术后 5 年累积并发症的发生率约为 35%[16, 17]。其中分流系统堵塞约占 15.1%，而分流术后感染约占 8%。在成人患者中，Korinek 等发现分流最常见的并发症也为分流系统堵塞，发生率约占 15.9%；其次为分流管移位，约占 7.1%。分流并发症的发生种类和概率在儿童和成人患者中是不同的，这归因于儿童的生长发育[20, 21]。

16.6.1 近期术后并发症（1 年以内）

16.6.1.1 分流术后感染

分流术后感染被称为"神经外科医生的噩梦"。近 10 年来的研究报道，分流术后感染的发生率为 8.5% ~ 15%[16-18, 20-22]。这也

表 16.1 按分流系统置入时间划分的并发症分类

近期并发症（发生在分流术后 1 年内）	远期并发症（发生在分流术后 1 年后）
分流术后感染	分流管断裂
分流系统堵塞	继发性颅缝早闭
分流管连接处断开	脑膜纤维化
分流管移位	获得性颅脑比例失调
裂隙脑室综合征（SVS）	孤立性第四脑室
	颅腔积气

是儿童分流失败的第二常见的原因[18, 19]。在一项大型多中心前瞻性队列研究中发现，患者年龄小于 6 个月、早产儿脑室内出血是发生分流术后感染的危险因素。此外，肿瘤、脊髓脊膜膨出、感染后脑膜炎等也是脑积水分流术后感染的可能危险因素。性别、种族和受孕后年龄也与分流术后感染有相关性[23]。然而，值得注意的是，其中分流手术时间的长短为分流术后感染最重要的危险因素，而大多数分流术后感染均发生于围手术期间[11, 16, 22]。

分流术后感染，与术中术区污染、手术技术不良、手术材料不完善或手术时间持续较长等因素均有关，所以分流术后感染通常发生在术后的近期阶段[16, 24, 25]。此外，其他可能会导致分流术后感染的相对罕见的因素还包括脑膜炎、腹膜炎等[16, 24]。远期分流术后感染很少见，通常是因结肠内菌群污染远端分流管所致[16, 25]。

分流术后感染通常是由表皮葡萄球菌、金黄色葡萄球菌和凝固酶阴性葡萄球菌等皮肤菌群所引起的[16, 22, 25]。在这些研究中，已经从被感染的脑室腹腔分流管中分离出革兰阴性菌[16, 22, 24]。对 224 名儿童患者进行队列研究发现，分流系统中感染的最常见的细菌是阴性葡萄球菌（约占 45.7%），其次是金黄色葡萄球菌（约占 22.9%）；也有发现其他微生物的报道，如肺炎链球菌和大肠埃希菌，但发生此类细菌感染的概率不高[22]。分流术后感染的临床表现为分流系统周围有局部炎症反应的征象和症状：肿胀、发热、发红，以及分流系统功能丧失等。患者也可表现有嗜睡、易怒、恶心及呕吐等症状。部分患者，甚至可出现癫痫发作症状[16, 24]。虽然有学者认为感染后不一定有发热表现，但 Lee 及其同事发现，发热仍是分流术后感染最常见的临床症状[16, 22, 24]。

实验室检测可作为诊断分流术后感染的初始方案。包括进行全血细胞计数（CBC）来检查白细胞（WBC），因在大多数情况下，分流术后感染患者的白细胞是升高的。此外，C 反应蛋白（CRP）、红细胞沉降率（ESR）等在感染的急性期也能作为辅助检查指标[11, 22]。而最重要的诊断方案是进行脑脊液分析和细菌培养，其中从分流系统储液囊内抽取的脑脊液标本比从腰大池和脑室内留取的脑脊液标本更有价值。由于距离分流系统置管的位置相对较远，后两种方法取液后培养失败的可能性较大，且与对分流泵直接进行穿刺相比，后两种方法更容易发生医源性并发症[11, 16, 24]。

计算机断层扫描（CT）和磁共振成像（MRI）等影像学检查通常无法直接用于确诊分流术后感染[11]。在 CT 和 MRI 上，脑膜炎患者可表现有软脑膜不规则的强化。而对于脑室炎的患者，在 CT 和 MRI 上可表现有室管膜的不规则强化[16, 26]。需要注意的是，V-P 分流术后感染与腹膜炎、VPL 分流术后感染与脓胸、V-A 分流术后感染与心内膜炎及脓毒血症可能同时发生[11, 16, 26]。

在发生分流术后感染后，大多数学者建议应手术移除分流系统，同时进行脑室外引流（EVD），并给予抗生素控制感染[11, 22, 27]。EVD 用于治疗分流术后感染有许多优点，可使外科医生能够更方便地监测脑脊液性状、取样进行生化常规检测，以了解治疗的效果[11]。因此，在有些情况下，近端的引流管仍然会被留置在体内，而远端的引流管则会被取出[11, 22, 27]。

对于分流术后感染，万古霉素通常作为首选抗生素单独使用或联合使用。联合使用抗生素时，可以使用第三代头孢菌素或美罗培南，然后根据细菌培养结果和药敏试验进一步调整感染治疗方案[11, 22, 27]。然而，在不移除分流系统的情况下，单独使用抗生素治疗感染的成功率较低，而且存在继发性感染加重的风险，因此不推荐单独使用抗生素进行治疗[11, 22]。通常情况下，在持续使用抗生素治疗约 10 天后，在连续 3 次进行脑脊液取样（间隔 1 天取样）培养结果均为阴性后，可移除 EVD，并可重新再次进行分流手术[11, 27]。

一旦发生分流术后感染，其死亡率较高。因此，降低分流术后感染的发生率可间接预防随后可能的灾难性事件[28]。由于分流术后感染多为术中外科医生手套的接触传播所致，因此减少外科医生术中双手接触相关物件的频率也会降低分流术后感染的发生率[22, 28, 29]。除此之外，缩短手术时间、使用双层手套等，也有助于降低分流术后的感染率[22, 29]。Rehman 等人的一项回顾性队列研究表明，术中在进行置入分流套件操作之前更换手套，可以显著降低分流术后的感染率[28]。

一项随机对照试验发现，在进行 V-P 分流操作时，在分流套件周围同时注射万古霉素和庆大霉素可显著降低分流术后的感染率[30]。此外，一项以观察性研究的 meta 分析发现，使用具有抗生素涂层的分流管（AIC）也可有效降低分流术后的感染率[31]。

16.6.1.2 分流系统阻塞（故障）

分流系统阻塞是分流术后最常见的并发症[18, 19, 32]。据估计，约一半的患者在置入分流管后的 12 年内至少会出现一次与分流梗阻相关的症状[32, 33]。分流系统阻塞每年发生率为 0.5% ～ 5%[16, 24, 32, 34]。

分流系统阻塞主要发生于以下三个部位：① 近端分流管尖端，易受室管膜细胞反应影响而堵塞；② 分流阀，可因血液或组织碎片进入而堵塞；③ 分流管远端，相对少见[24]。无论堵塞在分流系统哪个部位，在临床上均可表现为头痛、呕吐和嗜睡等颅内压增高的体征和症状[16, 25, 32]；也可表现有脑神经麻痹、共济失调、癫痫等非典型症状[32, 35]。婴儿患者发生分流道梗阻后可表现出恶心、呕吐和易怒的症状[16, 24]。

实验室检查在诊断分流术后梗阻方面的作用有限。然而，CT 等影像学检查是诊断分流术后梗阻的金标准[16, 24, 32]。通过 CT 等相关影像学检查，将术后即时的影像学图像与出现症状后的图像直接进行对比，即可明确分流术后是否存在梗阻的情况[16, 24]。如出现分流术后梗阻的情况，可通过再次手术直接取出分流管，但这存在可能导致出血的风险。而通过神经内镜辅助下取出已置入的分流管则相对安全[36]。

16.6.1.3 术后分流系统断裂

分流系统断裂是继分流系统阻塞之后导致分流手术失败的第二大常见原因[16, 26]。分流术后分流系统断裂的发生率为 4% ～ 15%，然而并不是所有的分流系统断裂后都会出现分流失效[37]。术后分流系统断裂通常发生于具有多部件分流套件上，而采用单部件分流套件的分流系统则可降低此类并发症的发生率[37-39]。其他导致分流系统断裂的因素还包括患者的生长及颈部剧烈运动等[37, 38]。

分流系统断裂常见的部位发生在颈部和腹部[38]。分流系统断裂后可表现出颅高压的症状，类似于分流系统阻塞后的临床表现。但部分患者也可能无临床症状，通常是在做其他影像学检查时偶然发现的[16, 37]。"分流系统 X 线检查"是诊断这种现象的金标准，它可发现分流系统几个管段之间断裂后出现的间隙[16, 26]。腹腔镜能在可视下取出断开的腹腔端导管，并可辅助重新进行置管，以确保分流系统重新正常运行，可作为腹腔端翻修手术操作的金标准[40]。对于分流管近端和分流阀间的断裂也需要重新进行手术翻修[11]。

16.6.1.4 分流装置的错位与移位

这是一种罕见的分流术后并发症，通常发生在分流系统的近端或远端分流管处[16, 24]。已有许多关于远端分流管向阴囊、胃、胸壁、膀胱和结肠等部位移位的报道[41-46]。一旦出现以上这些情况，都需要紧急进行翻修手术[47]。

16.6.1.5 裂隙脑室综合征

裂隙脑室综合征（SVS）是一种分流术后颅内压升高（分流术后短暂性颅内压降低致脑组织过度灌注后水肿所致的持续颅内压升高），但影像学上脑室表现为裂隙样外观的综合征[16, 25]。约 2/3 的分流术后患者可表现为裂隙样脑室的影像学表现。然而，只有约 11% 的患者可能会出现临床症状[48, 49]。对于这种综合征的发病机制，目前公认的理论是脑脊液快速过度引流，导致脑室内近端分流管端部短暂性梗阻，出现间歇性分流功能障碍[16, 25]。该综合征的诊断依据主要为临床症状和结合影像学上显著变小的侧脑室[16, 26]。

针对该并发症，临床上有人提出了许多治疗方案，如使用泼尼松疗法、使用可程控的分流系统进行分流、完善颅骨修补术或取出既往的分流系统等[50]。有一项长达 25 年的队列随访研究表明，使用抗虹吸分流装置（ASD）进行分流手术可以有效地降低 SVS 的发生率[50]。

16.6.2 远期术后并发症（超过 1 年以上）

16.6.2.1 分流系统断裂

分流系统断裂是一种分流术后远期容易出现的并发症，通常见于较大的儿童和青少年患者。它是由于患者术后反复的机械应力、分流管老化，以及患者身体持续生长引起的[16, 33]。分流系统断裂最常见的部位是颈部和上胸部，临床上可表现为颅内压增高症状，可伴有分流道周围疼痛、肿胀或皮肤软组织红斑等表现。X 线检查对诊断分流管断裂具有较高的灵敏性，可以在 X 线平片上发现分流道的不连续性[16, 51]。如果出现此类并发症，需要进行翻修手术[11, 40]。

16.6.2.2 继发性颅缝早闭

在分流术后持续的慢性过度引流的情况下，颅骨的破骨细胞 / 成骨细胞活性升高，导致新生的骨组织形成，随后发生颅骨骨缝融合而出现继发性颅缝早闭[16, 52]。此类并发症的发生率为 10% ～ 15%[16, 52]，可通过影像学检查来进行确诊，如颅脑 CT 检查，颅骨 3D-CT 重建检查目前已在临床上得到广泛的应用。如果需要检查脑实质的变化，可行颅脑 MRI 检查[16]，而后可通过去骨瓣减压术和颅骨修补术来进行手术治疗[16]。

16.6.2.3 脑膜纤维化

脑膜纤维化是一种罕见的并发症，由慢性过度分流导致的软脑膜中胶原蛋白和肉芽组织增生，并逐渐纤维化而形成。在增强 MRI 中可表现为强化的长信号区，在增强

CT 中呈高密度表现[16]。出现该情况后一般无需特殊处理，保守观察即可[53]。

16.6.2.4　获得性颅脑比例失调

获得性颅脑比例失调为大脑体积增大且无法被正常颅腔所容纳的情况。目前对该情况的研究尚不明确，发病率不详。出现该并发症的患者会表现有严重的头痛、易怒、共济失调、头晕和嗜睡等症状[54]。X 线检查可见患者颅骨呈增厚表现，这可能与颅缝早闭有关[54]。此外，颅脑 CT 检查可见有"拥挤的颅后窝"，表现为继发性小脑扁桃体下疝（后天性 Chiari Ⅰ型畸形）[16, 54]。

此类并发症的治疗策略以分流或引流脑脊液为主，以降低颅腔内压力[54-56]。其他治疗方案也有颞下开颅去骨瓣减压术，以扩大颅腔体积[54, 57]。

16.6.2.5　孤立性第四脑室（EFV）

当中脑导水管、第四脑室 Luschka 孔和 Magendie 孔被阻塞，致使第四脑室与其他脑室系统相互隔离时，第四脑室就会呈现出被孤立状态[58]。阻塞的原因多为颅内出血后或脑膜炎后。对于分流术后的患者，可能存在慢性过度引流，脑脊液循环通道会出现功能性闭塞[58-60]。此类患者 EFV 的发生率为 2% ～ 3%，从分流系统置入发生 EFV 的时间间隔约为 3.1 年[58, 61]。EFV 临床可表现出与分流系统梗阻、断开等相关分流并发症类似的体征和症状。因此，其临床特征必须与 CT、MRI 等影像学表现结合起来[58]。对于影像学检查，MRI 通常优于 CT，因为 MRI 可以更详细地反映中脑导水管堵塞的细节[16, 58]。

长期以来，第四脑室放置单独的分流系统一直是治疗 EFV 的基础方案，但并发症较高[58]。目前，内镜下中脑导水管成形术、中脑导水管支架置入术，以及通过开颅 EFV 开窗术等已逐渐在临床上得到应用，且是安全有效的。

16.6.2.6　气颅

气颅是一种极为罕见的分流术后并发症，只有在颅底存在骨质缺损，且分流系统出现负压时，空气才有可能进入颅腔。影像学检查是诊断气颅的金标准[16]。

小　结

分流手术目前已广泛应用于脑积水的治疗。然而，分流术后并发症发生率相对较高。分流术后常规并发症一般发生在术后近期内，而相对罕见的远期并发症一般发生于分流术后 1 年以后。如果出现分流术后并发症，应及时明确诊断，并有效地对症处理，以减轻并发症的损伤程度和降低死亡率。

参考文献

[1] Stone JJ, Walker CT, Jacobson M, Phillips V, Silberstein HJ. Revision rate of pediatric ventriculoperitoneal shunts after 15 years. J Neurosurg Pediatr. 2013; 11(1): 15-9.

[2] Laurence KM, Coates S. The natural history of hydrocephalus. Detailed analysis of 182 unoperated cases. Arch Dis Child. 1962; 37: 345-62.

[3] Massimi L, Paternoster G, Fasano T, Di Rocco C. On the changing epidemiology of hydrocephalus. Childs Nerv Syst. 2009; 25(7): 795-800.

[4] Patwardhan RV, Nanda A. Implanted ventricular shunts in the United States: the billion-dollar-a-year cost of hydrocephalus treatment. Neurosurgery. 2005; 56: 139-45.

[5] Gottfried ON, Binning MJ, Sherr G, Couldwell WT. Distal ventriculoperitoneal shunt failure secondary to Clostridium Difficile colitis. Acta Neurochir. 2005; 147: 335-8.

[6] Cinalli G, Maixner WJ, Sainte-Rose C. Pediatric

Hydrocephalus. Milano: Springer; 2005.

[7] Drake JM, Sainte-Rose C. The shunt book. New York: Blackwell Scientific; 1995.

[8] Albright AL, Pollack IF, Adelson P. Principles and practice of pediatric neurosurgery. 3rd ed. New York: Thieme; 2014.

[9] Post EM. Currently available shunt systems: a review. Neurosurgery. 1985; 16(2): 257−60.

[10] Ramamurthy B, Sridhar K, Vasudeva MC. Textbook of operative neurosurgery. New Delhi: BI Publications Pvt Ltd; 2005.

[11] Greenberg MS. Handbook of neurosurgery. 8th ed. New York: Thieme; 2016.

[12] Rengachary SS, Wilkins RH. Neurosurgical operative atlas. Chicago: AANS Publications Committee; 1993.

[13] Lundar T, Langmoen IA, Hovind KH. Fatal cardiopulmonary complications in children treated with ventriculoatrial shunts. Childs Nerv Syst. 1991; 7: 215−7.

[14] Jones RFC, Currie BG, Kwok BCT. Ventriculopleural shunts for hydrocephalus: a useful alternative. Neurosurgery. 1988; 23: 753−5.

[15] Kazui H, Miyajima M, Mori E, Ishikawa M, SINPHONI-2 Investigators. Lumboperitoneal shunt surgery for idiopathic normal pressure hydrocephalus (SINPHONI-2): an open-label randomised trial. Lancet Neurol. 2015; 14(6): 585−94.

[16] Di Rocco C, Turgut M, Jallo G, Martínez-Lage JF. Complications of CSF shunting in hydrocephalus. Cham: Springer; 2015.

[17] Wu Y, Green NL, Wrensch MR. Ventriculoperitoneal shunt complications in California: 1990 to 2000. Neurosurgery. 2007; 61: 557−62.

[18] Khan F, Shamim MS, Rehman A, Bari ME. Analysis of factors affecting ventriculoperitoneal shunt survival in pediatric patients. Childs Nerv Syst. 2013; 29(5): 791−802.

[19] Korinek AM, Fulla-Oller L, Boch AL, Golmard JL, Hadiji B, Puybasset L. Morbidity of ventricular cerebrospinal fluid shunt surgery in adults: an 8−year study. Neurosurgery. 2011; 68(4): 985−94.

[20] Park MK, Kim M, Park KS, Park SH, Hwang JH, Hwang SK. A retrospective analysis of ventriculoperitoneal shunt revision cases of a single institute. J Korean Neurosurg Soc. 2015; 57(5): 359−63.

[21] Lee L, Low S, Low D, Ng LP, Nolan C, Seow WT. Late pediatric ventriculoperitoneal shunt failures: a Singapore tertiary institution's experience. Neurosurg Focus. 2016; 41(5): E7.

[22] Lee JK, Seok JY, Lee JH, Choi EH, Phi JH, Kim SK, et al. Incidence and risk factors of ventriculoperitoneal shunt infections in children: a study of 333 consecutive shunts in 6 years. J Korean Med Sci. 2012; 27(12): 1563−8.

[23] Simon TD, Butler J, Whitlock KB, Browd SR, Holubkov R, Kestle JR, et al. Risk factors for first cerebrospinal fluid shunt infection: findings from a multi-center prospective cohort study. J Pediatr. 2014; 164(6): 1462−8. e2.

[24] Sivaganesan A, Krishnamurthy R, Sahni D, Viswanathan C. Neuroimaging of ventriculoperitoneal shunt complications in children. Pediatr Radiol. 2012; 42: 1029−46.

[25] Di Rocco C, Massimi L, Tamburrini G. Shunts vs. endoscopic third ventriculostomy in infants: are there different types and/or rates of complications? A review.

Childs Nerv Syst. 2006; 22: 1573−89.

[26] Wallace AN, McConathy J, Menias CO, Bhalla S, Wippold FJ II. Imaging evaluation of CSF shunts. Am J Roentgenol. 2014; 202: 38−53.

[27] Kestle JR, Garton HJ, Whitehead WE, Drake JM, Kulkarni AV, Cochrane DD. Management of shunt infections: a multicenter pilot study. J Neurosurg. 2006; 105(3 Suppl): 177−81.

[28] Rehman AU, Rehman TU, Bashir HH, Gupta V. A simple method to reduce infection of ventriculoperitoneal shunts. J Neurosurg Pediatr. 2010; 5(6): 569−72.

[29] Kulkarni AV, Drake JM, Lamberti-Pasculli M. Cerebrospinal fluid shunt infection: a prospective study of risk factors. J Neurosurg. 2001; 94: 195−201.

[30] Moussa WM, Mohamed MA. Efficacy of postoperative antibiotic injection in and around ventriculoperitoneal shunt in reduction of shunt infection: a randomized controlled trial. Clin Neurol Neurosurg. 2016; 143: 144−9.

[31] Thomas R, Lee S, Patole S, Rao S. Antibiotic-impregnated catheters for the prevention of CSF shunt infections: a systematic review and meta-analysis. Br J Neurosurg. 2012; 26(2): 175−84.

[32] Barnes NP, Jones SJ, Hayward RD, Harkness WJ, Thompson D. Ventriculoperitoneal shunt block: what are the best predictive clinical indicators? Arch Dis Child. 2002; 87(3): 198−201.

[33] Sainte-Rose C, Piatt JH, Renier D, et al. Mechanical complications in shunts. Pediatr Neurosurg. 1991; 17: 2−9.

[34] Rekate HL. Shunt revision: complications and their prevention. Pediatr Neurosurg. 1991; 17: 155−62.

[35] Lee TT, Uribe J, Ragheb J, et al. Unique clinical presentation of pediatric shunt malfunction. Pediatr Neurosurg. 1999; 30: 122−6.

[36] Singh D, Saxena A, Jagetia A, Singh H, Tandon MS, Ganjoo P. Endoscopic observations of blocked ventriculoperitoneal (VP) shunt: a step toward better understanding of shunt obstruction and its removal. Br J Neurosurg. 2012; 26(5): 747−53.

[37] Lee YH, Park EK, Kim DS, Choi JU, Shim KW. What should we do with a discontinued shunt? Childs Nerv Syst. 2010; 26(6): 791−6.

[38] Aldrich EF, Harmann P. Disconnection as a cause of ventriculoperitoneal shunt malfunction in multicomponent shunt systems. Pediatr Neurosurg. 1990; 16: 309−11.

[39] Epstein F. How to keep shunts functioning, or "the impossible dream". Clin Neurosurg. 1985; 32: 608−31.

[40] Yu S, Bensard DD, Partrick DA, Petty JK, Karrer FM, Hendrickson RJ. Laparoscopic guidance or revision of ventriculoperitoneal shunts in children. JSLS. 2006; 10(1): 122−5.

[41] Albala DM, Danaher JW, Huntsman WT. Ventriculoperitoneal shunt migration into the scrotum. Am J Surg. 1989; 55(11): 685−8.

[42] Alonso-Vanegas M, Alvarez JL, Delgado L, Mendizabal R, Jimenez JL, Sanchez-Cabrera JM. Gastric perforation due to ventriculo-peritoneal shunt. Pediatr Neurosurg. 1994; 21: 192−4.

[43] Borkar SA, Satyarthee GD, Khan RN, Sharma BS, Mahapatra AK. Spontaneous extrusion of migrated venticuloperitoneal shunt through chest wall: a case report.

Turk Neurosurg. 2008; 18(1): 95−8.

[44] Burnette DJ. Bladder perforation and urethral catheter extrusion: an unusual complication of cerebrospinal fluid-peritoneal shunting. J Urol. 1982; 127: 543−4.

[45] Fischer G, Goebel H, Latta E. Penetration of the colon by a ventriculo-peritoneal drain resulting in an intra-cerebral abscess. Zentralbl Neurochir. 1983; 44: 155−60.

[46] Glatstein MM, Roth J, Scolnik D, Haham A, Rimon A, Koren L. Late presentation of massive pleural effusion from intrathoracic migration of a ventriculoperitoneal shunt catheter: case report and review of the literature. Pediatr Emerg Care. 2012; 28(2): 180−2.

[47] Ammar A, Nasser M. Intraventricular migration of VP shunt. Neurosurg Rev. 1995; 18(4): 293−5.

[48] Baskin JJ, Manwaring KH, Rekate HL. Ventricular shunt removal: the ultimate treatment of the slit ventricle syndrome. J Neurosurg. 1998; 88(3): 478−84.

[49] Walker ML, Fried A, Petronio J. Diagnosis and treatment of the slit ventricle syndrome. Neurosurg Clin N Am. 1993; 4: 707−14.

[50] Gruber RW, Roehrig B. Prevention of ventricular catheter obstruction and slit ventricle syndrome by the prophylactic use of the Integra antisiphon device in shunt therapy for pediatric hypertensive hydrocephalus: a 25−year follow-up study. J Neurosurg Pediatr. 2010; 5(1): 4−16.

[51] Browd S, Ragel B, Gottfried O. Failure of cerebrospinal fluid shunts. Part I: obstruction and mechanical failure. Pediatr Neurol. 2006; 34: 83−92.

[52] Albright AL, Tyler-Kabara E. Slit-ventricle syndrome secondary to shunt-induced suture ossification. Neurosurgery. 2001; 48: 764−9.

[53] Bhatia V, Panda P, Sharma S, Sood RG. Post shunt meningeal fibrosis: role of contrast enhanced MRI in differentiation from chronic subdural hematoma. IJNS. 2012; 1(2): 158−60.

[54] Sandler AL, Goodrich JT, Daniels LB III, Biswas A, Abbott R. Craniocerebral disproportion: a topical review and proposal toward a new definition, diagnosis, and treatment protocol. Childs Nerv Syst. 2013; 29(11): 1997−2010.

[55] Cinalli G, Salazar C, Mallucci C,Yada JZ, Zerah M, Sainte-Rose C. The role of endoscopic third ventriculostomy in the management of shunt malfunction. Neurosurgery. 1998; 43: 1323−7.

[56] Gil Z, Siomin V, Beni-Adani L, Sira L, Constantini S. Ventricular catheter placement in children with hydrocephalus and small ventricles: the use of a frameless neuronavigation system. Childs Nerv Syst. 2002; 18: 26−9.

[57] Epstein FJ, Fleischer AS, Hochwald GM, Ransohoff J. Subtemporal craniectomy for recurrent shunt obstruction secondary to small ventricles. J Neurosurg. 1974; 41: 29−31.

[58] Udayakumaran S, Biyani N, Rosenbaum DP, Ben-Sira L, Constantini S, Beni-Adani L. Posterior fossa craniotomy for trapped fourth ventricle in shunt-treated hydrocephalic children: long-term outcome. J Neurosurg Pediatr. 2011; 7(1): 52−63.

[59] Oi S, Matsumoto S. Isolated fourth ventricle. J Pediatr Neurosci. 1986; 2: 282−6.

[60] Oi S, Matsumoto S. Pathophysiology of aqueductal obstruction in isolated IV ventricle after shunting. Childs Nerv Syst. 1986; 2: 282−6.

[61] Eder HG, Leber KA, Gruber W. Complications after shunting isolated IV ventricles. Childs Nerv Syst. 1997; 13: 13−6.

17 并发症最小化和远期预后最优化的策略
Strategies to Minimize Shunt Complications and Optimize Long-Term Outcomes

Dominic Venne

17.1 概述和一般概念

大部分脑积水患者均可通过分流手术进行治疗。自 1952 年分流手术应用于临床以来，这些手术（主要是脑室-腹腔分流术、脑室-心房分流术）已经挽救了数百万人的生命[1]。随着外科手术技术的发展及改进，此类手术的并发症的发生率和患者术后的死亡率已明显降低。然而，与其他需要使用置入物的手术（心脏起搏器、脑起搏器、鞘内泵）相比，分流手术术后并发症发生率始终较高。在较早时候，术后 2 年分流失效率高达 40%，感染率高达 3% ~ 15%[2, 3]。此外，分流术后远期超过 30% 的死亡率与分流术后感染有关，几乎是未发生感染的儿童患者死亡率的 2 倍[4]。

与分流术后感染相关的多个危险因素中，脑积水的病因[5]、患者年龄较小[6]、此前是否已经进行过分流手术[7]、分流手术的持续时间[8, 9]及术后出现脑脊液漏等[10, 11]均为分流术后感染的影响因素。

针对分流术后的并发症及处理方案，多数都是基于对历史病例报告、回顾性研究、病例观察和随机研究所得出的。本章节旨在提高临床医生对分流手术相关细节的认识和

理解，这些细节在临床上可能对分流术后患者的预后产生积极的影响。

17.1.1 患者的选择

这个"概念"适用于任何手术。选择合适的患者，把握好手术指征，可以获得更好的预后。对于脑积水患者，正如 H. L. Rekate 所提到的，并非所有脑室扩大的患者都需要治疗[12]。"对诊断还有疑问的患者，就进行分流手术"，这可能会导致过度使用分流手术。在临床上，有些儿童患者尽管脑室是扩大的，但颅内情况处于"稳态"的，而最终却进行了分流术。在缺乏明确的高颅压体征及症状的情况下，是否行分流手术要考虑多种因素，如快速增大的头围、脑室扩张的影像学证据、经颅多普勒等辅助测试（包括搏动指数和阻力指数）和医生的临床经验等[13, 14]。

17.1.2 手术团队的选择

长期以来，分流手术一直被认为是一种年轻的住院医生就可以独立开展的、简单且较好的手术方案。然而这一想法并不正确，因为分流手术也可能发生严重并发症，甚至导致更严重后果。虽然分流手术操作流程相

D. Venne, M.D., M.Sc., F.R.C.S.C.
Department of Neurosurgery, Cleveland Clinic Abu Dhabi, Abu Dhabi, United Arab Emirates
e-mail: dominic_venne@yahoo.com

对比较简单，但术后临床效果在很大程度上取决于外科医生的经验和对手术操作细节的关注。表 17.1 只列出了众多与分流手术相关的并发症中的少数。

17.2　减少分流术后感染

分流术后感染是一种灾难性的并发症，其预后不良，有很高的死亡率。绝大多数感染是在手术时（术中污染）或术后短期内发生的（通常是由于脑脊液漏或伤口愈合不佳所致）。大多数感染发生在分流术后 8 周内，90% 的分流术后感染发生在术后 6 个月

内[15]。分流术后感染最常见的病原菌为凝固酶阴性葡萄球菌，其次为金黄色葡萄球菌。将分流术后感染率降至 0 是一项长期且困难的任务。无论是否可行，但可以通过一系列相应的措施来降低分流术后感染的发生率，以确保手术的成功。

17.2.1　术前措施

17.2.1.1　术前皮肤准备

对于分流术后感染，首先应着重关注感染源。虽然感染有来自医务人员的可能性[16]，但有明确的证据表明，导致分流术后感染的细菌主要是来自患者自身皮肤上的

表 17.1　分流手术相关并发症列表

并　发　症	临　床　表　现
近端分流管错位（脑室外 / 插入脑实质内）	• 未解决的、持续的颅内高压 • 脑叶、基底神经节、脑干出血等导致的永久性神经功能障碍
分流阀方向错误	• 未解决的、持续的颅内高压
远端导管错位	• 未解决的、持续的颅内高压 • 肠穿孔、腹膜炎
出血（轴外、轴内和脑室内）	颅内出血导致的占位效应引起颅内压升高、神经功能缺损、癫痫发作、分流梗阻、死亡等
术后脑脊液瘘	分流术后感染、脑膜炎、癫痫发作、智力下降、死亡等
近端手术部位感染	脑膜炎、脓胸、脑脓肿、癫痫、精神和认知能力下降、败血症、死亡
远端手术部位感染	腹腔内假性囊肿、腹膜炎、败血症
阀门选择或压力设置不当	未解决且持续的颅内高压、过度引流
导管长度不合适	因生长发育导致远端导管向近端移位而出现分流功能障碍
分流系统的套件固定不佳	导管与分流阀之间断开
切口愈合不佳	脑脊液漏、分流套件外露导致分流术后感染，术后皮肤外观不佳导致患者出现情绪或心理上的问题

菌群[17]。对于长期在 ICU 住院的患者，分流术后继发感染所培养出的细菌通常是胃肠道细菌（耐万古霉素肠球菌）和耐甲氧西林或耐万古霉素金黄色葡萄球菌（MRSA 和 VRSA），这证实了分流术后感染的感染源主要来自患者皮肤上的定植菌群。与此类似，对于脊柱发育不良（开放性脊髓脊膜突出）的新生儿，胃肠道细菌也是造成新生儿出生后颅内感染的主要菌种[18]。在青少年患者中，分流术后继发感染在 V-P 分流管中取样培养出的主要菌种多为痤疮丙酸杆菌。因此，在手术前做到充分减少手术部位的细菌数量是降低分流术后感染率的有效措施。事实上，疾病预防控制中心（CDC）已经推荐使用该方案来预防及降低术后手术部位的感染（SSI）[19, 20]。在手术前，可通过对术区局部使用药物以减少切口处微生物的数量来降低术后的感染率，这些药物中氯己定被证实比聚维酮碘或肥皂和水更有效[21]。因此，建议在手术前数小时内使用洗发水洗发、使用沐浴露或含氯己定成分的香皂洗澡，以减少皮肤上细菌数量和污渍。对于无法洗澡的 ICU 患者，使用氯己定浸渍布擦拭术区，也是降低术后手术部位感染的一种很好的替代方法[22-24]。

17.2.1.2　术前护理

术前护理在预防术后手术部位感染方面有着至关重要的作用。部分患者有因其他手术（如胃造口术、回肠造口术及气管造口术）遗留的陈旧性开放性手术造口，术前应保持造口处周围皮肤清洁，并应尽量远离计划的手术部位。

对于患有开放性神经管缺陷（脊髓脊膜膨出）的新生儿，应将粪便严格控制在肛周附近，并应经常及时地进行清理（图 17.1a）。当患儿保持俯卧位或侧卧位时，应对神经管缺损（NTD）处进行保护处理，用无黏附的无菌纱布覆盖[25]。可在这些纱布外覆盖一层无菌黏附膜，以确保脊柱裂处与邻近的肛周区域进行有效的物理隔离（图 17.1b）。一般情况下，只要患儿病情相对稳定、处于耐受状态，就应延迟 CSF 分流系统置入，而应先及时对 NTD 进行修复[18]。

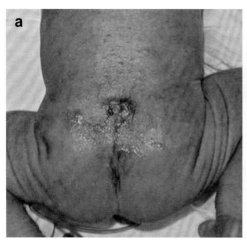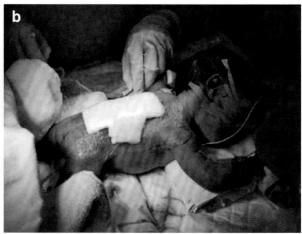

图 17.1　a. 开放性神经管缺损处被粪便污染。b. 隔离技术

17.2.1.3 术前静脉预防性使用抗生素

对于清洁的择期手术，建议在手术切皮前 1 小时静脉内输注抗生素预防感染，如手术持续时间较长，术中应再重复使用一次抗生素。尽管在统计学上并没有证据证明这样做具有优势，但手术后 24 小时内进行抗生素覆盖预防术后感染在目前仍是一种常用的做法[26, 27]。

17.2.1.4 备皮

Cochrane 数据库的研究表明，在非神经外科手术中，术前剃掉头发的患者与未剃掉头发的患者术后发生手术部位感染的概率无显著差异[28]。事实上，只要头皮和头发经过适当的清洁和消毒处理，没有证据证明在没有剃头的情况下进行的手术会增加感染的风险。相反，有一项回顾性研究表明，手术前几小时进行备皮的患者比那些没有剃掉头发的患者感染率更高[29]。如果必须要去除毛发，采用修剪的方案可能比使用剃刀导致术后手术部位感染的可能性要小。然而，事实上根据以往的经验，为了避免皮肤损伤，术前进行温和的备皮并不会导致术后感染率的增加。

17.2.2 术中措施

17.2.2.1 皮肤准备

皮肤准备是预防手术部位感染的一个重要因素。虽然一些研究表明使用聚维酮碘类化合物消毒在一般外科手术中优于氯己定，但在神经外科中没有明确的证据表明它具有更好的效果[30]。也有研究表明，如使用氯己定消毒，则需要在较长时间的作用下，才能达到理想的消毒效果[31]。临床上采用三步消毒方案是一个非常有效的皮肤准备方法：先用氯己定擦洗术区 3 分钟，然后使用

酒精对术区进行清洁，最后再使用 10% 聚维酮碘（碘伏）对术区重复进行消毒，待术区消毒液干燥后再进行铺巾。

17.2.2.2 铺巾技巧

术中应严格固定好布巾，不能移动到靠近气管造口或胃造口的未消毒区域（图 17.2）。

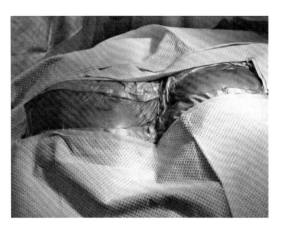

图 17.2 碘伏浸渍胶布在临床铺巾中的应用

17.2.2.3 碘伏浸渍胶布

术中术区覆盖碘伏浸渍胶布是神经外科手术过程中常用的方法。其优点是胶布中的碘伏在手术过程中可以持续缓慢地释放，理论上能减少整个手术过程中的细菌数量和控制细菌增殖。研究表明，使用这种胶布可使手术结束时伤口周围的细菌采样数量从 15% 减少到 1.6%[32]。

17.2.2.4 抗生素冲洗液

有报道显示，在手术室的物理环境中，如对窗帘、手术台和患者皮肤进行细菌采样，培养呈阳性结果的多为凝固酶阴性葡萄球菌[17]。手术操作团队附近空气中细菌浓度最高，这表明与分流感染相关的细菌可能是靠空气传播的[33]。在同一项研究中，阳性的环境培养结果与手术医生、手术持续时

间的长短和具体的手术时间点无关；但有趣的是，阳性的环境培养结果可能与不同的手术室有相关性。阳性的环境培养结果与脑脊液的阳性培养结果之间也存在相关性。鉴于这些因素，术中使用抗生素溶液（如万古霉素和庆大霉素）对分流阀、连接器和非抗菌分流管进行冲洗，可以控制分流术后潜在的因分流系统污染而导致的感染。然而，此方案并不推荐用于抗生素浸渍分流管（抗菌管）上，因为它会加速抗生素从分流管中释放出来。

17.2.2.5　脑室内使用抗生素

在手术结束之前，术中临时在脑室内使用单次剂量的抗生素（如万古霉素和庆大霉素）用于预防分流术后感染被认为是一种有效的方案。脑室内注入庆大霉素或万古霉素，联合全身使用抗生素在降低分流感染方面效果较好[34]。

17.2.2.6　抗生素浸渍（AIS）分流管

既往研究表明，与非 AIS 分流管相比，AIS 分流管可显著降低分流术后感染的发生率。AIS 分流管不会导致耐药菌的增加[35, 36]；而且由于可降低感染的发生率，AIS 分流管的使用也间接地节约了社会成本[37]。

17.2.2.7　双手套的使用和非接触技术

Kulkarni 和 Drake 研究发现，在进行分流术时，手术团队成员所使用的外科手套中至少会有一处破损的发生率约为 33.4%[38]。这一比例与骨科、妇科和普通外科手术中的手套破损率相似。这种极高的手套破损率突出了在分流手术中戴双层手套的重要性。而且，由于大多数手套穿孔无法被外科医生及时察觉或发现，因此建议在分流手术中尽

量减少双手与分流阀和导管的接触时间[39]。对于非接触技术，是指在手术中应避免将分流套件与患者术区裸露的皮肤发生接触。

17.2.2.8　皮肤处理

术中处理皮肤时应小心，避免用镊子挤压组织或在皮肤表面使用单极烧灼（图 17.3）。

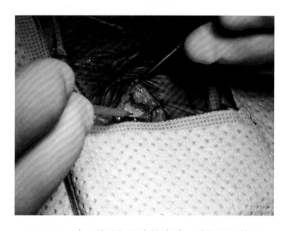

图 17.3　演示使用镊子牵拉皮肤，避免组织挤压

17.2.2.9　皮肤切口的关闭

在分流手术中，关闭皮肤这一环节是非常重要的。事实上，分流术后感染中最主要的原因就是术后出现脑脊液漏[38]。因此，术后应严密缝合术区切口。此外，分流套件的主体部分，尽量避免直接放置在切口之下。缝合时，建议首选可吸收缝线进行缝合，因为它可降低潜在的感染率[40]。

17.2.3　术后措施

17.2.3.1　术后伤口护理及包扎

如果术区敷料被粪便或其他受污染的液体浸泡，应及时更换敷料。

17.2.3.2　术后脑脊液漏

分流术后脑脊液漏与术后感染的相关性

较高[38]。一旦确认有脑脊液漏的情况，应立即检查伤口，如果发现渗漏部位，应予以补充缝合。同时建议静脉内使用抗生素，以预防出现术后感染的可能性。

17.3　优化远期疗效的手术策略

脑室端分流管位置的放置失败率较高，可能与以下几种因素有关。首先，脑室穿刺为盲穿，虽然可依赖于体表标志，但这些体表标志可能会在手术过程中被覆盖而致定位不清。其次，脑室系统是一个复杂的三维结构，有时是不对称的，可因颅内出现急性或亚急性事件而导致形态改变。因此，脑室端分流管钻孔的位置或分流管穿刺轨迹的变化可能很容易导致穿刺偏离目标。为了减少这种情况的出现，可以辅助利用现有的技术，如立体定向导航。

17.3.1　脑室分流管可选择的放置位置

脑室端导管可从额叶、顶叶或枕叶处进行穿刺并放置至目标位置。研究表明，使用非立体定向技术（依靠体表标志盲穿）进行

穿刺时，采取枕角穿刺的失败率明显较高。经顶叶穿刺放置分流管的成功率约为85%，经额叶穿刺放置分流管的成功率约为64%，且二者之间没有显著的统计学差异；而经枕叶穿刺放置分流管成功率只有约42%（$P < 0.01$）[41]。从枕叶穿刺置管进行分流手术较经额叶及顶叶相对困难，这与钻孔的定位有关。较经顶叶或额叶进行穿刺置管而言，采取经枕叶穿刺置管进行分流手术其术后的远期翻修率也显著偏高[42]。然而，置入体内的分流装置发挥功能的有效时间与分流管头端和脉络膜丛的相对位置有关[43]。对于分流泵，应放置于远离术区皮肤切口的完整皮肤下面，以避免伤口破损甚至出现硬件暴露的风险（图17.4a、b）。

17.3.2　近端分流管的准确放置技术

17.3.2.1　术中导航引导下放置分流管

传统的依靠体表的解剖标志进行定位具有一定的偏差，因为不同的患者之间可能存在解剖变异。利用导航引导进行分流手术的优势在于使用了特定的患者的术前数据。该技术显著提高了穿刺置管的准确性，可一次

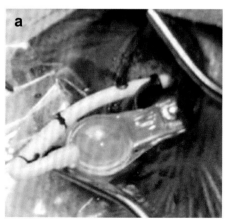
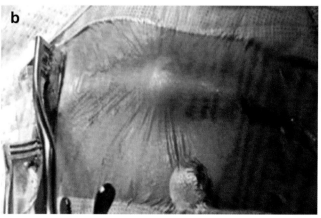

图17.4　a、b. 皮下放置分流泵

性完成脑室穿刺置管操作，即使对于裂隙脑室这样的情况也能显著提高穿刺的成功率[44]。此外，由于导航引导下进行分流管的放置提高了分流管置管的成功率，因此也降低了分流术后远期分流的修正率[45]。

17.3.2.2　内镜辅助下放置分流管

内镜辅助下放置分流管能够将分流管精确地放置在不易被阻塞的脑室区域（例如，远离脉络膜丛的区域）。与传统方案相比，它提供了更高的定位精度[46, 47]。

17.4　远端导管置管时的优化技术

17.4.1　常规开腹手术腹腔置管

手术打开腹壁将远端分流管置入腹腔内的过程，对于儿童或体型偏瘦的患者而言是一种简单的操作；但对于肥胖或曾经接受过多次腹部手术的患者而言，该操作则具有较大的挑战性。手术中应特别注意，要明确腹膜前间隙和腹膜腔的区别。如果在开腹过程中存有疑问，应请一位普外科医生协助处理，以便明确位置。腹腔端分流管一旦放置到位，应将分流管固定在腹壁上，通常采用荷包缝合在腹直肌上或腹横肌后鞘上。荷包缝合应足够紧，以防止导管移动，但又不能勒窄和缩小远端导管的管腔。

17.4.2　腹腔镜辅助下腹腔置管

腹腔镜辅助下可将分流管远端放置于分流管故障发生率低的目标位置。在腹腔镜下将远端分流管置入腹腔后，在可视下选择放置导管的最佳位置，精确地调整分流管的长度，并能直观地观察远端分流管的脑脊液流出的通畅程度。此外，它还降低了分流术后内脏损伤的并发症、脑脊液假性囊肿及腹膜

外置管的风险[48, 49]。

17.5　最大限度地降低硬件故障率和翻修率

17.5.1　分流阀的选择和安装

到目前为止，还没有一项前瞻性的随机对照研究能够证明某一特定种类的分流部件、机制或阀门在设计上较其他种类的有绝对的优势。可程控或不可程控分流阀、流量或压力依赖性调节阀等不同种类分流阀之间都具有相似的有效使用时长、故障率和感染率[50]。

17.5.2　避免分流套件断开和硬件损坏

在早期进行分流手术的青少年患者中，出现分流阀与分流管连接处断开或断裂的现象比较常见。这种并发症发生的原因可能是青春期身体发育期间导管被拉伸致使张力较高，以及频繁的、持续的颈部运动所致。因此，在进行分流手术过程中，术者应使用不可吸收缝线紧紧结扎分流阀与分流管连接处，同时也应避免分流管在腹壁水平处、乳突后区域与胸锁乳突肌、斜方肌、头夹肌等肌肉附着处及附近肌肉走行区域形成过高的张力。

17.5.3　避免近端和远端分流管移位

远端分流管的移位可以被描述为远端导管在腹膜腔中的近端部分出现回缩现象。这一现象通常是由于早期在患者的腹膜腔中置入了一个长度不佳的导管，到了青春期后身体进一步发育致导管相对变短所致。对于新生儿及婴幼儿，在进行 V-P 分流术时，术者应预判到患者将来的身体生长情

况，应置入足够长度的分流管以补偿此后腹部和躯干发育的需要。一般情况下，即使对于新生儿，置入腹腔内的远端分流管长度也应保持在 90 cm 左右，这样患者既能很好地耐受，也能满足未来的生长发育需要（图 17.5a、b）。

近端分流管发生移位的概率较低，主要发生于脑皮质较薄或年幼的患儿当中（＜ 6 个月）[51]。虽然采取经额入路进行脑室内置管的准确率较高，但远期出现分流管缩短、移位的发生率也较高。因此，在新生儿患者中，为了保证获得更持久且有效的分流效果，可以考虑采用经顶枕入路置管的方案[52, 53]。

小　结

对于分流手术而言，为充分降低分流手术并发症的发生率，应在术前、术中和术后采取一些相应的干预措施。这些措施包括如何正确地选择合适的手术患者、加强围手术期术区皮肤的管理（减少皮肤细菌计数）、术中尽量减少双手与分流套件的接触频率及接触时间（避免术中污染），以及应遵循基本的外科手术操作原则（解剖重建和皮肤闭合）等。

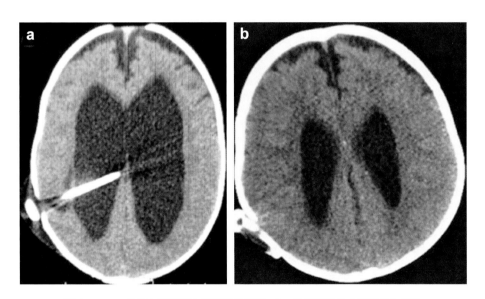

图 17.5　a. 术后立即放置右侧顶叶分流管；b. 分流管在几个月后发生移位

参考文献

[1] Nulsen FE, Spitz EB. Treatment of hydrocephalus by direct shunt from ventricle to jugular vein. Surg Forum. 1952; 2: 399–403.

[2] Drake JM, Kestle JRW, Milner R. Randomized trial of cerebrospinal fluid shunt valve design in pediatric hydrocephalus. Neurosurgery. 1998; 43: 294–305.

[3] Drake JM, Kulkarni AV. Cerebrospinal fluid shunt infections. Neurosurg Q. 1993; 3: 283–94.

[4] Walters BC, Hoffman HJ, Hendrick EB, et al. Cerebrospinal fluid shunt infection. Influences on initial management and subsequent outcome. J Neurosurg. 1984; 60: 1014–21.

[5] Ammirati M, Raimondi AJ. Cerebrospinal fluid shunt infections in children. A study on the relationship between the etiology of the hydrocephalus, age at the time of shunt placement, and infection rate. Childs Nerv Syst. 1987; 3: 106–9.

[6] Serlo W, Fernell E, Heikkinen E, et al. Functions and complications of shunts in different etiologies of childhood

hydrocephalus. Childs Nerv Syst. 1990; 6: 92−4.

［7］Renier D, Lacombe J, Pierre-Kahn A, et al. Factors causing acute shunt infection. Computer analysis of 1174 operations. J Neurosurg. 1984; 61: 1072−8.

［8］Kestle JRW, Hoffman HJ, Soloniuk D, et al. A concerted effort to prevent shunt infection. Childs Nerv Syst. 1993; 9: 163−5.

［9］Kontny U, Hofling B, Gutjahr P, et al. CSF shunt infections in children. Infection. 1993; 21: 89−92.

［10］Welch K. Residual shunt infection in a program aimed at its prevention. Z Kinderchir. 1979; 28: 374−7.

［11］Abhaya AV, Drake JM, et al. Cerebrospinal fluid shunt infection: a prospective study of risk factors. J Neurosurg. 2001; 94: 195−201.

［12］Rekate HL. Chapter 7: Treatment of hydrocephalus. In: Albright AL, Pollack IF, Adelson PD, editors. Principles and practice of pediatric neurosurgery. New York: Thieme. p. 94−130.

［13］Jindal A, Mahapatra AK. Correlation of ventricular size and transcranial Doppler findings before and after ventricular peritoneal shunt in patients with hydrocephalus: prospective study of 35 patients. J Neurol Neurosurg Psychiatry. 1998; 65: 269−71.

［14］Rainov NG, Weise JB, Burkert W. Transcranial Doppler sonography in adult hydrocephalic patients. Neurosurg Rev. 2000; 23: 34−8.

［15］McGirt MJ, Leveque JC, Wellons JC III, et al. Cerebrospinal fluid shunt survival and etiologies of failures: a seven-year institutional experience. Pediatr Neurosurg. 2002; 36(5): 248−55.

［16］Shapiro S, Boaz J, et al. Origin of organisms infecting ventricular shunts. Neurosurgery. 1988; 22: 868−75.

［17］Duhaime AC, Bonner K, McGowan KL, et al. Distribution of bacteria in the operating room environment and its relation to ventricular shunt infections: a prospective study. Childs Nerv Syst. 1991; 7: 211−4.

［18］Caldarelli M, Di Rocco C, La Marca F. Shunt complications in the first postoperative year in children with meningomyelocele. Childs Nerv Syst. 1996; 12(12): 748−54.

［19］Centers for Disease Control and Prevention. Guideline for Prevention of Surgical Site Infection. 1999. http: //www. cdc.gov/ncidod/dhqp/pdf/guidelines/SSI.pdf.

［20］Climo MW, Sepkowitz KA, Zuccotti G, et al. The effectiveness of daily bathing with chlorhexidine on the acquisition of methicillin-resistant Staphylococcus aureus, vancomycin-resistant Enterococcus, and healthcare-associated bloodstream infections: results of a quasi-experimental multicenter trial. Crit Care Med. 2009; 37: 1858−65.

［21］Darouiche RO, Wall MJ, Itani KMF, et al. Chlorhexidine-alcohol versus povidone-iodine for surgical-site antisepsis. N Engl J Med. 2010; 362: 18−26.

［22］Vernon MO, Hayden MK, et al. Chlorhexidine gluconate to cleanse patients in a medical intensive care unit: the effectiveness of source control to reduce the bioburden of vancomycin-resistant enterococci. Arch Intern Med. 2006; 166(3): 306−12.

［23］Zywiel MG, Daley JA, Delanois RE, et al. Advance pre-operative chlorhexidine reduces the incidence of surgical

site infections in knee arthroplasty. Int Orthop. 2011; 35(7): 1001−6.

［24］Eiselt D. Presurgical skin preparation with a novel 2% chlorhexidine gluconate cloth reduces rates of surgical site infection in orthopaedic surgical patients. Orthop Nurs. 2009; 28(3): 141−5.

［25］McLone DG. Care of the neonate with a myelomeningocele. Neurosurg Clin N Am. 1998; 9(1): 111−20.

［26］Ratilal B, Costa J, Sampaio C. Antibiotic prophylaxis for surgical introduction of intracranial ventricular shunts. Cochrane Database Syst Rev. 2006; (3): CD005365.

［27］Ratilal B, Costa J, Sampaio C. Antibiotic prophylaxis for surgical introduction of intracranial ventricular shunts: a systematic review. J Neurosurg Pediatr. 2008; 1(1): 48−56.

［28］Tanner J, Woodings D, Moncaster K. Preoperative hair removal to reduce surgical site infection. Cochrane Database Syst Rev. 2006; (2): CD004122.

［29］Horgan MA, Piatt JH Jr. Shaving of the scalp may increase the rate of infection in CSF shunt surgery. Pediatr Neurosurg. 1997; 26: 180−4.

［30］Swenson BR, Hedrick TL, Metzger R, et al. Effects of preoperative skin preparation on post-operative wound infection rates: a prospective study of 3 skin preparation protocols. Infect Control Hosp Epidemiol. 2009; 30(10): 964−71.

［31］Macias JH, Arreguin V, Munoz JM, et al. Chlorhexidine is a better antiseptic than povidone iodine and sodium hypochlorite because of its substantive effect. Am J Infect Control. 2013; 41(7): 634−7.

［32］Fairclough JA, Johnson D, Mackie I. The prevention of wound contamination by skin organisms by the pre-operative application of an iodophor impregnated plastic adhesive drape. J Int Med Res. 1986; 14(2): 105−9.

［33］Edminston CE Jr, Seabrook GR, Cambria RA, et al. Molecular epidemiology of microbial contamination in the operating room environment: is there a risk for infection? Surgery. 2005; 138(4): 573−9. discussion 579−82.

［34］Ragel BT, Browd SR, Schmidt RH. Surgical shunt infection: significant reduction when using intraventricular and systemic antibiotic agents. J Neurosurg. 2006; 105(2): 242−7.

［35］Parker SL, Anderson WN, Lilienfield S, et al. Cerebrospinal shunt infection in patients receiving antibiotic-impregnated versus standard shunts. J Neurosurg Pediatr. 2011; 8(3): 259−65.

［36］Klimo P Jr, Thompson CJ, Baird LC, et al. Pediatric hydrocephalus: systematic literature review and evidence-based guidelines. Part 7: antibiotic-impregnated shunt systems versus conventional shunts in children: a systematic review and meta-analysis. J Neurosurg Pediatr. 2014; 14(Suppl 1): 53−9.

［37］Attenello FJ, Garces_Ambrossi GL, Zaidi HA, et al. Hospital costs associated with shunt infections in patients receiving antibiotic-impregnated shunt catheters versus standard shunt catheters. Neurosurgery. 2010; 66(2): 284−9. discussion 289.

［38］Kulkarni AV, Drake JM, Lamberti-Pasculli M. Cerebrospinal fluid shunt infection: a prospective study of risk factors. J Neurosurg. 2001; 94: 195−201.

［39］Faillace WJ. A no-touch technique protocol to diminish

cerebrospinal fluid shunt infection. Surg Neurol. 1995; 43: 344−50.

[40] Alexander JW, Solomkin JS, Edwards MJ. Updated recommendations for control of surgical site infections. Ann Surg. 2011; 253(6): 1082−93.

[41] Lind CR, Tsai AM, Law AJ, et al. Ventricular catheter placement accuracy in non-stereotactic shunt surgery for hydrocephalus. J Clin Neurosci. 2009; 16(7): 918−20.

[42] Price S, Santarius T, Richards H, et al The accuracy of ventricular catheter placement: does it influence shunt revision rates? Annual Meeting of the Society for Research into Hydrocephalus and Spina Bifida Cambridge, UK. 30 August-2 September 2006.

[43] Dickerman RD, McConarthy WJ, Morgan J, et al. Failure rate of frontal versus parietal approaches for proximal catheter placement in ventriculoperitoneal shunts: revisited. J Clin Neurosci. 2005; 12(7): 781−3.

[44] Lind CR, Tsai AM, Law AJ, et al. Ventricular catheter trajectories from traditional shunt approaches: a morphometric study in adults with hydrocephalus. J Neurosurg. 2008; 108(5): 930−3.

[45] Hayhurst C, Beems T, Jenkinson MD, et al. Effect of electromagnetic-navigated shunt placement on failure rates: a prospective multicenter study. J Neurosurg. 2010; 113(6): 1273−8.

[46] Theodosopoulos PV, Abosch A, McDermott MW. Intraoperative fiber-optic endoscopy for ventricular catheter insertion. Can J Neurol Sci. 2001; 28(1): 56−60.

[47] Wilson TJ, Stetler WR Jr, Al-Holou WN, Sullivan SE. Comparison of the accuracy of ventricular catheter placement using freehand placement, ultrasonic guidance,

and stereotactic neuronavigation. J Neurosurg. 2013; 119: 66−70.

[48] Sekula RF Jr, Marchan EM, Oh MY, et al. Laparoscopically assisted peritoneal shunt insertion for hydrocephalus. Br J Neurosurg. 2009; 23(4): 439−42.

[49] Sosin M, Sofat S, Felbaum DR, et al. Laparoscopic-assisted peritoneal shunt insertion for ventriculoperitoneal and lumboperitoneal shunt placement: an institutional experience of 53 consecutive cases. Surg Laparosc Endosc Percutan Tech. 2015; 25(3): 235−7.

[50] Baird LC, Mazzola CA, Auguste KI, et al. Pediatric hydrocephalus: systematic literature review and evidence-based guidelines. Part 5: effect of valve type on cerebrospinal fluid shunt efficacy. J Neurosurg Pediatr. 2014; 14(Suppl 1): 35−43.

[51] Whitehead WE, Riva-Cambrin J, Wellons JC, et al. Factors associated with ventricular catheter movement and inaccurate catheter location: post hoc analysis of the hydrocephalus clinical research network ultrasound-guided shunt placement study. J Neurosurg Pediatr. 2014; 14(2): 173−8.

[52] Kemp J, Flannery AM, Tamber MS, Duhaime AC. Pediatric hydrocephalus: systematic literature review and evidence-based guidelines. Part 9: effect of ventricular catheter entry point and position. J Neurosurg Pediatr. 2014; 14(Suppl 1): 72−6.

[53] Nakahara K, Shimizu S, Utsuki S, et al. Shortening of ventricular shunt catheter associated with cranial growth: effect of the frontal and parieto-occipital access route on long-term shunt patency. Childs Nerv Syst. 2009; 25(1): 91−4.

18

脑积水患儿及其家属的心理管理
Psychological Management of Hydrocephalic Patients and Its Parents

Lujain A.S. Ammar and Ahmed Ammar

18.1 产前诊断与家属反应

2000 年，Baile 等人制定了一个名为 "SPIKES" 的六步方案，用于帮助那些不愿意面对和接受诊断结果的人[1]。Garne 和他的同事在 2010 年也进行了一项研究，探索了欧洲的 4 个地区的脑积水的患病率和治疗情况。1996—2003 年，共发现 87 例先天性脑积水患儿。其中 42 例（48%）因胎儿发育异常而被终止妊娠。在 41 名成活下来的患儿中，有 14 名患儿（34%）在出生后 1 年内死亡，其中大多数在出生后第 1 周内死亡[4]。

Chaplin 等人在 2005 年对在产前诊断为脊柱裂或脑积水，并决定继续妊娠的胎儿父母进行了一项研究，分析胎儿父母在被告知确诊疾病时的心理压力和状态[2]。所有参与研究的人，在听到诊断结果时均表现为难以接受、痛苦及悲伤的状态。一位参与者将其形容是"世界上最糟糕的感觉"。患儿家属主要是担心孩子的未来，以及为对有一个患病的、不健康的孩子感到沮丧[3]。然而研究者发现，并非所有人的反应都是相同的。在最终确诊时，不同患儿家属的表现可能不同。有的人可能会拒绝接受目前诊断，仍抱有幻想以逃避内心对疾病的恐惧。在那些已接受了诊断的患儿家属中，他们将表现出不同的方式去面对，并在疾病的不同阶段表现出相应的情绪。一些患儿家属说，整个妊娠期间最痛苦的时期就是在接到诊断后的这段时间（表 18.1）。

表 18.1　家属在接受诊断时所陈述的积极或消极的体验[3]

积极的体验	消极的体验
医生"温和而友好地"给出诊断结果时	医生对胎儿状况持消极态度，并建议终止妊娠
医生平静、清晰、真实地做出诊断，给出了所有事实详情并告知病情	医生拒绝提供真实诊断信息，尽管他们具备提供真实诊断信息的专业水平
提醒出现这种情况可能的积极结果和治疗的可能性	医务人员隐瞒真实信息，没有提供清晰的病情

L.A.S. Ammar (✉)
Middlesex University, The Burroughs, London NW4 4BT, UK
e-mail: lujiiammar@gmail.com

A. Ammar, M.D., M.B.Ch.B., D.M.Sc.
Department of Neurosurgery, King Fahd University Hospital, Imam Abdulrahman Bin Faisal University, Al Khobar, Saudi Arabia
e-mail: ahmed@ahmedamma.com

续　表

积极的体验	消极的体验
将患儿父母介绍到相关专家或相应的医学中心处	未将他们转诊至其他专业人员或中心处
	使用消极和冷漠的语言

在妊娠期间，胎儿父母一般处于焦虑状态，同时也充满着希望和力量。有的婴儿父母说，他们在妊娠期后半阶段所承受的心理压力最大，甚至可以用"精神创伤"和"虚弱"来形容，并且时常感到孤独。也有一些人则表示，他们的情绪状态频繁在"自信"和"痛苦"之间来回波动。对于胎儿父母而言，最常见的情绪状态是急性应激反应。在妊娠期间，造成胎儿父母最大痛苦和焦虑的是从"进行检查"到"接受诊断"之间等待的这一段时间[3, 4]。

Chaplin 等人[3]研究发现，患儿家属通常会尽可能多地收集信息，以便应对任何可能会预见的情况。对于这些特殊的家属来说，持续面临着不确定性的情况比让他们知道并接受所出现的"最坏的情况"更让人难以接受[3]。通常，患儿家属主要是从临床医生那儿获得疾病信息及相关治疗方案。当然，患儿家属也可能会求助于其他相关渠道，如联系了当地脑积水管理组织、咨询机构、社会工作者或媒体等。尤其是互联网，因其可提供丰富的信息而被广泛使用，以便他们能直接查阅由专业人员撰写的相关文献。

18.2　委婉的告知技巧及方案

为胎儿父母提供全面、准确的诊断信息，对他们来说至关重要。医务人员的交流方式，对胎儿父母了解胎儿病情及对他们做出是否要继续妊娠或终止妊娠的决定有很大的影响。表 18.2 列出了相关的交流方法和技巧，这将有助于医务人员向患儿家属传递一些难以接受的消息，而其中一些可能会增加他们的痛苦[5]。

人们通常会过度专注于诊断的本身，因此如果在谈话的一开始就直接告知患儿家属当前的诊断，那么患儿家属就不太可能再接

表 18.2　医务人员在进行交流时所采取的方法（引自 Zheng G. 2011）

好 的 方 法	欠 妥 的 方 法
把家属带到一个单独的房间	在病房或拥挤的地方告诉患儿家属诊断信息，侵犯了患者的隐私
在做出诊断之前，医生应该提出一些开放性的问题，以了解家属对胎儿目前状况的看法	对那些明确诊断的患儿及家属而言，直言不讳、"直截了当"的交流方式可能会给他们带来更大的痛苦
使用比较或隐喻方式去帮助解释相关情况	使用患者不太可能理解的医学专业术语

收其他的相关信息[5]。考虑到这一点，以及人们对医学方面知识的理解存在普遍差异，医务人员应对胎儿母亲对诊断的理解程度进行检查，以确保她已经获取到了足够的信息。在交流当中，适当地进行对照比较或采用比喻的方式，可有助于增加人们对病情的理解。患儿母亲可自由、主动地提出任何问题，并探讨她们所关心及焦虑的问题。如果她们的表现过于情绪化而无法继续交流，那么给予她们一定的同情、关怀和理解则显得至关重要。一旦她们情绪恢复稳定，并要求获得更多的信息，那么医生可继续为其提供相关诊断信息[5]。

在 2000 年，Baile 医生及其同事们制定了一个向患者及其家属传达"坏消息"的六步方案，被称为 SPIKES 方案。该方案包含了一个向患者及家属循序渐进地提供"困难诊断"的方法，以及如何去处理患者及其家属所承受压力的分步指南。

18.2.1　S：安排面对面的交流

（1）建立一个能和患儿母亲进行交谈的、安静的私人空间是非常重要的。虽然有时候可操作性较低，但原则上应该尽可能地采取相应的措施以保护隐私。

（2）在诊疗过程中，可以让患儿母亲的重要家人一同参与进来，这会让她感受到更多的支持。这些家人可以是患儿父亲，或者是患儿母亲想要的任何人。

（3）与患儿母亲建立并保持联系，以促进交流。

（4）如果在谈话交流过程中你不得不离开，那么在你开始谈话之前，应确保让其他人知道你的谈话有时间限制。如果可能的话，尽量确保你在谈话过程中不被打扰。

18.2.2　P：评估患儿家属的认知

询问患儿父母等家属怎么看待目前你为他们所做的这些？以及你为什么要这样做？通过这种方法，可以清楚地了解患儿家属的理解能力。这样你就可以根据他们的理解水平来适当调整并进行合适的解释。它还能让你知道患儿家属是否能理解这一过程，比如出现否认和拒绝接受客观事实，或对结果有不合理的预期。

18.2.3　I：征得知情同意

大多数父母都希望自己胎儿的健康状况和诊断结果能够全面而准确地向他们告知。然而，并不是所有父母都能直接接受这些诊断，而应当首先询问一下他们的心理预期。拒绝接受负面信息是一种常见的、正常的心理防御机制，因为患儿父母可能还没有做好心理准备去接受那些令人难以接受的消息。如果他们不愿意直接接受这些信息，可以选择在以后再告知他们；也可以在征得他们同意后，告知他们的朋友或家属，以便他们在将来可以间接地知道这些信息。

18.2.4　K：如何告知相关信息

（1）对患儿父母等家属采用委婉的告知方案，可有助于他们面对并接受这些客观事实。比如"不幸的是……"或"我很抱歉地告诉你……"之类的短语，可以起到很好的作用。

（2）交流时应避免使用医学专业术语、缩写或不太容易被理解的术语。可以使用比喻和类比的方式来进行辅助沟通。对于脑积水，可以比喻为："想象一个袋子里有水。这个袋子的空间有限，但它有一个用来排水的开口。现在想象一下，这个开口被堵住了，水会充满袋子，造成很大的压力，压缩袋子里的任何东西。"而对于可能的治疗方案，比如分流术，可以用同样的比喻来解释："为了减少袋子里的压力，我们可以创造另一个开口，从而让水能得以顺利地流出来。"

18.2.5　E：管理情绪和移情反应

（1）人们面对坏消息的反应各不相同。通常会表现为流泪、沉默、愤怒、怀疑或歇斯底的情绪反应。而如何去适应并处理所有这些反应是具有挑战性的。

（2）如果你无法辨别患儿家属的情绪，可以询问一些关于他们身体状况的开放式问题或关于他们的想法，这样可能会有所帮助。这能让患儿父母等家属有机会表达他们的感受。让他们知道你能够理解他们的情绪。你可以尝试这样说："我知道这不是你想听的……"

（3）用肢体语言来表达你的同理心非常重要。坐立时应上身体稍向前倾，把椅子挪得离患儿家属更近一些。也许一些轻微的肢体接触，比如拍拍和你说话人的臂膀、保持眼神交流等，这些都可表达出你的同情和真诚。

18.2.6　S：策略与总结

（1）制定一个明确的交流方案将有助于调节患儿家属的焦虑程度。

（2）与此同时，在确定治疗方案之前征得患儿家属的知情同意也很重要。

（3）提供相应的备选治疗方案不仅应具有法律效应、符合伦理道德要求，也是医务人员的义务，这会让患儿家属觉得你重视他们的意见。对谈话的所有相关的关键方面进行总结尤为重要，这可以再次评估对方对当前事情的理解程度。

18.3　因胎儿畸形做出终止妊娠决定

对于父母来说，是否因为胎儿畸形而终止妊娠是一个极其困难的决定。然而，值得注意的是，医务人员在对患儿家属做出决定发挥着巨大的作用。医务人员应注意患儿家属所经历的一系列心理、情感和临床问题，因此临床上对怀有畸形胎儿的母亲的护理要求特别高。患儿家属必须是在非指示性和非判断性的支持下做出的决定[6]。

以下是患儿家属在决定是否继续妊娠或终止妊娠时必须要考虑的影响因素[3]。

患儿家属会考虑：

（1）他们对人类生命的价值。

（2）胎儿残疾状况和严重程度，具体而言：

1）孩子的潜在生活质量。

2）孩子未来能否融入社会生活。

3）孩子是否还有生存的机会。

4）孩子可能存在的任何身体或智力缺陷。

（3）与患儿家属互动过的医疗专业人士的意见。

（4）患儿家属对自己应对能力的信心，包括：

1）他们从自身的技能、人际关系和资源中获得的自信。

2）自我价值感和自信心。

3）宗教信仰及对他们的影响。

患儿家属的年龄和种族，以及孩子的生活质量对他们现有家庭生活的潜在影响，也是影响他们做出决定的因素[6]。

18.4　患儿的预后

如果患儿的家属决定继续妊娠并分娩，

那么他们最关注的应是患儿的后续治疗。然而，即使治疗成功，患儿能顺利成长到童年，也可能会出现相应的心理问题。正如前几章所述，约 1/3 的脑积水患儿可能会伴有神经功能缺陷或存在残疾。Lavigne 和 Faier-Routman 曾进行了一项关于儿童身体残疾和一般生活的适应能力之间相关性的 meta 分析，得出结论：患有感觉神经功能障碍的儿童通常会自信心不足，而且适应能力差[10]。特别是患有脑积水的儿童，更容易出现心智方面的问题，而他们的父母出现心理方面问题的概率也较高[4]。这种慢性疾病会对他们日常生活的各个方面都产生影响。如日常生活的护理和住院治疗，以及对学业、就业、家庭和社会生活等方面的影响[7]。

除此之外，还可能存在合并有面部畸形的问题。如果脑积水患儿合并永久性的面部畸形，这将会导致患者出现更多的心理方面问题。"面部表情"是社会交往中非常重要的部分。因此，存在面部异常的患者，在生活中往往会有更多的问题需要他去面对[8]。先天性面部异常的患者往往会有慢性抑郁、社交恐惧和焦虑。然而，Lim 等人在 2010 年进行的一项研究表明，先天性面部畸形组人群与正常对照组人群相比，他们在焦虑、抑郁和生活质量等方面没有显著差异；但先天性面部畸形患者更容易出现自卑，而且更容易逃避现实[8]。

患者的家庭情况、经济状况，以及他们所享有的医疗保障，都会对脑积水患者的预后产生影响。患有脑积水的儿童生活在医疗条件较差的国家，他们的健康状况通常会更糟，在正常的医疗需求得不到满足的情况下，患者出现认知障碍和社会方面的问题情况也会更严重。而在加拿大等少数拥有全民免费医疗的国家，那些家庭收入位于国家前 20% 的家庭，他们在享有医疗保障方面具有明显的优势。家庭收入较差的家庭中的患儿其预后通常较差，但父母受过高等教育的患儿在健康和认知方面往往具有更好的预后[9]。

18.5　给家属的建议

如果你的孩子被诊断出存在缺陷，那么在以后的成长过程中可能会遇到各种困难，甚至更糟的情况，这是一件令人非常痛苦和难以接受的事情。但无论你对你的家庭的未来做出何种考量，这都是你自己的决定，你有权利要求你的医生给予客观正确的治疗。但如果你想搜索关于脑积水方面的信息，包括它的预后和治疗方法，我们建议：

（1）远离 Web MD 等相关网站。这些网络信息难以为你提供正确、精准的专业信息。

（2）如果你需要特定的专业信息，应查阅已经发表的专业论文和书籍。

（3）寻求与治疗脑积水有关的慈善机构和组织的帮助。他们可能会为你提供相应的信息和支持。

（4）参加相应的在线论坛和交流平台，它可以为你提供与那些具有相似处境的父母交流的机会。

（5）寻求精神支持。通常这些患儿的父母会有难以承受的心理压力和孤独。可向你的朋友、家人和专业人士寻求帮助，这可以帮你分担压力，让你不再感到孤独。

（6）不要害怕被提问题，也不要害怕问题的答案。

（7）最重要的是，请记住：你所采取的任何措施都无法改变这种客观事实。

参考文献

[1] Baile WF, Buckman R, Lenzi R, Glober G, Beale EA, Kudelka AP. SPIKES—a six-step protocol for delivering bad news: application to the patient with cancer. Oncologist. 2000; 5: 302−11.

[2] Garne E, Loane M, Addor M, Boyd PA, Barisic I, Dolk H. Congenital hydrocephalus-prevalence, prenatal diagnosis & outcome of pregnancy in 4 european regions. Eur J Paediatr Neurol. 2010; 14: 150−5.

[3] Chaplin J, Schweitzer R, Perkoulidis S. Experiences of prenatal diagnosis of spina bifida or hydrocephalus in parents who decide to continue with their pregnancy. J Genet Couns. 2005; 14: 151−62.

[4] Donders J, Rourke BP, Canady AI. Emotional adjustment of children with hydrocephalus and their parents. J Child Neurol. 1992; 7: 365−80.

[5] Zheng G. Delivering bad news to patients—the necessary evil. J Med Coll PLA. 2011; 26: 103−8.

[6] Lyus R, Creed K, Fisher J, McKeon L. Termination of pregnancy for fetal abnormality. BJM. 2014; 22: 332−7.

[7] Pit-ten Cate IM, Kennedy C, Stevenson J. Disability and quality of life in spinabifida and hydrocephalus. Dev Med Child Neurol. 2002; 44: 317−22.

[8] Lim SY, et al. Concealment, depression and poor quality of life in patients with congenital facial anomalies. J Plast Reconstr Aesthet Surg. 2010; 63: 1982−9.

[9] Kulkarni AV, Cochrane DD, McNeely D, Shams L. Medical, social and economic factors associated with health-related quality of life in canadian children with hydrocephalus. J Pediatr. 2008; 153: 689−95.

[10] Lavigne JV, Faier-Routman J. Correlates of psychological adjustment to pediatric physical disorders: a meta analytic review and comparison with existing models. J Dev Behav Pediatr. 1993; 14: 117−23.

19 脑积水患者的随访策略
Follow-Up Strategies for Hydrocephalus Patients

Ta-Chih Tan and Ahmed Ammar

19.1 概 述

传统分类将脑积水单纯地分为交通性（吸收功能障碍）和非交通性（梗阻性）脑积水，这一观点正受到强烈的挑战。在有些情况下，脑积水的原因并不单一，可能是梗阻性合并交通性的，被称为复杂性脑积水。婴幼儿交通性脑积水的诱因可能是颅内出血、感染或其他的因素。而在儿童年龄段的非交通性（阻塞性）脑积水患者中，其发病原因多为肿瘤、先天性中脑导水管狭窄、Dandy-Walker 综合征（DWS）、Chiari 畸形或其他的一些先天性异常等。根据不同的标准，脑积水的分类不同。例如，根据患者的年龄分类，可将脑积水分为婴儿期、儿童期、青少年和成人期脑积水。而针对不同种类的脑积水，对应的治疗方案也不同，如分流术［脑室-腹腔分流术（V-P 分流术）、脑室-心房分流术（V-A 分流术）］和内镜下第三脑室底造瘘术（ETV）［伴或不伴有脉络丛烧灼（CPC）］。所有这些因素均将长期影响着脑积水分类的制定。

为了对相应的年龄段的患者，制定出一个最优的治疗及随访计划，需要考虑到因素包括：

（1）婴幼儿时间段内患儿头部的生长速度。该阶段是人类一生中颅骨生长最快的时候，尤其是早产儿。

（2）对于囟门尚未闭合的患儿，进行脑室超声检查，可避免或减少辐射。

（3）只要囟门存在、颅骨骨缝未闭合，就可通过囟门处的皮肤隆起和头围的快速增大来抵消颅内压的升高。

（4）婴幼儿的皮肤非常脆弱，薄且容易受到损伤。因此，为了避免分流阀和分流管上的皮肤形成压疮，围手术期婴儿的体位应格外注意，特别是手术期间患儿耳的位置，更要格外小心。由于婴幼儿脑组织很软，分流管较脑组织的相对硬度较高，分流术后发生分流管移位的风险较高。因此，对于颅内段分流管，在导管的颅内入口处应予以固定。

（5）早产儿通常大网膜发育不完全。分流术后脑脊液在腹腔内积聚，不容易被吸收，这会导致分流功能不全，从而形成腹水。如出现这种情况，不应继续进行 V-P 分流。

（6）患有出血后或感染后脑积水的婴

T.-C. Tan (✉)
Department of Pediatrics, Paediatric Neurosurgery, Helios-Kliniken Wiesbaden,
Ludwig-Erhardstr 100, Wiesbaden 65199, Germany
e-mail: icttan@yahoo.co.uk

A. Ammar, M.D., M.B.Ch.B., D.M.Sc.
Department of Neurosurgery, King Fahd University Hospital,
Imam Abdulrahman Bin Faisal
University, Al Khobar, Saudi Arabia
e-mail: ahmed@ahmedammar.com

幼儿，有发展成局限性或多房性脑积水的风险，这可能会使治疗变得更加困难。

（7）体重低于 1 000 g 的早产儿在接受 V-P 分流术治疗时患新生儿坏死性小肠结肠炎（NEC）的风险大。因此，建议使用脑脊液储液囊，以便通过穿刺抽吸脑脊液来降低颅内压。当患儿体重达到 1 000 g 后，如脑积水仍未改善，可以考虑行永久性分流手术。

19.2 婴幼儿后续随访计划和策略

神经外科医疗团队应该清楚他们在每次随访过程中需要跟进和检查的内容。他们需要知道应该期望什么、维持什么和避免什么。一般情况下，建议在患儿出院前与患儿的父母沟通并制定此类计划。该计划应是个体化的，并需要考虑到以下具体情况：

（1）患者的一般情况，如年龄（足月、早产）、相关的异常（染色体异常和神经系统状况）。

（2）脑积水的原因和类型。

（3）治疗方案和分流器类型。

（4）附近有设置神经外科科室的医院，能提供相应的治疗、随访及医疗保险的条件。

（5）父母及家庭教育及社会地位。

19.2.1 新生儿及儿童的随访方案及策略

19.2.1.1 婴幼儿父母的教育

如果可能，应告知患儿父母及监护人，并教会他们如何及早地观察到和发现所出现的任何不好的症状和体征：

（1）如果患儿脑积水是先天性的，应及

时告知患儿的父母。他们应该知道脑积水的后遗症和预后，并且建议对他们也进行基因检测。

（2）分流系统故障。应该对他们进行调试阀门的培训，并明确地指示他们避免频繁和过度地按压分流泵。

（3）分流感染或故障的迹象。

（4）避免让头部始终保持一个固定姿势，以防止斜头畸形和继发性颅缝早闭的发生。后者也可能为长期慢性过度分流所引起。同时应避免分流系统走行处的皮肤出现任何压疮。

（5）观察分流系统走行处沿线的脑脊液情况。

（6）观察是否有腹胀情况。

（7）应意识到可能会出现的神经和心理障碍：癫痫或行为异常等。

（8）应意识到一些相应的医学治疗方案具有滞后性。

（9）他们应知道阀门的类型和所设置的压力值。

（10）他们应了解并同意后续治疗计划和时间安排。

（11）在他们需要的时候，有条件应该能够在 24 小时内接触到神经外科治疗团队。

（12）建议患儿家长进行心理咨询，并获求心理支持。

19.2.1.2 一般指标、神经系统及认知功能发育的随访

应根据每次就诊的具体情况和频次制定后续具体的检查计划：

（1）术后首次就诊时，应特别注意：

1）伤口愈合情况。阀门上方的伤口如有裂开的迹象应及时发现并对症处理。

2）如发生过度分流，可能会出现硬膜

下积液情况。

3）所出现的头痛、癫痫或其他任何神经功能障碍的征象。

4）感染的早期征象。

5）分流故障的早期征象。

6）术后脑室的变化情况（脑室体积）。

（2）后续随访。

治疗团队应仔细、系统地进行神经系统检查和心理评估，以判断患儿的发育情况，包括：

1）生长速度，特别是头颈部的生长速度及神经系统的情况。

2）阶段生长发育和认知功能情况，以及社会心理发展的情况。

（3）分流系统情况。

每次复诊时应检查所置入的分流系统，以确保：

1）分流的通畅性。

2）分流阀的功能。

3）分流系统走行：有无皮肤炎症征象，分流管周围有无脑脊液积聚，分流阀上的皮肤有无压疮。

（4）ETV 术后的随访（伴或不伴有脉络丛烧灼）。

每次随访时应特别注意：

1）ETV 术后瘘口是否是开放的，通过瘘口流出的脑脊液量是否是足够的[4]。

2）脑室的大小和体积[3-5]。

3）无脑室内出血或脑室炎迹象。

4）颅内压是相对低的。有些情况下，颅内压在 ETV 术后可能会短暂性升高，但一般情况下持续时间不久就回落。在紧急情况下，可预留置一个闭式脑室外引流管。

（5）放射学检查。

治疗团队应利用好医院现有的设施，确保合理的随访和良好的患者护理。应制订合适的计划，以确定：

1）超声（阻力指数）、CT、MRI、分流量检测等相关检查的频率。

2）紧急 CT 扫描和分流系统检查的适应证。

3）CT 灌注。

4）MRI/DTI。

5）经颅多普勒（TCD）检测颅内动脉血流动力学的变化。

（6）颅内压的随访。

分流术后或 ETV 术后的颅内压随访至关重要。应努力测量每次随访时的颅内压值，并绘制颅内压变化情况[6，7]。同时辅以 TCD 和眼底检查，将有助于对颅内压进行预判。

（7）心理辅导及社会支持。

应向患儿及其父母提供适当的心理辅导和社会帮助，这对患儿的生长及康复有着重要的作用[8-12]。

（8）康复和理疗。

应尽早进行康复锻炼和理疗。患儿的父母应学会如何在家中进行适当的锻炼，并为孩子提供定期的常规治疗，以确保患儿的感官、认知和运动功能受到最佳刺激。

（9）不同专科之间的随访方案。

除脑积水和分流手术相关方面以外，主诊的神经外科团队还应注意不要让患者形成局限、固化的观点而忽略其他专科方面需要注意的情况。例如，泌尿外科、心内科、骨科及其他相关的专科等。除了原发疾病以外，仍需要进行定期的疫苗接种、儿科随访。

（10）"下次门诊"的就诊计划。

建议在每次门诊复诊结束时，在患者和家属离开医院前，都要制定一个明确的复诊计划和时间表。

19.2.2 青少年患者及成人患者的后续随访计划

一般而言，随访对象包括患者及其家属，应让他们觉得自己也是治疗团队中的一员。

（1）对患者的培训。

患者应接受相应的教育、培训，并了解以下情况：

1）分流感染或故障的早期征象。

2）ETV 手术可能的并发症及术后可能出现的后遗症。

3）颅内压升高的征象和症状。

4）分流器的类型、放置位置及阀门设置的压力值。

5）什么是脑积水？其相应的临床症状有哪些？其远期预后及可能出现的并发症是什么？

（2）鼓励和激励。

患者应意识到，无论是分流手术还是 ETV，都不应对患者的正常生活造成障碍。他们应该积极参加社会活动，实现所有可能的个人目标，如接受良好的教育、参加工作和家庭生活，并对未来乐观态度。

治疗团队应每年或定期与脑积水患者及其家属会面，对于他们而言，这将是一种非常宝贵的社会和精神上的支持。治疗团队还应关注脑积水方面相应知识的培训情况，以及成人患者对工作满意度、在工作中的表现及家庭生活的情况。

（3）后续处理措施。

治疗团队后续仍应对患者进行相应的神经系统检查、心理测试和放射学检查，以便及时发现任何神经系统症状异常或心理状态的变化，确保分流有效或 ETV 术后瘘口处通畅。

（4）颅内压和调整阀门压力。

对于采用可程控阀门分流系统进行分流手术的 NPH 患者，必须定期检测其颅内压和阀门的压力值。但应避免过于频繁调整阀门压力参数或一次调整的幅度过大。因为这将降低大脑的适应能力，并将增加造成大脑僵硬的风险，从而导致慢性顽固性头痛。

19.3 儿童患者和成人患者后续随访的推荐方案

（1）头围：对于儿童患者而言，该指标能使医生直观地了解分流装置的作用效果。值得注意的是，分流术后，患儿的头围会以一个相对较小的、稳定的幅度增长。如出现其他头围的异常变化，提示可能出现分流系统的功能故障。

（2）观察婴儿的持续发育情况：发育停滞、退化及出现短暂性斜视等"不典型"的微小症状，可能是出现分流功能障碍的征象。

（3）在有条件的情况下，应定期对儿童头部、腹部进行超声检查，同时还应对手术区域进行检查。特别是对婴幼儿，应定期进行全面的随访检查，但尽量避免为行 MRI 或 CT 检查而额外进行镇静等复杂的处理措施。进行 TCD 检查，可以测量脑室的宽度和容积，以及测量目前腹腔内流动液体的量和阻力指数，以作为评估颅内压升高的额外参数。目前的研究表明 TCD 检测颅内压的变化是有用的。

（4）眼科随访，检测眼底变化及视乳头水肿情况。

（5）对于脑积水而言，通过分流可以降低分流管处囊腔内的局部压力，但可能会导致远处囊腔进一步扩大。尤其对多房性脑积水患儿而言，术后进行 MRI 动态随访复查，可了解术后颅内详细的情况变化。

（6）颅脑 CT 是一种常用的有价值的检查方法。然而，应避免频繁的、缺乏临床指征的 CT 检查，尤其是对婴幼儿患者，这可能有诱发恶性肿瘤的风险。

（7）心理及行为检查。

脑积水的长期治疗并不是以"分流管的置入"或"ETV 的完成"而结束。事实上，对于外科手术而言，无论是"分流术"还是"第三脑室底造瘘术"，都只是"一个长期管理计划"的开始，这个计划将持续患者的整个生命周期。对此类患者进行正确随访是对该类患者进行有效管理的基石！在塑造这些婴幼儿的整个生活和未来各方面都发挥着非常重要的作用。一个成功的后续随访方案会帮助他们获得相对更高质量的生活。因此，除了检测分流系统装置或第三脑室底造瘘处的通畅性之外，随访还应扩大到其他方面。对每个患者的随访策略应是个体化的，应根据患者的年龄、脑积水的原因、治疗的方法、存在的相关的中枢神经系统异常（如脊柱裂）或其他的相关异常、并发症，以及患者的认知功能和心理发育的情况等而进行独立设计。

19.4　家属最常关心的问题

治疗小组应以简单易懂的方式回答患者家属的问题，告诉他们客观事实，而不是吓唬他们或给他们错误的希望。

经常被问及的问题有：

（1）我的孩子会是一个健康的孩子吗？

（2）他 / 她会正常成长吗？

（3）他 / 她能去常规的学校吗？

（4）脑积水的并发症有哪些？

（5）如果进行手术，手术的并发症有哪些？

（6）我们怎样才能为他 / 她提供最好的照顾？

（7）下次妊娠时胎儿患脑积水的概率有多大？有办法预防吗？

19.5　随访策略

随访的目的：

（1）确保脑积水的症状和体征得到治疗改善。

（2）提供尽可能最好的服务和设施，让孩子拥有尽可能好的生活质量。

（3）及时发现任何可能出现的新问题，如手术并发症或脑积水的其他相关后遗症。

19.6　脑积水常见并发症

（1）与疾病进展相关的并发症：

1）发育迟缓。

2）由于脑室扩张和脑室旁水肿，导致形成的小脑幕疝，致使大脑后动脉受压阻塞，出现脑缺血相关症状。

3）视乳头水肿、视神经和视交叉受损引起的视力变化或失明。

4）第三脑室的进展性扩张，可引起患者意识水平的改变、中脑功能的损害、视交叉受压和激素变化等。

5）空蝶鞍综合征，已在长期存在脑积水的病例中被报道过[13]。

6）记忆等某些认知功能的损害或缺陷。

7）由于相应的脑叶受压而导致的大小便失禁和步态异常。

8）行为障碍和认知功能的改变。

9）癫痫等。

（2）与基因异常或其他遗传学异常相关的并发症，如脊柱裂、DWS、大脑和胼胝体的异常等[14]。

（3）与医疗相关的并发症，如脱水、过敏、肾功能不全、肾衰竭、电解质紊乱、酸中毒、肝功能异常等。

（4）与手术和置入分流装置相关的并发症，如感染、术区切口裂开、沿分流阀和导管周围出现的皮肤破溃等。也有远端或近端导管出现断裂和移位并发症的报道[13, 15-19]。

（5）与 ETV 相关的并发症。

19.7 分流术后随访的注意事项

当前普遍认为绝对完美的分流器还不存在。对于患者而言，一旦进行了分流手术，这个患者的终身将要持续接受医生照顾和随访。对于婴幼儿患者而言，V-P 分流术的优点是可以在腹腔内预留适当长度的分流管，以代偿患儿身体生长发育的需要。此外，通过超声对腹腔内的游离液体的检查，可以很容易地对分流功能进行判断[1, 2, 3, 18, 20]。虽然也有一些医疗中心，将 V-A 分流术作为首选的治疗方案。尽管该方案的确可以有效地避免腹膜腔内吸收不良的问题，但是它也有诱发血栓或栓子堵塞的风险。因此，与 V-P 分流术相比，它可能需要更频繁地对分流系统的远端部分进行修正。

19.8 ETV 术后随访的注意事项

也有许多神经外科医生将 ETV 作为治疗脑积水的首选治疗方案。ETV 被发现在儿童、青少年和成人的梗阻性和非交通性脑积水患者的治疗中，都是一种有效的治疗方案。但需要注意的是，ETV 的成功率并不总是乐观的，尤其是对于婴幼儿患者，

在术后第一年出现造瘘口再闭的发生率较高。然而，到目前为止还没有权威的证据表明分流术比 ETV 更有优势。而对于多房性脑积水而言，ETV 可以对囊壁进行造瘘使囊腔之间互相贯通，从而达到最佳的治疗效果。

19.9 脑积水-脊柱裂多学科儿科门诊

此类患者，由于涉及内科学、神经病学和外科学等多学科问题，我们建议设立相应的专门门诊，称为"脑积水-脊柱裂多学科儿科门诊"。

19.9.1 诊疗的意义

可为就诊的患者提供全面、高效、全方位的医疗服务。

19.9.2 愿景

为每个患者制定相对应的短期和长期的随访及治疗计划，以帮助患者和家属进行方便、专业、及时有效的随访。对应的所需要的服务均由相应专业的诊疗团队提供，以便他们有时间、有精力对每一个患者进行专业和科学的分析讨论，并及时做出正确的决策。

19.9.3 诊疗团队的成员结构

诊疗团队应由神经外科医生/小儿神经外科医生、小儿神经专科医生、遗传学专家/顾问、儿科医生、小儿骨科医生、小儿泌尿外科医生（脊柱裂病例）、心理科医生、物理治疗师、训练有素的护士、社会工作者和秘书组成。事实证明，这种多学科团队非常有效，能满足患者及家属的大多数诊疗需

求。通常患者及家属对此类诊疗团队的满意度都非常高。

19.10　预　后

一般来说，脑积水患者预后与以下几个因素相关：

（1）患者的染色体异常和基因异常。

（2）中枢神经系统的相关异常和其他的一般异常。

（3）随访的有效性和管理。

（4）家庭护理等。

临床上，有相当一部分患者的生命和预后因手术或医疗的失误或发生并发症而受到严重影响。一般来说，只要治疗成功，不同的外科手术在远期预后上不会有明显的差异。对于脑室分流管的头端入口位置，无论是在额叶还是在枕叶，几乎都不会影响分流的功能[21]。然而，对于早产儿和新生儿，我们更倾向于采用经额部置入分流管的方案，以避免置管处形成压疮。在几项相关的研究中，采用几种不同类型分流阀门的分流器进行分流手术后，其成功率或失败率基本相似[22]。与分流手术相比，在手术的 1 年后，ETV 与分流手术的预后及效果基本类似[23]。

19.11　分流阀类型的鉴定

有时候，门诊会遇到一些没有完整的手术记录和病历资料的新患者。要明确分流阀具体的类型至关重要，此时可以通过一个简单的颅骨和分流阀 X 线检查来确定。

小　结

成功完成分流手术或 ETV 并不是治疗脑积水的最终目的。这些方案只是脑积水患者终身管理的基本措施。除此之外，还需要对此类患者的神经、手术和心理状况等方面进行全面的管理。对脑积水患者的治疗目标始终是要为其提供对应的基础设施和专业知识，让这些患者尽可能地获得较好的生活质量。在适当的处理及照顾下，让这些患儿当中的一些人能健康地成长和有良好的生活质量。

对于脑积水患儿，家属可在家中轻松测量患儿的头围，在早期阶段每两周测量一次，至病情稳定后每月测量一次。同时需定期检查分流管的通畅性，根据患儿的具体情况，每月进行 1 ～ 2 次的超声检查。

患儿囟门闭合后，每年可进行 1 ～ 2 次眼科检查及头颅 MRI 检查。对于多房性脑积水患者，建议适当地增加随访的频率，直到能确认囊肿稳定或消退。

同时，还应该考虑到无症状分流感染的可能性。新生儿分流感染的临床表现包括：进食不良、不吮吸、哭闹、易怒、呕吐、低热或高热、嗜睡和昏迷等。对于囟门未闭的患儿，前囟门可表现出张力较高或凸起。年龄较大的儿童、青少年和成人脑积水患者，可出现视力模糊、头痛、恶心、呕吐及易怒等症状，也可表现有腹胀和腹痛症状。此外，所有这些症状均可能呈缓慢的进展状态，然而也有短期内迅速恶化的可能性。因此，对于脑积水患者应最大限度地给予积极有效的关注和治疗。

参考文献

［1］Colak A, Albright AL, Pollack IF. Follow-up of children with shunted hydrocephalus. Pediatr Neurosurg. 1997; 27(4): 208–10.

［2］Lumenta CB, Skotarczak U. Long-term follow-up in 233 patients with congenital hydrocephalus. Childs Nerv Syst. 1995; 11(3): 173–5.

［3］Sufianov AA, Sufianova GZ, Iakimov IA. Endoscopic third ventriculostomy in patients younger than 2 years: outcome analysis of 41 hydrocephalus cases. J Neurosurg Pediatr. 2010; 5(4): 392–401.

［4］Lucic MA, Koprivsek K, Kozic D, Spero M, Spirovski M, Lucic S. Dynamic magnetic resonance imaging of endoscopic third ventriculostomy patency with differently acquired fast imaging with steady-state precession sequences. Bosn J Basic Med Sci. 2014; 14(3): 165–70.

［5］St George E, Natarajan K, Sgouros S. Changes in ventricular volume in hydrocephalic children following successful endoscopic third ventriculostomy. Childs Nerv Syst. 2004; 20(11–12): 834–8.

［6］Cinalli G, Spennato P, Ruggiero C, Aliberti F, Zerah M, Trischitta V, Cianciulli E, Maggi G. Intracranial pressure monitoring and lumbar puncture after endoscopic third ventriculostomy in children. Neurosurgery. 2006; 58(1): 126–36.

［7］Czosnyka M, Pickard JD. Monitoring and interpretation of intracranial pressure. J Neurol Neurosurg Psychiatry. 2004; 75(6): 813–21.

［8］Hommet C, Billard C, Gillet P, Barthez MA, Lourmiere JM, Santini JJ, de Toffol B, Corcia P, Autret A. Neuropsychologic and adaptive functioning in adolescents and young adults shunted for congenital hydrocephalus. J Child Neurol. 1999; 14(3): 144–50.

［9］Iddon JL, Morgan DJ, Ahmed R, Loveday C, Sahakian BJ, Pickard JD. Memory and learning in young adults with hydrocephalus and spina bifida: specific cognitive profiles. Eur J Pediatr Surg. 2003; 13(Suppl 1): S32–5.

［10］Lacy M, Pyykkonen BA, Hunter SJ, Do T, Oliveira M, Austria E, Mottlow D, Larson E, Frim D. Intellectual functioning in children with early shunted posthemorrhagic hydrocephalus. Pediatr Neurosurg. 2008; 44(5): 376–81.

［11］Larysz P, Larysz D, Mandera M. Radiological findings in relation to the neurodevelopmental outcome in hydrocephalic children treated with shunt insertion or endoscopic third ventriculostomy. Childs Nerv Syst. 2014; 30(1): 99–104.

［12］Pelegrín Valero C, Tirapu Ustarroz J, Landa González N. Neuropsychological deficits in hydrocephalus associated spina bifida. Rev Neurol. 2001; 32(5): 489–97.

［13］Ammar A, Sultan A, Mulhim F, Yousef A. Empty Sella syndrome does it exist in children? J Neurosurg. 1999; 91: 960–3.

［14］Anderson EM. Cognitive deficits in children with spina bifida and hydrocephalus: a review of the literature. Br J Educ Psychol. 1973; 43(3): 257–68.

［15］Ammar A, Ibrahim AWI, Nasser M, Rashid M. CSF hydrocele unusual complication of V–P shunt. Neurosurg Rev. 1991; 14: 141–3.

［16］Ammar A, Nasser M. Longterm complications of buried valves. Neurosurg Rev. 1995; 18: 65–7.

［17］Ammar A, Nasser M. Intraventricular migration of VP shunts. Neurosurg Rev. 1995; 18: 293–5.

［18］Ammar A. Nasser M. Anaizi A. Farag M. Management of VP shunt complications. Proceeding of the 13th World Congress of Neurosurgical Surgeons, F6 19R038.507–516, 2005 June 19–24, Marrakesh, Morocco.

［19］Hadzikarik N, Nasser M, Mashani A, Ammar A. CSF hydrothorax- VP shunt complication without displacement of a peritoneal catheter. Childs Nerv Syst. 2002; 8: 179–18.

［20］Iglesias S, Ros B, Martín Á, Carrasco A, Segura M, Delgado A, Rius F, Arráez MÁ. Surgical outcome of the shunt: 15–year experience in a single institution. Childs Nerv Syst. 2016; 32(12): 2377–85.

［21］Kemp J, Flannery AM, Tamber MS, Duhaime AC, Pediatric Hydrocephalus Systematic Review and Evidence-Based Guidelines Task Force. Pediatric hydrocephalus: systematic literature review and evidence-based guidelines. Part 9: effect of ventricular catheter entry point and position. J Neurosurg Pediatr. 2014; 14(Suppl 1): 72–6.

［22］Baird LC, Mazzola CA, Auguste KI, Klimo P Jr, Flannery AM, Pediatric Hydrocephalus Systematic Review and Evidence-Based Guidelines Task Force. Pediatric hydrocephalus: systematic literature review and evidence-based guidelines. Part 5: effect of valve type on cerebrospinal fluid shunt efficacy. J Neurosurg Pediatr. 2014; 14(Suppl 1): 35–43.

［23］Limbrick DD Jr, Baird LC, Klimo P Jr, Riva-Cambrin J, Flannery AM, Pediatric Hydrocephalus Systematic Review and Evidence-Based Guidelines Task Force. Pediatric hydrocephalus: systematic literature review and evidence-based guidelines. Part 4: cerebrospinal fluid shunt or endoscopic third ventriculostomy for the treatment of hydrocephalus in children. J Neurosurg Pediatr. 2014; 14(Suppl 1): 30–4.

第5部分

复杂性脑积水

Complex Hydrocephalus

20 | 复杂性脑积水："智能分流"的管理
Complex Hydrocephalus: Management by "Smart Shunt"

Nobuhito Morota

20.1 概　述

脑积水的治疗并不简单。尽管脑积水的手术是神经外科的基本手术，但是有些脑积水难以通过手术治愈，如多房性脑积水、反复分流感染、裂隙脑室综合征，以及一些由于相应的大脑解剖结构异常而导致解剖结构复杂的脑积水。这些复杂性脑积水准确的发生率尚不清楚，为 10% ～ 20%[1-3]。

"复杂性脑积水指的是需要多次手术治疗的脑积水。然而，我们并不完全清楚复杂性的确切定义。""复杂性"可以分为以下几个因素：

（1）解剖因素：如多房性脑积水、孤立性第四脑室。

（2）病理因素：如出血性脑积水、感染性脑积水。

（3）机械因素：如与其他颅内病变相关的脑积水、正常压力脑积水。

（4）人为因素：如缺乏经验的外科医生、欠佳的手术技术及抗感染措施的不力。

临床上，可能不止一个致病因素会导致复杂性脑积水的发生。出血或感染性脑积水经常会进展成为复杂而难治的多房性脑积水。

复杂性脑积水通常需要多次手术治疗。但是，需要反复手术的脑积水不一定是复杂性脑积水。影响手术次数的因素包括外科医生的手术技术、手术方式的选择、分流术后的感染率及患者相关的整体情况等。值得注意的是，很多复杂性脑积水都是由治疗失败或处理不当的脑积水进展而来的。如果存在不利因素或临床处理措施不当，单纯性脑积水可能恶化成为复杂性脑积水。另一方面，如果治疗恰当，潜在的复杂性脑积水可因合理的治疗而得到控制。

在这一章中，我们介绍了自己治疗复杂性脑积水的经验。我们见过许多在转诊前由于处理不当而恶化为复杂性脑积水的简单性脑积水病例，图 20.1 为病例之一，脑部有 3 个分流器，却都没有产生作用。

文中将"复杂性脑积水"定义为：那些经过传统治疗后仍然可能需要多次手术治疗的脑积水。"越简单越好"是我们治疗脑积水的基本观念。无论解剖结构或病理机制如何复杂，简单的外科手术通常会带来更好的手术效果。

Electronic Supplementary Material The online version of this chapter (doi:10.1007/978-3-319-61304-8_20) contains supplementary material, which is available to authorized users.

N. Morota
Division of Neurosurgery, Tokyo Metropolitan Children's Medical Center,
2-8-29 Musashi-dai, Fuchu, Tokyo 183-8561, Japan
e-mail: nobu.m01@gmail.com

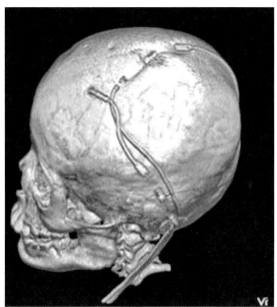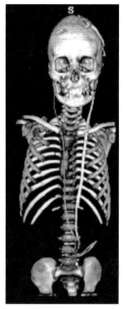

图 20.1 处理不当的脑积水案例：儿童同时接受了 3 次分流手术，但是没有一个发挥了很好的作用

20.2 研究对象

我们将 2002 年 4 月至 2015 年 3 月收治的 434 例各类脑积水患者作为研究对象。患者的年龄波动在出生 1 天到 26 岁之间，但其中超过半数的患者［236 例（53%）］小于 1 岁。手术治疗的总次数达 1 007 次。

其中 360 名儿童是新发诊断的并开始接受治疗。180 名儿童进行了 1 次手术，26 名儿童进行了 5 次以上手术，5 名儿童进行了 10 次以上手术。神经内镜手术往往可能通过一次手术治疗就能控制脑积水的病情。此外，仍有 74 名患有脑积水的儿童在其他医院经历多次治疗失败后转诊到了我们的医院。尽管这些患儿可能存在复杂性脑积水，但仍有 37 名患儿只接受了一次手术即得以治愈，手术为采用单一的分流方案。但也有 9 名儿童接受了 5 次以上手术，还有 1 名儿童接受了超过 10 次以上手术。

20.3 复杂性脑积水的分类和治疗策略

复杂性脑积水的分类并不简单，它的形成与一些干扰或协同因素有关。

复杂性脑积水可简单地分为原发性和继发性两类。原发性复杂性脑积水的"复杂性"是固有的，由某单一或者多因素所导致；继发性复杂性脑积水是指脑积水起初因素为单纯性的，但在临床治疗过程中由于人为因素引起的不恰当治疗或出现并发症而恶化产生的。

在以下的内容中，文中介绍了几个经过选择的复杂性脑积水的治疗案例，以及如何避免一系列并发症，或者如何去进行更好的康复。

重要的是，应在术前判断和预测脑积水可能的复杂程度，并如何避免或减少并发症的发生。外科手术的目的和方案应越简单越好。"越简单越好"是治疗脑积水的关键观念。在分流手术中，分流系统也应越简单越好。我们倾向于将这种分流系统称为"智能分流"。智能分流可以在神经内镜手术的帮助下来完成。

20.4　典型案例

文中列举了几例复杂性脑积水的代表性病例及其治疗方案。手术的主要目的是控制脑积水，稳定病情、减少术后并发症及降低分流手术失败的概率。因此，简单的手术方案比复杂的方案理论上要更好。

20.4.1　脑室-腹腔分流术后的硬脑膜下血肿

案例 1

患儿为 1 岁女童，被诊断为"脑积水合并脊髓脊膜膨出"。患儿在一期完善脊髓脊膜膨出修复术后，再次进行了 V-P 分流术（图 20.2a）。分流术后 3 个月后复查颅脑 CT 显示双侧硬脑膜下血肿形成（图 20.2b）。在患儿被转诊之前，动态保守观察期间复查颅脑 CT 提示，颅内血肿量呈持续增大状态。

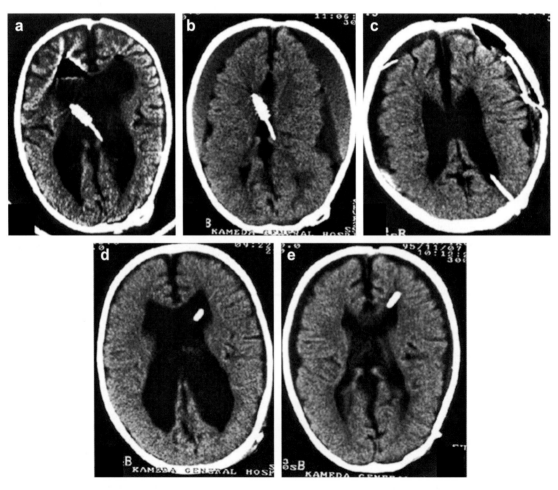

图 20.2　V-P 分流术后的硬脑膜下血肿，将 V-P 分流器的腹腔端导管结扎，并放置双侧 S-P 分流器。当硬膜下间隙缩小后，再放置一种带有可调控阀的 V-P 分流器

（1）分类：继发性复杂性脑积水。

（2）治疗

1）采用具有三通接头的双侧硬膜下-腹腔分流术（S-P 分流术），结扎 V-P 分流管的腹腔段导管（图 20.2c）。

2）证实无硬膜下血肿和脑室增大之后（图 20.2d），重新置入一个新的 V-P 分流器套件，术中脑室端采用额角入路置入一个可调控的分流系统。整个治疗过程中，临时使用 S-P 分流术作为新的 V-P 分流术的过渡替代方案，V-P 分流术后达到有效的治疗效果后，再取出 S-P 分流器和陈旧的 V-P 分流器。

（3）结果：术后患者病情持续稳定，后续 V-P 分流器未再进行更换。

案例 2

患儿为一个 4 个月大的先天性脑积水女婴，在子宫内即被诊断为先天性脑积水，患儿出生后在其他医院进行了 V-P 分流术。分流术后，患儿大脑皮质因颅内出现硬膜下血肿而塌陷。受限于当地的医疗条件和治疗水平，患儿转诊至我们医院。

（1）分类：继发性复杂性脑积水。

（2）治疗

1）在硬膜下血肿的上方开一个孔。

2）从分流阀中注入生理盐水使下陷的大脑皮质能够再次扩张。

3）硬膜下血肿在大脑重新扩张时从钻孔引流处排出（图 20.3b）。

4）将原分流阀更换为新的可调控分流阀，分流阀压强值设置为 15 cmH$_2$O，第 2 天术后复查 CT 显示分流术后硬膜下积液有明显好转（图 20.3c）。

（3）结果：患者术后病情持续稳定，但表现为严重的发育迟缓状态。

20.4.2 多房性脑积水

案例 3

患儿为一名 6 个月大的女婴，因脑脓肿和脑室炎而患有脑积水，曾因耐甲氧西林金黄色葡萄球菌脑膜炎而接受过治疗。临床上表现为晕厥发作，脑脊液生化检查提示为耐甲氧西林金黄色葡萄球菌感染和脑室炎。患儿颅脑 CT 提示双侧侧脑室室间隔呈现为局限性和孤立性状态（图 20.4）。

（1）分类：原发性复杂性脑积水。

（2）治疗

1）额颞部小脓肿的切除和抽吸：在神经内镜下经脑室前角进行脑室开窗和脑室外引流术。

2）内镜下病变处颞角的开窗术：在病变处颞角位置置入脑脊液储液囊。

3）枕部脓肿的切除：在病变颞角和脑室体之间置入囊腔-脑室内分流管，同时更换新的脑室外引流装置。

4）在病变颞角和脑室体之间放置另一个囊腔-脑室内分流管。

5）脑室-腹腔分流器：图 20.4b 显示了分流术后的最终状态，在颞角和脑室体之间放置双侧内分流管，以及一个单纯分流系统。治疗总持续时间为 3 个半月。

（3）结果：分流系统功能持续稳定，后续随访未出现感染及功能异常时间长达 10 年以上，患者虽然有神经发育迟缓症状，但日常生活基本正常。

案例 4

患儿为一名患有出血性脑积水的 2 岁女童，出生体重偏轻，生后不久患儿便因脑室内出血在另一家医院接受脑积水手术治疗。手术治疗后患儿出现分流术后感染，并逐渐进展成为复杂性脑积水，在转诊之前患儿已

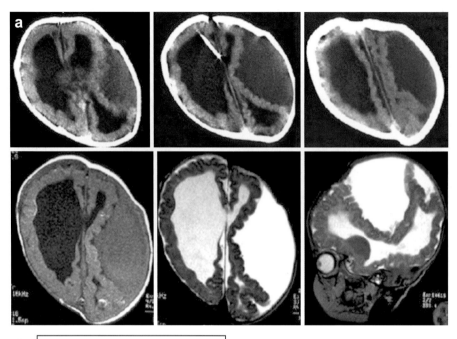

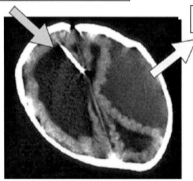

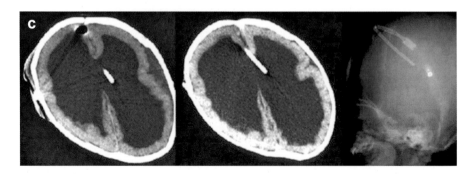

图 20.3   a. V-P 分流术后的硬膜下血肿：进行 V-P 分流术后，患儿大脑薄层皮质塌陷，在硬膜下血肿处的上方开一个孔后，通过分流阀注入生理盐水。b. 脑皮质重新扩张，硬膜下血肿获得引流。c. 分流阀更换为可调控的新型分流阀，放置在脑室的较高平面位置，以防止硬膜下血肿或积液的再发

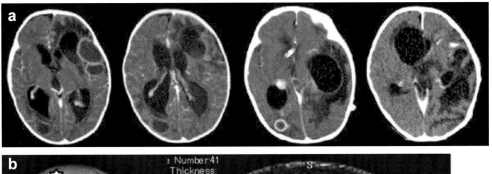

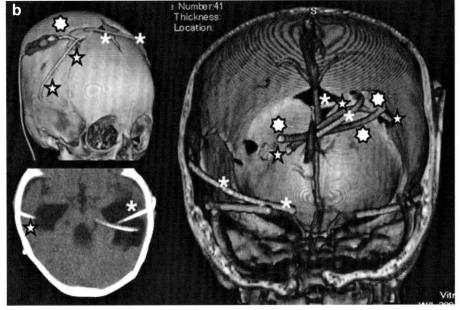

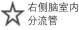

★	左侧脑室内分流管
☆	右侧脑室内分流管
✦	V-P 分流系统

图 20.4 通过手术及将万古霉素（VCM）直接注射入脑室内来根治颅内多发性脓肿和广泛性扩张的脑室炎（a）；通过脑室内镜造瘘术将多房性脑室相互打通，此后，在贯通后的囊腔内置入一套 V-P 分流系统（b），对囊腔内的积液进行引流或分流

经进行了 20 余次手术。在转诊当时，患儿每个脑室间隔里都有 2 个分流管和脑脊液储液囊。患者 CT 脑室造影显示有颅内共有 3 个间隔室：1 个脑室和 2 个孤立囊腔（图 20.5 上部）。

（1）分类：继发性复杂性脑积水。

（2）治疗

1）患者取仰卧位，头部旋转至右侧并固定于 Sugita 头架内（图 20.5 中间）。

2）CT 导航注册成功后，同步使用刚性内镜作为引导工具。

3）在脑皮质上开一个孔，在脑室内镜下对第一个囊肿进行开窗造瘘。

4）置入刚性内镜，确定第二个囊肿（可能为右侧颞角）的位置。

5）再次置入柔性内镜，将第二个囊肿壁开窗造瘘。

6）将一个 12.5Fr 的内镜鞘同轴固定于刚性内镜上，并置入第二个囊腔内，之后取出刚性内镜但保留镜鞘。

7）将一根距离尖端长约 7 cm 的多侧孔脑室导管，经鞘置入至第二个囊腔内，然后

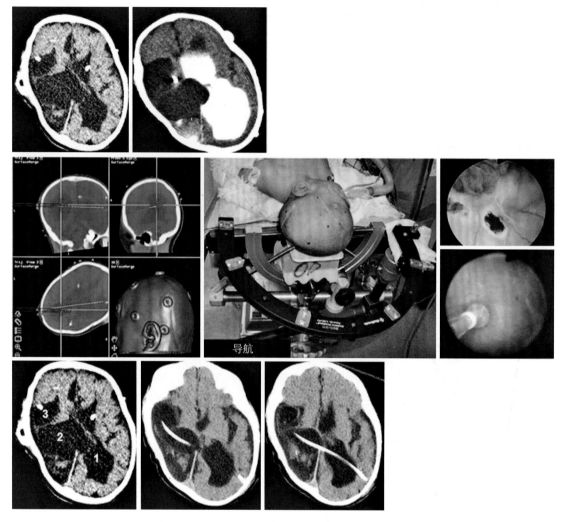

图 20.5　多侧孔的脑室导管在 CT 导航引导下，通过神经内镜开窗术将导管经扩大的脑室置入囊腔内，之后与一单独的 V-P 分流系统相连

移除镜鞘。

8）将脑室端导管与一新的可调控的分流阀及腹腔端导管连接。

9）同时移除之前的分流管和脑脊液储液囊。

（3）结果：术后患儿无并发症，CT 扫描显示：脑室导管贯穿所有的含脑脊液的囊腔，使其可通过侧孔相互连通（图 20.5 下部）。但每当患儿需要进行腹部手术时，都需要在腹腔侧进行相应的分流修正。手术 6

年后，患儿因出现严重痉挛而进行了功能性脊神经后根离断术。

20.4.3　脑积水伴脑室内囊肿和孤立性第四脑室

案例 5

患儿为一名 1 岁男童，患有多发畸形综合征的先天性脑积水，出生后不久便在其他医院进行了 V-P 分流术。由于分流术后颅内反复感染，患儿临床病情逐渐变得比较复杂，并导致在他 3 个月大的时就接受了多次分流手术。患儿分流术后感染经系统性治疗后，在脑室内置入了一套可调控的 V–P 分流系统。由于患儿合并有第四脑室扩张，手术医生在内镜引导下将一根脑室导管插入其内，术后 3 个月后患儿再次感染。

（1）分类：继发性复杂性脑积水。

（2）治疗

1）去除被感染的分流系统，同时头皮下放置一个脑脊液储液囊代替分流系统；此外，在脑脊液储液囊的另一侧进行脑室–帽状腱膜下分流术。

2）脑膜炎经过治疗后，重新置入一个带有可调控的分流系统。

3）术后 2 个月之后，患者再次接受分流术（腹部侧），病情逐渐稳定。但是，后续的 CT 扫描显示第四脑室和侧脑室囊肿进行性增大。脑室造影显示第三脑室、右侧脑室及孤立性第四脑室有囊肿存在（图 20.6，上部和中间）。

4）在邻近前囟的右额骨上进行小骨窗开颅术：打开硬脑膜，于脑室中置入一灵活

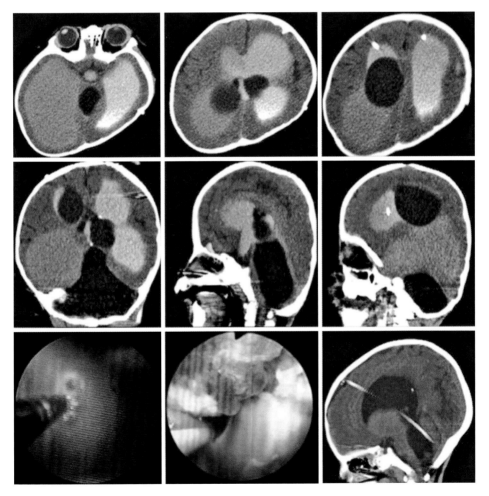

图 20.6　首先经内镜将脑室内囊肿进行开窗造瘘，于内镜下进行中脑导水管成形术，并且在可视下将一根脑室导管置入第四脑室。由于已经在对侧放置了一根 V–P 分流系统，该导管仅作为一个内分流管来发挥作用

的内镜，在两个囊肿之间进行开窗造瘘（图 20.6，左下部）；之后，将内镜移至被隔膜堵塞的中脑导水管口处，用活组织钳将其穿透，并用一根 3Fr Fogarty 导管扩张中脑导水管口，于多侧孔脑室导管中插入一探针，沿着内镜穿刺进入脑室。于内镜视野下监测导管尖端并引导其到达中脑导水管，从导管进入第四脑室后便移除探针（图 20.6 下中间）。将导管的远端固定至硬脑膜上，使导管在第四脑室和侧脑室之间充当内分流管作用（图 20.6，右下部）。

（3）结果：术后患儿第四脑室体积缩小（图 20.6，下部），呼吸功能得到改善。术后分流系统一直发挥分流作用。

20.4.4　与脑脊液生成过量相关的脑积水

案例 6

患儿为一名 5 个月大的患有先天性脑积水并伴有多发畸形综合征（9p 四体）的女童，既往曾进行过先天性膈疝修补术。她于 1 个月大的时候进行了一次 V-P 分流术，术后康复出院时没有出现任何并发症。然而，在 2 个月后因出现腹水再次入院，颅脑 CT 检查提示疑似脉络丛增生（图 20.7，左上部和中间）。

（1）分类：原发性复杂性脑积水。

（2）治疗

1）将腹腔内引流管从胸壁表面取出，每天至少引流出 500 ml 以上的脑脊液（引流压强：20 cmH$_2$O）。

2）10 天后在神经内镜下行脉络丛烧灼术（CPC）（图 20.7，下部）：对透明隔进行造瘘开窗术后，于开窗处进入对侧侧脑室可见脉络丛。术后增强 CT 显示脉络丛增生程度明显降低（图 20.7，右上部），术后每天引流出的脑脊液量减少至 200 ml 左右。

3）去除原先的分流系统，并于 1 周后

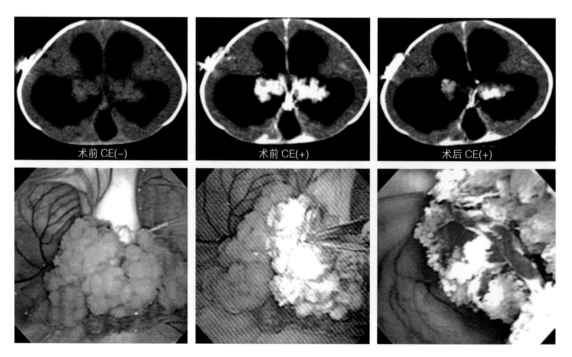

图 20.7　在放置 V-P 分流系统之前，行神经内镜下脉络丛烧灼术

重新放置 1 个 V–A 分流系统。

（3）结果：术后重新置入的分流系统功能稳定，但婴儿仍遗留了中度的神经发育迟缓症状。

20.4.5 与脑室内肿瘤相关的脑积水

案例 7

患儿为一名 8 个月大的女婴，因第三脑室肿瘤而患有脑积水，并逐渐出现厌食症状。颅脑 CT 显示脑室扩大、第三脑室内有一个巨大的占位。临床表现出前囟门处张力高，符合脑积水临床表现。MRI 显示肿瘤位于丘脑，累及第三脑室至室间孔（图 20.8，左部和中间）。考虑到肿瘤的位置，治疗上无法进行神经内镜下第三脑室底造瘘术。

（1）分类：原发性复杂性脑积水。

（2）治疗

1）经右额钻孔入颅，对肿瘤施行内镜活检术。

2）活检后，将婴儿采取俯卧位，在左顶叶上开 1 个孔，并置入 1 根脑室分流管。

3）Torkildsen 分流术：在颅颈交界区后方中线处皮肤上做一小切口，切除 C1 软骨板的中线部分骨质，将脑室导管穿过肌肉层，

在 C1 处切开硬脑膜，将导管的尖端插入颈椎蛛网膜下腔约 1.5 cm 长（图 20.8，右部）。

（3）结果：术后前囟处皮肤松弛、张力降低，肿瘤诊断为毛细胞黏液样星型细胞瘤并开始化疗。

20.4.6 腹部动过大手术的儿童脑积水

案例 8

患儿为一名 3 个月大的女婴，在腹部手术后因发生脑室内出血而导致脑积水。该患儿为曾因"双胞胎综合征"而接受宫内治疗的双胞胎之一，早产于孕 22 周，体重 560 g，脑室内出血后形成脑内血肿（Papile 分级 4 级）。患儿在出生后并发严重坏死性肠炎，需手术切除其坏死部分。当她被诊断为脑积水后，V–P 分流术即为其禁忌方案。

（1）分类：原发性复杂性脑积水。

（2）治疗

1）在患儿右侧脑室置入一个脑脊液储液囊，左侧脑室进行脑室–帽状腱膜下分流术：每当患者头皮下储液囊张力增高时，就可从储液囊中抽出脑脊液进行减压。

2）在患儿 6 个月大时，行神经内镜下

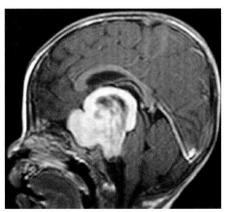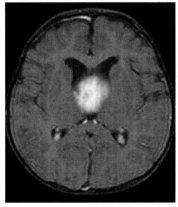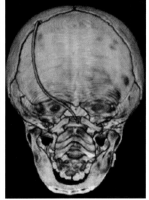

图 20.8 Torkildsen 分流术是一种连接侧脑室至小脑延髓池的内分流术，当内镜下第三脑室造瘘术无法用于梗阻性脑积水治疗时，可采用本方案

第三脑室底造瘘术和双侧脉络丛烧灼术，但手术结果欠佳。

3）在第一次术后的 1 个半月后，又加做了脑室-上矢状窦（ventriculo-superior sagittal sinus, V-SSS）分流术（图 20.9，上部），该分流方案能起到一定的效果。但由于聚积的脑脊液仍会使头皮下的储液囊张力增高，因此仍需要间歇性地抽吸脑脊液。

4）在 V-SSS 分流术后 1 个月，再次进行了脑室-心房分流术（V-A 分流术）：在超声引导下进行右侧颈静脉穿刺，使用剥离鞘通过 Seldinger 方案将分流管末端置入心房内（图 20.9，下部）。整个治疗过程总共持续 6 个月。

（3）结果：9 个月后，患儿再次接受了分流修正术（心房侧），总体而言，术后患儿整体情况相对稳定，但仍需持续接受门诊随访和多学科监测。

20.4.7　脑积水治疗失败引起的持续性脑膜炎

案例 9

患儿为一名患有脑积水伴脑脊髓膜膨出（myelomeningocele, MMC）的 10 月龄女婴，曾在其他医院接受过 MMC 的修复，术后因继发脑膜炎而使病情复杂化。患儿在当地医院先进行了脑室外引流术（EVD），在脑脊液性状干净后，再次进行 V-P 分流术。但由于分流术后又并发颅内感染，而重新放置另一个 EVD。此后，又为她多次更换了 EVD。最后，患儿因长期反复感染导致脑积水变得更加复杂，继而被转诊至我院接受进一步治疗。

（1）分类：继发性复杂性脑积水。

（2）治疗

1）去除之前的 EVD，遗留有距伤口约 10 cm 的皮下通道，并持续有间歇性脑脊液

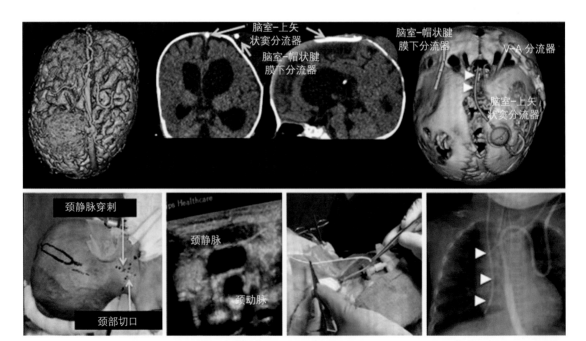

图 20.9　当 V-P 分流术因腹部的问题而无法实施时，可以考虑将 V-A 分流术或其他脑脊液分流术作为脑积水的替代方案，在超声引导下，采用 Seldinger 法将 V-A 分流系统的远端分流管置入颈静脉（右上三角：上矢状窦导管；右下三角：右心房导管）

流出。经胸壁重新建立新的皮下通道，并放置新的 EVD。在右侧颞角放置脑脊液储液囊，该部位因有相对较厚的粘连而与三角区已相对分离（图 20.10a、b 第一行）。

2）脑室内注射万古霉素，持续使脑脊液灭菌 2 周后，待脑脊液生化常规正常后，再次行 V-P 分流术。在神经内镜的引导下，将脑室端导管插入孤立的右颞角，以便简化分流装置。尽管解剖结构因粘连而变得复杂，将染色剂注入颞角后，在内镜下仍可清晰定位颞角（图 20.10b ①）。

在蓝色囊腔壁上开孔（图 20.10b ②），以确定分流管尖端的位置（图 20.10b ③），将同轴放置的内镜鞘置入颞角的囊腔。再将一根多侧孔脑室导管放置入鞘内，并穿透粘连增厚的隔膜进入颞角。而后将导管与带有可调控阀的分流器相连接（图 20.10b，下部）。

3）术后复查 CT 提示左侧脑室扩大，患儿病情平稳（图 20.10c）。本次手术在 CT 导航下完成，术中将 V-P 分流器脑室端导管通过右侧脑室前角裂隙置入目标位置：术中用 1 个 12.5Fr 内镜鞘作为引导器，在右额骨上开一小孔，将内镜鞘通过右侧侧脑室前角放置入左侧扩大的侧脑室前角，并通过内镜确认其位置。此后置入 1 根带有多个侧孔的脑室导管，作为连通左、右侧脑室前角之间的内分流管。此后，将颅外段导管固定于骨孔边缘的骨膜上（图 20.10d）。患者整个治疗疗程持续了 1 个半月。

（3）结果：术后分流系统功能持续运行正常，但患儿生长缓慢，伴中度神经系统发育迟缓。

20.5 讨 论

复杂性脑积水通常是由常规脑积水处理不当引起的。然而，一旦变成复杂性脑积水，就必须在根治性治疗之前制定适当的治疗策略。

20.5.1 硬膜下积液

分流术后的硬膜下积液或血肿通常由脑脊液过度引流所致[4, 5]，尽管目前对分流阀的研究有了新的进展，但术后该并发症的发生率仍为 1%～10%[4, 6-9]。如果硬膜下积液量多或出现临床症状，且用传统治疗方法难以治愈时，则应考虑进一步进行干预[5, 9]。

硬膜下积液的传统治疗方法为硬膜下引流或硬膜下-腹腔分流术，如案例 1[7, 10]。此外，如果硬膜下存在明显的液体聚积，且常规治疗方案效果欠佳，此时在硬膜下积液所在的位置处开一个骨孔，再通过 1 个分流管将生理盐水注入脑室内，使脑室重新扩张，扩张的脑室将大脑皮质向外推挤，从而将硬膜下积液从骨孔处排出，该方案可取得很好的效果。案例 2 显示出该方案治疗巨大硬膜下积液的直接效果，将生理盐水注入脑室的构思来源于气球被泵入空气后出现膨胀的原理。

近年来，尽管可调控阀应用于临床上的效果仍存在争议，但一种新的带有抗虹吸装置的可调控阀分流系统有望于减少因分流术后出现脑脊液过度引流而导致的相关并发症[11, 12]。该分流阀有望替代非可调控分流阀或非抗虹吸分流装置在临床上得以应用。

20.5.2 多房性脑积水

大多数复杂性脑积水继发于因脑室内出血或感染引起的脑膜炎或脑室炎。多房性脑积水通常由脑出血或感染后出现的严重脑膜炎所致。它由彼此孤立性脑室间隔室腔或室周囊肿组成[1, 3]。

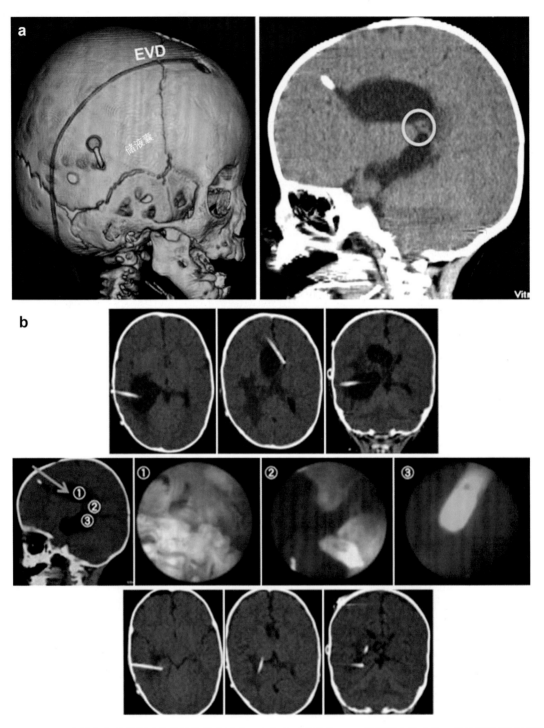

图 20.10　a. 脑积水处理不当且合并持续性脑膜炎：建立皮下通道将 EVD 放置于右胸壁处，将脑脊液储囊导管器置入隔膜（圆形）增厚且扩大的右侧颞角中。b. 上部：采用 EVD 和脑脊液储液储囊治疗脑膜炎：中间放置 1 个 V-P 分流管，首先通过脑脊液储液储囊注入染色剂，在其引导下用内镜于颞角前部开窗，并插入 1 根脑室导管：① 从侧脑室到达中隔；② 通过开窗的隔膜观察到充满蓝色染色剂的颞角；③ 在颞角内可见脑脊液储液储囊导管的尖端；下部：V-P 分流术后的 CT 扫描

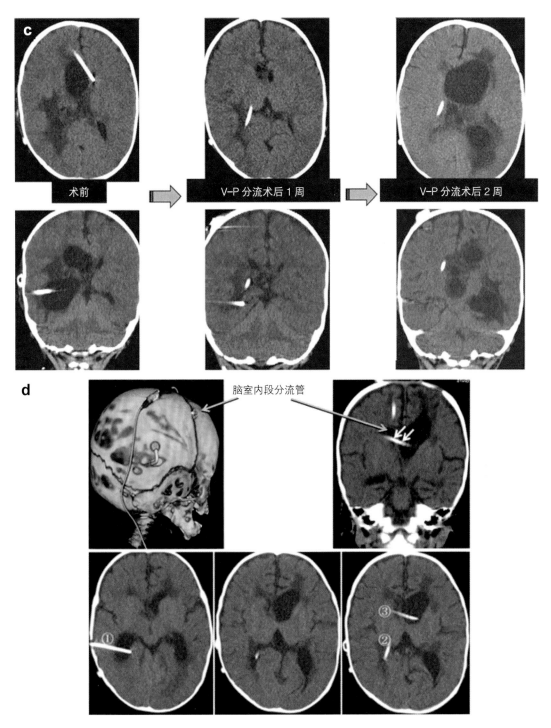

图 20.10（续） c. V-P 分流术后 2 周可见左侧脑室扩大；d. 将多侧孔内分流管经立体定向置入右侧额角，使其通过右前角进入左前角：① 右颞侧脑脊液储液囊；② V-P 分流系统的脑室端导管；③ 重新置入的内分流管

对于多房性脑积水，传统治疗方案上会在每一处液体聚积之处进行囊肿-腹腔分流（C-P 分流），这通常需要使用多个分流装置[3]。彼此分隔的多个囊腔之间，通过导管相连，以保持每个囊腔之间液体间压力平衡，可有助于简化分流方案。案例 3 是一个很好的例子，说明了如何使用一个单一的 V-P 分流系统和两个内部分流管处理复杂的多房性脑积水。

神经内镜技术近年来的发展及应用，使得每个囊之间的隔膜都可以在内镜下进行开窗造瘘，让该类患者的手术都能如案例 4 一样被简化[13, 14]。CT/MRI 辅助导航系统可有助于指导神经内镜对深处的囊肿壁进行开窗造瘘，但仅通过神经内镜下进行观察，不一定能够清楚识别囊肿之间的毗邻关系[1, 3]。若无 CT 导航辅助，案例 4 中在第二个囊肿开窗手术的风险将更高、手术难度也更大。

20.5.3　孤立性第四脑室

孤立性第四脑室是脑脊液被包裹的特殊形式[15, 16]，即脑脊液被包裹在第四脑室内。最常见的病理因素为：出血、感染或分流术后过度引流导致的脑室系统狭窄，引起中脑导水管及第四脑室流出道阻塞[17]。过去常用的治疗方案为：进行双分流术，或使用双脑室导管将其通过三通连接器与单一分流阀相连接后进行分流，但其并发症发生率相对较高[3, 16]。

如今，神经内镜下开窗造瘘术或内镜引导下第四脑室置管术已成为该病的首选治疗方式[16, 18]。单纯性中脑导水管成形术易出现再梗阻，因此建议对该类患者同时进行第四脑室置管分流[16, 19]。案例 5 为反复分流术后感染后出现的孤立性第四脑室，术中将

一根带有多个侧孔的脑室端导管安全顺利地置入第四脑室内，从而将第三脑室、侧脑室与第四脑室相连通，起到内分流的作用。

20.5.4　脉络丛烧灼术

脉络丛肥大导致脑脊液分泌过多是一种相对罕见的情况，其临床过程较为复杂。由于 V-P 分流术可能会导致腹腔积液，引起的腹腔间隔室综合征，致使腹部扩张，导致继发性腹腔压力升高，出现呼吸衰竭和其他相关并发症。因此，理论上进行脉络丛烧灼或切除部分脉络丛可减少脑脊液的产生。如案例 6 所示，在进行 V-P 分流术治疗之前，应对脑脊液过度分泌的原因进行有效的控制。对于脉络丛肥大而言，神经内镜下脉络丛烧灼术是控制它的主要治疗方案，且长期疗效已得到证实[20]。

脉络丛凝固术联合 ETV 是目前脑积水的治疗方案之一[21, 22]。对于肥大的脉络丛，对脉络丛进行烧灼凝固的方法和范围是相同的。但为了使烧灼凝固的部位更接近颞角前部，在案例 6 中，每侧均选择经三角区的后入路[23]，以便可扩大烧灼范围，但这需要进行双侧手术，因为此入路不适合进行脑室隔的开窗造瘘。

20.5.5　Torkildsen 分流术

Torkildsen 分流术，即托式分流术。70 多年前，托式分流术曾被认为是治疗脑积水的一个历史性突破，但在现代神经外科学中，它的作用已被重新评价[24, 25]。它是一种将侧脑室和小脑延髓池进行连接的内分流术。当第三脑室有占位或底部周围病变导致无法进行 ETV 时，托式分流术即成为最佳选择方案[25]。案例 7 就是托式分流术应用指征的典型案例。Torkildsen 分流术的优点

是可以避免因 V-P 分流术后导致的梗阻性脑积水，当室间孔阻塞引起双侧侧脑室流通不畅时，神经内镜下透明隔开窗造瘘术可确保托式分流术的顺利施行。

20.5.6 脑室-心房分流术及其他脑脊液分流术

脑室-心房分流术（V-A 分流术）已不再作为脑积水治疗的金标准，但它仍在复杂性脑积水的治疗中发挥着重要作用。自 20 世纪 70 年代以来，V-P 分流术已逐渐取代了 V-A 分流术，成为脑积水常规治疗的首选术式，当前仅在经过严格筛选的情况下可采用 V-A 分流术[26]。当出现案例 8 这种由于腹部症状而有进行 V-P 分流禁忌的情况时，V-A 分流术便成为比较好的替代方案。对于 V-A 分流术，除了有与 V-P 分流术常见相似的并发症外，还有与 V-A 分流术相关的特殊并发症，如心肺并发症、分流性肾炎等[27]。

当标准的 V-P 分流术反复失败时，了解其他各种不同的脑脊液分流术很有必要。一旦临床病程复杂，脑积水朝向复杂的方向发展时，为了控制病程进展，还可选择其他脑脊液分流术，如脑室-帽状腱膜下分流术、脑室-胸腔分流术[28]、脑室-胆囊分流术[29]、脑室-上矢状窦分流术[30] 及脑室-盆腔分流术[31] 等。案例 8 表明该例患儿脑积水通过 V-A 分流术得以有效治愈。

20.5.7 复杂性脑积水的挑战

对于复杂性脑积水的处理，真正的挑战已在案例 9 中得到阐明：感染性脑积水在前期医院中的长期不良治疗，导致其进展成为棘手的复杂性脑积水。治疗的第一步是使用 EVD 和脑脊液储液囊装置控制脑膜炎。

EVD 的导管越长，患者的感染率就越低。EVD 皮下通道延伸的距离对于预防逆行性感染至关重要[32]。此外，使用抗生素或含银导管可减少 EVD 期间的感染[33, 34]。通过 EVD 和万古霉素根治性脑室内注射，可成功地治愈一些严重的脑膜炎。

当第二步计划置入一个新的 V-P 分流系统时，使用单一的 V-P 分流系统可使方案更加简化。在内镜下将已经用彩色染色剂染色的孤立性颞角进行开窗造瘘。彩色染剂可以清晰地标记脑室内解剖形态，引导内镜到达目标位置。临床上，以彩色染色剂用于标记和识别颅内的囊性病变是安全有效的[35]。

像这个复杂的病例一样，其病理学的发展过程并不罕见。该患儿此前因为 Monro 孔闭塞，导致单侧脑室扩大。而神经内镜下开窗造瘘术禁用于分流术后分流置管侧的狭小脑室中。在这种情况下，立体定向引导下开窗术是较好的手术选择方案。然后再通过神经内镜确认窗孔，并放置内分流管，以桥接两侧的侧脑室。该病例是充分利用了各种手术方案（包括 EVD、V-P 分流术、内分流术、内镜开窗造瘘术及其他手术）的优点，使这些外科治疗手段相互结合、补充，是成功地治愈了该例复杂性脑积水的关键。

小 结

大多数复杂性脑积水都是由不恰当的治疗所导致的。预防复杂性脑积水形成的最佳方法是在脑积水最初治疗期间尽量避免并发症。初次手术是预防复杂性脑积水的关键，尤其对儿童患者而言。

一旦病情恶化并进展为复杂性脑积水，应尽一切努力，避免产生更多的并发症。当某种手术方案反复多次失败时，建议更改治疗策略和手术方式。合理应用神经内镜及内分流装置将有利于简化分流系统的放置，可避免或减少与分流相关的一些手术并发症。对于复杂性脑积水的治疗，应充分、全面地应用知识、经验及外科手术来进行综合考量。

注意事项

（1）大多数复杂性脑积水都是可以避免的，基本均由先前失败的分流术所导致。

（2）脑脊液分流术是一种基本、常规的手术。但对复杂性脑积水的治疗，尤其是儿童病例，则需要丰富的经验和周全的考虑。

（3）如果能用神经内镜，就应尽量使用它。

（4）如果进行 V-P 分流术，"智能分流"的观念应谨记于心：分流系统越简单，临床效果就越好。

参考文献

［1］Hassan SHA, Holekamp TF, Murphy TM, Mercer D, Leonard JR, Smyth MD, Park TS, Limbrick DD Jr. Surgical management of complex multiloculated hydrocephalus in infants and children. Childs Nerv Syst. 2015; 31: 243–9.

［2］Simon T, Hall M, Riva-Cambrin J, Albert JE, Jeffries HE, LaFleur B, Dean JM, Kestle JRW, Hydrocephalus Clinical Research Network. Infection rates following initial cerebrospinal fluid shunt placement across pediatric hospitals in the United States. J Neurosurg Pediatr. 2009; 4: 156–65.

［3］Spennato P, Cinalli G, Carannante G, Ruggiero C, DeCaro MLDB. Multiloculated hydrocephalus. In: Cinalli G, Maixner WJ, Sainte-Rose C, editors. Pediatric hydrocephalus. Milano: Springer; 2004. p. 219–44.

［4］Cheok S, Chen J, Lazareff J. The truth and coherence behind the concept of overdrainage of cerebrospinal fluid in hydrocephalus patients. Childs Nerv Syst. 2014; 30: 599–606.

［5］Hoppe-Hirsch E, Sainte-Rose C, REnier D, Hirsch JF. Pericerebral collections after shunting. Childs Nerv Syst. 1987; 3: 97–102.

［6］Drake JM, Kestle JR, Milner R, Cinalli G, Boop F, Piatt J Jr, Haines S, Schiff SJ, Cochrane DD, Steinbok P, MacNeil N. Randomized trial of cerebrospinal fluid shunt valve design in pediatric hydrocephalus. Neurosurgery. 1998; 43: 294–303.

［7］Gelabert-Gonzalez M, Aran-Echabe E, Serramito-Garcia R. Subdural collections: hygroma and haematoma. In: Di Rocco C, Turgut M, Jallo G, Martinez-Lage JF, editors. Complications of CSF shunting in hydrocephalus: Prevention, identification, and management. Heidelberg: Springer; 2015. p. 285–99.

［8］Martínez-Lage JF, Pérez-Espejo MA, Almagro MJ, Ros de San Pedro J, López F, Piqueras C, Tortosa J. Syndromes of overdrainage of ventricular shunting in childhood hydrocephalus. Neurochirugia (Astur). 2005; 16: 124–33. (Spanish)

［9］Pudentz RH, Foltz EL. Hydrocephalus: overdrainage by ventricular shunts. A review and recommendations. Surg Neurol. 1991; 35: 200–12.

［10］Morota N, Sakamoto K, Kobayashi N, Kitazawa K, Kobayashi S. Infantile subdural fluid accumulation. Diagnosis and postoperative course. Childs Nerv Syst. 1995; 11: 459–66.

［11］Gruber RW, Roehrig B. Prevention of ventricular catheter obstruction and slit ventricle syndrome by the prophylactic use of the Integra antisiphon device in shunt therapy for pediatric hypertensive hydrocephalus: a 25-year follow-up study. J Neurosurg Pediatr. 2010; 5: 4–16.

［12］Hatlen TJ, Shurtleff DB, Loeser JD, Ojemann JG, Avellino AM, Ellenbogen RG. Nonprogrammable and programmable cerebrospinal fluid shunt valve: a 5-year study. J Neurosurg Pediatr. 2012; 9: 462–7.

［13］Lewis AI, Keiper GL, Crone KR. Endoscopic treatment of multiloculated hydrocephalus. J Neurosurg. 1995; 82: 780–5.

［14］Oka K, Ohta T, Kibe M, Tomonaga M. A new neurosurgical ventriculoscopy-technical note. Neuro Med Chir (Tokyo). 1990; 30: 77–9.

［15］Ang BT, Steinbok P, Cochrane DD. Etiological differences between the isolated lateral ventricle and the isolated fourth ventricle. Childs Nerv Syst. 2006; 22: 1080–5.

［16］Ogiwara H, Morota N. Endoscopic transaqueductal or intraventricular stent placement for the treatment of isolated fourth ventricle and pre-isolated fourth ventricle. Childs Nerv Syst. 2013; 29: 1563–7.

［17］James HE. Spectrum of the syndrome of the isolated fourth ventricle in posthemorrhagic hydrocephalus of the premature infant. Pediatr Neurosurg. 1990–1991; 16: 305–8.

［18］Fritsch MJ, Kienke S, Manwaring KH, Mehdom HM. Endoscopic aqueductoplasty and intraventriculostomy for the treatment of isolated fourth ventricle in children. Neurosurgery. 2004; 55: 372–7.

［19］Schroeder C, Fleck S, Gaab MR, Schweim KH, Schroeder HWS. Why does endoscopic aqueductoplasty fail so frequently? Analysis of cerebrospinal fluid flow after endoscopic third ventriculostomy and aqueductoplasty using cine phase-contrast magnetic resonance imaging. J Neurosurg. 2012; 117: 141−9.

［20］Ogiwara H, Uematsu K, Morota N. Obliteration of the choroid plexus after endoscopic coagulation. J Neurosurg Pediatr. 2014; 14: 230−3.

［21］Kulkarni AV, Riva-Cambrin J, Browd SR, Drake JM, Holubkov R, Kestle JRW, Limbrick DD, Rozzelle CJ, Simon TD, Tamber MS, Wellons JC III, Whitehead WE. Endoscopic third ventriculostomy and choroid plexus cauterization in infants with hydrocephalus: a retrospective hydrocephalus clinical research network study. J Neurosurg Pediatr. 2014; 14: 224−9.

［22］Warf BC. Comparison of endoscopic third ventriculostomy alone and combined with choroid plexus cauterization in infants younger than 1 year of age: a prospective study in 550 African children. J Neurosurg. 2005; 103(6 Suppl): 475−81.

［23］Morota N, Fujiyama Y. Endoscopic coagulation of choroids plexus as treatment for hydrocephalus: indication and surgical outcome. Childs Nerv Syst. 2004; 20: 816−20.

［24］Alp MS. What is a Torkildsen shunt? Surg Neurol. 1995; 43: 405−6.

［25］Morota N, Ihara S, Araki T. Torkildsen shunt: re-evaluation of the historical procedure. Childs Nerv Syst. 2010; 26: 1705−10.

［26］Keucher RT, Mealey J. Long-term results after ventriculoatrial and ventriculoperitoneal shunting for infantile hydrocephalus. J Neurosurg. 1979; 50: 179−86.

［27］Massimi L, Di Rocco C. Complications specific to the type of CSF shunt: atrial shunt. In: Di Rocco C, Turgut M,

Jallo G, Martinez-Lage JF, editors. Complications of CSF shunting in hydrocephalus: Prevention, identification, and management. Heidelberg: Springer; 2015. p. 177−85.

［28］Richardson MD, Handler MH. Minimally invasive technique for insertion of ventriculopleural shunt catheters. J Neurosurg Pediatr. 2013; 12: 501−4.

［29］Aldana PR, James HE, Postlethwatt RA. Ventriculogallbladder shunts in pediatric patients. J Neurosurg Pediatr. 2008; 1: 284−7.

［30］Samadani U, Mattielo JA, Sutton LN. Ventriculo sinus shunt placement: technical case report. Neurosurgery. 2003; 53: 778−80.

［31］Tubbs RS, Tubbs I, Loukas M, Cohen-Gadol AA. Ventriculoiliac shunt: a cadaveric feasibility study. J Neurosurg Pediatr. 2015; 15: 310−2.

［32］Khanna RK, Rosenblum ML, Rock JP, Malik GM. Prolonged external ventricular drainage with percutaneous long-tunnel ventriculostomies. J Neurosurg. 1995; 83: 791−4.

［33］Fichtner J, Güresir E, Seifert V, Raabe A. Efficacy of sliver-bearing external ventricular drainage catheter: a retrospective analysis. J Neurosurg. 2010; 112: 840−6.

［34］Raffa G, Marseglia L, Gitto E, Germano A. Antibiotic-impregnated catheters reduce ventriculoperitoneal shunt infection rate in high-risk newborns and infants. Childs Nerv Syst. 2015; 31: 1129−38.

［35］Yamaguchi S, Hida K, Takeda M, Mitsuhara T, Morishige M, Yamada N, Kurisu K. Visualization of regional cerebrospinal fluid flow with a dye injection technique in focal arachnoid pathologies. J Neurosurg Spine. 2015; 22: 554−7.

21 颅后窝畸形与脑积水

Posterior Fossa Anomalies and Hydrocephalus

Uppendra Chowdhary, Abdulraaq Al Ojan, Faisal Al Matrafi, and Ahmed Ammar

21.1　与 Chiari 畸形相关的历史

1883 年，Cleland 报道了第一例 Chiari 畸形病例。8 年后，澳大利亚神经病理学家 Hans Chiari 将 Chiari 畸形细分为 Ⅰ～Ⅲ 型 3 种亚型。他的同事 Julius Arnold 进一步补充了一些关于 Chiari Ⅱ 型畸形的细节。因此，Chiari Ⅱ 畸形也被称为 Arnold-Chiari 畸形。之后，科学家在 Chiari 畸形的分类中又增加了一种罕见的类型，即包括与脑膨出相关的 Chiari Ⅲ 型畸形[1, 2]。Chiari 本人于 1896 年又发表了进一步的研究，在 Chiari 畸形最初的分类方案中添加了第四种亚型：Chiari Ⅳ 型畸形。

21.2　Chiari 畸形的流行病学

表 21.1 展示了 Chiari 畸形的几种临床分类，在临床上最常见的类型为 Chiari Ⅱ 型畸形。Chiari Ⅱ 型畸形常伴有脊柱裂，多数脊柱裂与脑积水有关，属于开放性脊柱裂，但在某些情况下存在部分闭合性脊膜脊髓膨

表 21.1　Chiari 畸形的分类

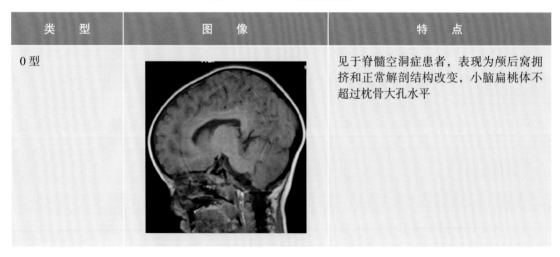

类　型	图　像	特　点
0 型		见于脊髓空洞症患者，表现为颅后窝拥挤和正常解剖结构改变，小脑扁桃体不超过枕骨大孔水平

U. Chowdhary
The Onion Loft, The Fields, Lower Caldecote, Beds SG18 9BA, UK

A. Al Ojan • F. Al Matrafi • A. Ammar (✉)
Department of Neurosurgery, Kig Fahd University Hospital, Imam Abdulrahman
Bin Faisal University, Al Khobar, Saudi Arabia
e-mail: ahmed@ahmedammar.com

类 型	图 像	特 点
1型（Ⅰ型）		小脑扁桃体突出于枕骨大孔下方＞5 mm
1.5型 （Ⅰ型的严重型）		小脑扁桃体突出＞5 mm，脑干或第四脑室无变形
2型（Ⅱ型）		常合并脊髓空洞症、小脑蚓部、脑干和第四脑室下疝
3型（Ⅲ型）		2型＋枕、颈部脑膨出
4型（Ⅳ型）		考虑是 Dandy-Walker 的变型或 Chiari 畸形的另一种亚型，但更倾向于属于 Dandy-Walker 畸形的变型

出或闭合性脂脊膜脊髓膨出的病例中，也可能发生脑积水。如果对患有开放性脊柱裂的儿童进行 CT 或 MRI 检查，那么约高达 90% 的儿童会出现结构性脑积水，但只有约 40% 的儿童会出现与脑积水相关的症状。

对于 Chiari Ⅱ 型畸形，在 MRI 出现之前，其患病率被认为很低。但自从 MRI 出现后，Chiari Ⅱ 型畸形的检出率便增加了。文献中所有新生儿的患病率为 0.1% ～ 0.5%。

21.3 Chiari 畸形的病因学

Chiari 畸形可以细分为 0 型、1 型（Ⅰ型）、1.5 型（Ⅰ型的严重型）、2 型（Ⅱ型）、3 型（Ⅲ型）和 4 型（Ⅳ型），如表 21.1 所示。临床上最常见的类型是 Ⅰ 型和 Ⅱ 型，且通常需要手术干预治疗。

Chiari Ⅰ 型畸形被认为有遗传的可能性，这与 9 号和 15 号染色体有关。据推测，在 Chiari Ⅰ 型畸形中，存在轴旁中胚层紊乱，会导致小颅后窝形成，造成颅后窝结构拥挤及枕骨大孔下小脑扁桃体疝，并会进一步导致脑脊液循环和吸收障碍，致使一部分患者发生脑积水[3, 4]。在 Chiari Ⅰ 型畸形的患者中，脑积水发病率高于脊髓空洞症的发生率。研究认为，起源于中胚层发育的遗传性畸形与结缔组织疾病有关，如先天性结缔组织发育不全综合征（Ehlers-Danlos 综合征）。

与开放性脊柱裂病例相关的 Chiari Ⅱ 型畸形的进展，被认为是开放性脊柱裂患者出现脑脊液漏所导致的。有研究采用宫内超声或宫内 MRI 对胎儿进行检查发现，其中很大一部分患有开放性脊柱裂的胎儿在子宫内即已发生脑积水[5, 6]。Batty R 等人在他们的研究中证明了这一点，并发现约 23% 患

有脊柱裂的胎儿并未发展成 Chiari Ⅱ 型畸形。因此，我们仍未完全清楚这种先天性畸形的病因学发展过程[7, 8]。

21.4 Chiari 畸形的病理生理学

21.4.1 Chiari Ⅰ 型畸形的病理生理学

Chiari Ⅰ 型畸形患者发生脑积水后会导致颅内压增高，最初表现为咳嗽或打喷嚏症状，随后出现持续性头痛。发展到此阶段时，各种其他与 Chiari Ⅰ 型畸形相关的异常会逐渐表现出临床症状，如脑干、延髓和颈髓上段受压的症状和体征，小脑受压所出现的功能障碍（失衡和共济失调），颅颈交界区的脑脊液循环异常等[1, 9]，进而导致脊髓空洞症和脊髓中央管周围综合征。已尝试采用门控相位对比 MRI 显示上述病例中的异常脑脊液循环[2, 6, 10, 11]。

获得性 Chiari Ⅰ 型畸形也可见于曾经进行过腰大池-腹腔分流术后的患者，其确切的发病机制虽仍不明确，但考虑可能与脑脊液压力梯度有关[2, 11-13]。

21.4.2 Chiari Ⅱ 型畸形的病理生理学

此型比 Chiari Ⅰ 型畸形要复杂得多。起初，普遍认为 Chiari Ⅱ 型畸形的主要发病机制为：胎儿脊柱裂的形成导致小脑扁桃体通过枕骨大孔受到向下的牵拉。但事实并非完全如此，因为大多数 Chiari Ⅱ 型畸形患者存在多种颅脑畸形，包括小脑发育不全、胼胝体部分甚至全部发育不良、小脑回发育不全及丘脑的其他异常等。因此，现代理论认为，脊髓栓系、持续性脑脊液漏，以及大脑本身的各种异常，都可能是 Chiari Ⅱ 型畸形

产生的原因[14, 15]。

21.5 Chiari 畸形的临床表现

Chiari Ⅰ型畸形伴脑积水在儿童和成人中均可发病。其最初的表现为头痛和颈部疼痛，在咳嗽或打喷嚏时疼痛症状会加重，随后可能逐渐进展成一种持续的严重头痛[10, 16]。除此之外，还存在脑干、延髓、上颈髓和小脑受压迫表现的相关症状，并且很大比例的患者当中存在脊髓空洞症。此类病例，主要表现症状为共济失调、构音障碍、吞咽困难、眼球震颤、双手无力、分离性感觉障碍，甚至出现脊髓病。

在 Chiari Ⅱ型畸形中，婴幼儿患者的临床表现主要包括：吞咽/喂食困难、哭闹无力、呼吸困难等脑干功能障碍症状。呼吸困难表现为喘鸣，甚至周期性呼吸暂停伴双上肢无力。在这些患儿当中，脑积水的症状比较明显：头颅增大、前囟饱满或张力较高。

诊断性检查：对于 Chiari Ⅰ型畸形，当临床怀疑有脑积水时，应做头部和颅颈交界区的 MRI 扫描，此类检查为诊断的金标准[3, 17]。如果无法进行 MRI 扫描，头部与颅颈交界区的 CT 扫描也有指导价值，可显示扩张的脑室，脑室扩张表现在绝大多数病例中都会涉及全部的 4 个脑室。颅颈交界区的 MRI 可清晰地显示出下降至枕骨大孔以下的小脑扁桃体尖端，测量线起自枕骨隆突，终止于基部枕骨处。一般认为小脑扁桃体的尖端应至少低于这条线 5 mm。也有少数人认为应有个范围来定义 Chiari Ⅰ型畸形的病理特征，即小脑扁桃体尖端下降 3 ~ 5 mm。影像学上对颈椎和胸椎进行 MRI 扫描很重要，可显示是否存在脊髓空洞症和任何胸椎后凸畸形的证据[12, 13]。

一旦在宫内或出生时即诊断有开放性脊柱裂，则应在新生儿病情相对稳定后，立即进行头部 MRI 扫描。考虑到具体的实际情况，MRI 扫描（或头部 CT 扫描）等相关影像学检查可推迟到开放性脑膜脊髓膨出修复术后进行，再于接下来的 1 ~ 2 天完成相应的影像学检查。颅-颈减压术作为明确有效的外科手术，可及早进行手术治疗[17, 18]。颅脑的 MRI 扫描可显示是否存在脑积水及其严重程度、小脑扁桃体下降及其下降范围、四叠体畸形、大脑半球脑回-胼胝体异常、基底节及小脑畸形等。在此类的患者中，小脑扁桃体就像一个销钉，可延伸至颈椎椎管内相当长的距离[13, 19]。

临床研究表明，对开放性脊柱裂患儿的头围进行测量，头颅可因脑积水的存在而增大，其增大程度可超过头围曲线图的百分位数线的 50% 以上。

21.6 Chiari Ⅰ型畸形患者的治疗

Chiari 畸形患者可在青少年至成年期间逐渐出现症状。一旦经 CT 或 MRI 扫描做出解剖学诊断之后，症状轻微的患者需要继续观察一段时间，观察时间持续数月至 1 年，以观察在此期间患者的病情是否出现恶化。这是因为对一些患者而言，尽管通过影像学检查从解剖学上证实存在 Chiari Ⅰ型畸形，但临床症状并没有进展表现。对于 Chiari 畸形，其临床手术指征为：患者的临床病情出现恶化，或出现脑积水、脊髓空洞症等相关并发症。一旦确定脑积水有颅内压逐渐增高的临床征象，并通过影像学检查确诊，应及时手术纠正颅颈畸形，并进行 V-P 分流术以控制脑积水的进展。有报道称，一旦通过骨质减压治愈颅脑畸形，进行硬脑膜成形术扩大小脑延髓池，脑积水就会消失。但在大多数伴有 Chiari 畸形的脑积水患者中，即使行颅颈畸形减压术之后，脑积水仍可能持续存在。有学者提议，可通过 MRI 成像研究脑脊液流动来对患者的术后状态进行评估[15, 18]。

21.7　Chiari Ⅱ 型畸形患者的治疗

对于有小脑扁桃体下疝和延髓、上颈髓受压症状的 Chiari 畸形患者建议进行手术治疗（表 21.2）。

表 21.2　Chiari 畸形减压术的手术方案

无硬膜成形的枕下颅骨切除减压术

枕下颅骨切除术 + 硬脑膜成形术

枕下颅骨切除术 + 硬脑膜成形术 + 小脑扁桃体下疝切除术

枕下颅骨切除术 + 硬脑膜成形术 +C1 椎板切除术

枕下颅骨切除术 + 硬脑膜成形术 +C1、C2 椎板切除术

在 Chiari Ⅱ 型畸形中，患儿出生后不久的紧急和主要的治疗目标为：闭合开放的脊柱裂、修复硬膜缺损以防脑脊液漏，以及在脑脊髓膨出处位置上覆盖一层完整的厚皮肤。由于大多数的这类患者可能患有脑积水，因此在开放性脊柱裂修复后，应及时进行 CT 扫描或 MRI 成像检查，以明确脑积水的程度。一旦明确诊断，应于修复术后的 24 ～ 72 小时，进行 V-P 分流术。在进行 V-P 分流术之前，在确保从开放的囟门中抽取的脑脊液无菌后，再进行 V-P 分流术[20]。有些外科医生会在开放性脑脊髓膨出修复手术结束时立即进行 V-P 分流，但

该方案无法在术中判断脑脊液是否无菌，一旦 V-P 分流术后发生感染，则会使病情变得复杂化。

对于在母体宫内即诊断出脊髓脊膜膨出的胎儿，曾有在母体子宫内对其进行手术修复的零星报道[16, 21]。但这是一个复杂且非常专业的手术，其治疗结果差异较大。绝大多数开放性脊髓脊膜膨出的患儿在出生不久便接受了手术治疗，以封闭脊髓脊膜膨出部位。在一些经过严格筛选的病例中，可通过在子宫内抽吸脑脊液以减轻因严重脑积水造成的脑损伤。对于一些特定的病例，内镜下第三脑室底造瘘术，也是其治疗的一种有效的替代治疗方案[3, 4, 9, 11, 14, 17]。

21.8　Chiari Ⅰ 型畸形颅颈交界区的手术治疗

对于 Chiari 畸形合并脑积水的患者，应首先进行枕骨大孔区颅骨切除减压术，同时进行 C1、C2 椎板后部切除及硬脑膜成形术[5, 8, 13, 22]。对于术中是否要切开硬脑膜并用防水补片修补，目前仍存在争议。大多数文献支持在进行硬脑膜成形术的同时用防水补片进行修补，但也有人认为该类手术后可能会发生假性脑膜膨出或脑脊液漏，甚至可能会进展为脑膜炎和脑室炎而持反对态度。

开放性脊柱裂患者一旦通过影像学确诊为脑积水，在进行脑脊液生化常规检查确定脑室内的脑脊液是无菌后，则应在 24 ～ 72 小时进行 V-P 分流术。也有报道对 Chiari Ⅰ 型畸形合并脑积水的患者采用内镜下第三脑室底部造瘘术进行手术治疗[4, 14]。

对于 Chiari Ⅱ 型畸形的患者，有人主张除需要进行颅后窝减压术之外，还应将颈椎后方部分椎板切除至小脑扁桃体下降处。但

该方案目前仍有争议。

21.9 颅底凹陷

颅底凹陷是一种发育畸形，患者的齿状突异常突入至枕骨大孔内。其病因涉及多方面，大部分病例存在成骨不全或相关的骨软骨发育不良[22, 23]。临床症状主要因颈髓受压所致，与 Chiari Ⅰ型畸形的症状基本相似。枕骨部分切除减压术是大多数有症状病例的治疗方式，但在少数情况下，甚至可能需行颈前路颅骨部分切除减压术[13, 19, 22, 24]。

21.10 与脑干尾端发育不良相关的罕见综合征

在本章提到的三种罕见的综合征，它们与小脑的先天性发育不良有关，在某些情况下与脑干甚至中脑的先天性发育不良有关。之所以将这些罕见的综合征包括在内，是因为这些罕见的综合征患者与脑积水（或脑室增大）相关。

21.10.1 Joubert 综合征

Joubert 综合征是一种先天性小脑蚓部发育不良、第四脑室与小脑延髓池直接相连的发育畸形。经典 Joubert 综合征被认为是由常染色体的隐性或连锁遗传引起的。患者从出生起至婴幼儿期，即表现出肌张力过低、小脑性共济失调、全身发育迟缓、眼球运动障碍和呼吸困难等[25-27]。有关变异性 Joubert 综合征的报道，其中较常见的为小脑顶盖的神经管闭合不全及枕部脑膜膨出。早在 1989 年就有文献发表了一系列关于这类患者的报道：这些患者均无脑积水或脑室扩张[23, 28]。其中文献报道的某些观点认为

小脑顶盖部神经管闭合不全合并枕部脑膜膨出并非特异性疾病，而是 Joubert 综合征的一部分[29]。笔者在 1989 年发表于神经外科学杂志的文章中阐述道，虽然患者有枕部脑膜膨出及较为广泛的中脑顶盖部神经管闭合不全，但这些患者在婴儿期之后存活了下来，而传统的 Joubert 综合征患者在婴儿期之后常无法存活，因而变异性 Joubert 综合征被认为是一独特的疾病。

21.10.2 Wildervanck 综合征

这是一种极其罕见的综合征，也被称为颈-眼-耳综合征。其特征表现为 Klippel-Feil 畸形（短颈畸形）、双侧展神经麻痹伴眼球收缩后退及听力障碍。少数患儿可表现有脑干、小脑及脊髓纵裂伴小脑蚓部发育不良、小脑扁桃体下疝、第三脑室脑积水等异常[25, 28]。

21.10.3 Goldenhar-Gorlin 综合征

该综合征是一种以眼、耳、脊柱发育异常为主的多发畸形，临床上比较罕见。患者会出现许多中枢神经系统异常，包括枕叶部脑膨出、脑积水、中脑导水管狭窄、胼胝体发育不良等[24, 27]。将该病纳入本章节同样是因为该综合征存在与脑积水相关的多种颅后窝的先天性异常。

21.11 Chiari Ⅰ型畸形的结局与预后

Chiari Ⅰ型和 Chiari Ⅱ型畸形常见的结局和预后仍处于研究之中。由于该病的具体解剖结构和临床表现各异，预后差异较大。然而，如果此类患者出现脑积水的相关症状，或有脑室扩张和头围增大等，即需要进

行分流手术治疗。

Chiari Ⅰ型畸形患者的结局和预后主要取决于原发病变的手术治疗效果。原发病变包括狭小的颅后窝、超过枕骨大孔边缘的小脑扁桃体下疝、脑脊液循环受阻，以及脑积水。如果患者没有除脑积水以外的其他并发症，如症状严重的脊髓空洞症、严重的上胸椎后凸畸形等，经颅后窝扩容减压、C1 和 C2 椎板后部的部分切除减压及 V-P 分流等手术治疗后，通常可使下疝的小脑恢复至原位，脑积水相关的症状得以控制。

对于 Chiari Ⅱ型畸形的患者而言，其预后多与开放性脑脊髓脊膜膨出的成功修复有关，尤其是预防经脑脊液途径的原发性感染。在大多数这样的病例中，脑积水是一个活动的进展过程，需要在脑脊髓脊膜膨出修复术后 42～72 小时进行 V-P 分流术。但在某些情况下，由于各种原因（如脑脊液受到感染），只能待成功治疗脑脊液感染后再进行 V-P 分流术。而对于有脑脊液感染的患者，目前越来越倾向于做第三脑室底造瘘术，而不是进行 V-P 分流术。如果指征把握准确，第三脑室底造瘘术的并发症很少，也可有效地控制脑积水。

参考文献

[1] Battal MD, Kocaoglu M, Bulakbasi N, et al. Cerebrospinal fluid flow imaging by using phase-contrast MR technique. Br J Radiol. 2011; 84(1004): 758−65.

[2] Isik N, Elmaci I, Silav G, Celik M, Kalelioglu M. Chiari malformation type III and results of surgery: a clinical study: report of eight surgically treated cases and review of the literature. Pediatr Neurosurg. 2009; 45(1): 19−28.

[3] Di Rocco C, Frassanito P, Massimi L, Peraio S. Hydrocephalus and Chiari type I malformation. Childs Nerv Syst. 2011; 27(10): 1653−64.

[4] Tubbs R, Shoja M, Ardalan M, Shokouhi G, Loukas M. Hindbrain herniation: a review of embryological theories. Ital J Anat Embryol. 2008; 113(1): 37−46.

[5] Erbengi A, Oge HE. Congenital malformation of the craniovertebral junction: classification and surgical treatment. Acta Neurochir (Wien). 1994; 127: 180−5.

[6] Gilbert J, Jones K, Rorke L, Chernoff G, James HE. Central nervous system anomalies associated with meningomyelocele, hydrocephalus, and the Arnold-Chiari malformation: reappraisal of theories regarding the pathogenesis of posterior neural tube closure defects. Neurosurgery. 1986; 18(5): 559−63.

[7] Galarza M, Lòpez-Guerrero A, Martinez-Lage J. Posterior fossa arachnoid cysts and cerebellar tonsillar descent: short review. Neurosurg Rev. 2010; 33(3): 305−14.

[8] Batty R, Vitta L, Whitby E, Griffiths P. Is there a causal relationship between open spinal dysraphism and Chiari II deformity? A study using in utero magnetic resonance imaging of the fetus. Neurosurgery. 2012; 70(4): 890−9.

[9] Guillaume D. Minimally invasive neurosurgery for cerebrospinal fluid disorders. Neurosurg Clin N Am. 2010; 21(4): 653−72.

[10] Mauer U, Gottschalk A, Mueller C, Weselek L, Kunz U, Schulz C. Standard and cardiac-gated phase-contrast magnetic resonance imaging in the clinical course of patients with Chiari malformation Type I. Neurosurg Focus. 2011; 31(3): E5.

[11] Yamada S, Tsuchiya K, Bradley W, Law M, Winkler M, Borzage MT, Miyazaki M, Kelly EJ, McComb JG. Current and emerging MRI imaging techniques for the diagnosis and management of CSF flow disorders: a review of phase-contrast and time-spatial labelling inversion pulse. AJNR Am J Neuroradiol. 2015; 36(4): 623−30.

[12] Loukas M, Shayota B, Oelhafen K, Miller JH, Chem JJ, Shane Tubbs R, Oakes WJ. Associated disorder of Chiari Type I malformations. Neurosurg Focus. 2011; 31(3): e3.

[13] Payner T, Prenger E, Berger T, Crone K. Acquired Chiari malformations: incidence, diagnosis, and management. Neurosurgery. 1994; 34(3): 429−34.

[14] Massimi L, Pravatà E, Tamburrini G, Gaudino S, Pettorini B, Novegeno F, Colosimo C, Di Rocco C. Endoscopic third ventriculostomy for the management of Chiari I and related hydrocephalus: outcome and pathogenetic implications. Neurosurgery. 2011; 68(4): 950−6.

[15] Stevenson K. Chiari Type II malformation: past, present and future. Neurosurg Focus. 2004; 16(2): E5.

[16] Taylor F, Larkins M. Headache and Chiari I malformation: clinical presentation, diagnosis, and controversies in management. Curr Pain Headache Rep. 2002; 6(4): 331−7.

[17] Pollack I, Kinnunen D, Albright L. The effect of early craniocervical decompression on functional outcome in neonates and young infants myelodysplasia and symptomatic Chiari II mal-formations: results from a prospective series. Neurosurgery. 1996; 38(4): 703−10.

[18] Sivaramakrishnan A, Alperin N, Surapaneni S, Lichtor T. Evaluating the effect of decompression surgery on cerebrospinal fluid flow and intracranial compliance in patients with Chiari malformation with magnetic resonance

imaging flow studies. Neurosurgery. 2004; 55(6): 1344−51.

[19] Smith J, Shaffrey C, Abel M, Menezes A. Basilar invagination. Neurosurgery. 2010; 66(3): A39−47.

[20] Tamburrini G, Frassanito P, Iakovaki K, Pignotti F, Rendeli C, Murolo D, Di Rocco C. Myelomeningocele: the management of the associated hydrocephalus. Childs Nerv Syst. 2013; 29(9): 1569−79.

[21] Adzick NS. Fetal surgery for spina bifida: past, present, future. Semin Pediatr Surg. 2013; 22(1): 10−7.

[22] McLone D, Dias M. The Chiari II malformation: cause and impact. Childs Nerv Syst. 2003; 19: 540−50.

[23] Kendall B, Kingsley D, Lambert S, Finn P. Joubert syndrome: a clinico-radiological study. Neuroradiology. 1990; 31: 502−6.

[24] Di Lornezo N, Fortuna A, Guidetti B. Craniovertebral junction malformations. Clinical radiological findings, long-term results, and surgical indications in 63 cases. J Neurosurg. 1982; 57(5): 603−8.

[25] Aleksic S, Budzilovich G, Greco M, McCarthy J, et al. Intracranial lipomas, hydrocephalus and other CNS anomalies in oculoauriculo-vertebral dysplasia (Goldenhar-Gorlin syndrome). Pediatr Neurosurg. 1984; 11(5): 285−97.

[26] Balc S, Oguz K, Frat M, Boduroglu K. Cervical diastematomyelia in cervico-oculo-acoustic (Wildervanck) syndrome: MRI findings. Clin Dysmorphol. 2002; 11(2): 125−8.

[27] Chowdhary UM, Ibrahim AW, Ammar AS, Dawoudu AH. Tecto-cerebellar dysraphism with occipital encephalocele. Surg Neurol. 1989; 31(4): 310−4.

[28] Poretti A, Singhi S, Huisman TA, et al. Tecto-cerebellar dysraphism with occipital encephalocele: not a distinct disorder, but part of the Joubert syndrome spectrum? Neuropediatrics. 2011; 42: 170−4.

[29] Sawin P, Menezes A. Basilar invagination in osteogenesis imperfecta and related osteochon-drodysplasias: medical and surgical management. J Neurosurg. 1997; 85(6): 950−60.

22

Dandy–Walker综合征：一个具有挑战性的问题
Dandy–Walker Syndrome: A Challenging Problem

Ahmed Ammar and Abulrazaq Al Ojan

22.1 概 述

早在 100 多年前就已有关于 Dandy-Walker 综合征（简称为 DWS）的报道。在 1987 年，Sutton 对这种疾病的解剖学特征进行了详细的阐述。1914 年，Dandy 和 Blackfan 就对该病的临床特征进行了描述报道，他们认为脑积水、颅后窝囊肿和小脑蚓部发育不良之间存在着相互关联。1921 年，Dandy 认为，这种综合征的原因要么是 Magendie 孔和 Luschka 孔在宫内发育异常，要么是出生后某些炎症过程阻塞了这些孔。1941 年，Walker 和 Taggart 认为 DWS 的病因是小脑蚓部发育不良，并伴有 Magendie 孔和 Luschka 孔闭锁，导致形成脑积水。该类患者脑积水通常在母体子宫内时便已出现。1954 年，Benda 将这种综合征正式命名为 "Dandy-Walker 综合征（DWS）"，将其描述为小脑蚓部先天性发育畸形，形成囊肿和第四脑室积水。1959 年，Brodal 和 Hauglie-Hassen 认为，由于存在脑室内压逐渐增加的过程，DWS 患者的第四脑室最初出现异常发育的时间要早于 Luschka 孔和 Magendie 孔发育形成的

时间[1, 2]。

先天性脑积水 70%～90% 的病因为 DWS，占所有脑积水病例的 1%～4%。DWS 在全世界的发病率约为 1/30 000，大多数病例是散发的。虽然没有明确其详细的遗传模式，但很少有家族遗传的情况。在患儿出生的第一年，80%～90% 的 DWS 可能会出现临床症状和体征。10%～90% 的症状和体征出现在儿童或青少年时期的晚期。其中又有 30%～50% 的病例可出现智力发育迟缓。探索 DWS 的遗传原因一直是医学研究目标之一。虽然目前已取得一些成果，但具体基因组尚未确定。也有研究结果表明，在某些病例中，3q23q25 基因缺失可能是 DWS 的发病原因[3]。

DWS 临床上表现有多种异常：① 小脑蚓部发育不全；② 颅后窝增大；③ 窦汇和横窦向上移位；④ 第四脑室囊性扩张等[4, 5]。然而，这种分类方式在临床上仍有存疑，因为也有既无颅后窝扩大，也无窦汇升高的情况。

DWS 通常合并其他相关畸形，主要包括：中枢神经系统、心血管系统、泌尿生殖器系统、肢体残疾、面部异常、PHACES

A. Ammar, M.D., M.B.Ch.B., D.M.Sc. (✉) • A. Al Ojan
Department of Neurosurgery, King Fahd University Hospital, Imam Abdulrahman Bin Faisal University, Al Khobar, Saudi Arabia
e-mail: ahmed@ahmedammar.com

综合征（颅后窝畸形、血管瘤、动脉异常、心脏缺陷、眼睛异常、胸骨裂和脐上裂综合征）和其他神经系统发育不良（如前脑无裂畸形、胼胝体发育不全、枕部脑膨出及神经管缺损）等[1, 2, 6, 7]。

DWS 临床的症状和体征主要包括：颅内压增高、小脑功能障碍的症状和体征、运动发育迟缓、智力低下、脑神经功能障碍等。

该病的预后取决于神经功能受损的程度。有明显神经功能受损的患者预后较差，神经功能受损程度较轻的患者预后较好。这通常取决于是否存在其他发育异常。因此，对染色体和基因异常的检测和鉴定对预测该病的预后和进展至关重要。

22.2　为了更好地理解 DWS

到目前为止，DWS 在分类、遗传原因、放射学、临床表现、管理方案和预后方面仍存在一些疑问。为了解答这些问题，已有一系列相关的研究，来研究颅内压（ICP）与治疗方案和预后的关系。

22.2.1　病例资料、研究方法及案例说明

22.2.1.1　病例资料与研究方法

研究时间为 1987 年 6 月至 2016 年 6 月。病例资料为 King Fahd University Hospital (KFHU) 收治的 83 例病例。在这 83 例病例中，按照统一标准的纳入和排除标准，只有 21 例病例纳入研究。

22.2.1.2　纳入标准

（1）新诊断的婴儿。

（2）至少随访 2 年。

22.2.1.3　排除标准

失访的病例。

22.2.1.4　性别

符合纳入排除标准的病例中男女比例为 1：3.2（男性 5 岁，女性 16 岁）。有 19 例于产前或产后不久就被确诊，有 2 例由其他医院转诊收入。

22.2.1.5　治疗

所有病例均行 V-P 分流术（21 例），其中 12 例后续进行了分流修正术，6 例额外进行囊肿-腹腔分流术，3 例囊肿-腹腔分流术后取出分流管并重新进行了分流。

对这些病例的影像学资料和临床表现进行了系统性研究后得出，DWS 每个亚型都表现有的 4 种主要的异常：① 窦汇和小脑幕的移位；② 存在囊肿和相关的中枢神经系统异常和染色体异常；③ 脑干受压表现；④ 颅骨畸形（表明患儿在宫内可能已出现 ICP 升高表现）。这些新的认识会对治疗产生相应的影响。

案例 1

患儿为一个 1 个月大的婴儿，32 个孕周早产。这名患儿在出生时即被诊断为 DWS 和脑积水，并在当地医院进行 V-P 分流术（中低压：40 ～ 70 mmH₂O）。术后患儿出现嗜睡，唤醒困难。因此，该患儿被转至 KFHU 进一步治疗。颅脑 MRI 和 CT 扫描显示颅后窝扩大，提示 ICP 增高的迹象（图 22.1a、b）。具体表现为：

（1）小脑明显受压。

（2）小脑幕、窦汇和横窦被向上推挤。

（3）胎儿在宫内发育时出现 ICP 增高导致颅骨膨出变形（枕骨重塑）。

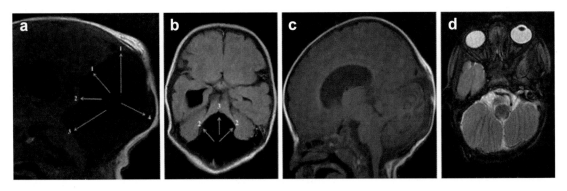

图 22.1　1 个月大的男婴, 32 个孕周早产, 诊断为 DWS。患儿术前 MRI 提示高 ICP 表现。a. 矢状面 MRI, 箭头 1 指小脑幕、横窦和窦汇向上的位置; 箭头 2 指压缩的小脑; 箭头 3 指脑干受压; 箭头 4 指颅骨膨出畸形。b. MRI 轴位显示小脑和脑干受压。箭头 2 指小脑, 箭头 3 指脑干。c. 手术 11 个月后, 术后随访 MRI (矢状位)。d. 术后 MRI (轴位) 显示颅后窝内变化明显: 小脑扩大, 脑干、幕、横窦受压缓解

（4）脑干受压变形。

进行 TCD 检查可显示颅内不同区域的压力差和 ICP 梯度的变化: 颅后窝内 ICP 约为 10 mmHg, 幕上 ICP 约为 7 mmHg （图 22.2）。

因此, 在保留 V-P 分流管的基础上, 重新在囊肿处置入中压的囊肿-腹腔分流管进行分流。术后患儿恢复良好, 并恢复了吸吮能力。术后 11 个月随访 MRI (图 22.1c、d) 可见颅内出现明显影像学变化:

（1）颅后窝内 ICP 明显降低, 与幕上颅内压相当。

（2）小脑复张, 恢复了合理的形状和大小。

（3）脑干形态恢复正常。

（4）小脑幕张力缓解, 呈松弛状态, 窦汇未见变化。

术后 28 个月对该患儿进行随访显示, 该患儿的认知功能和生长发育正常, 一般情况良好。

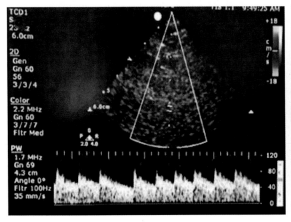
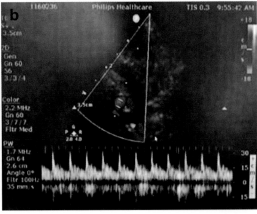

图 22.2　a. 幕上 ICP 估计值约为 7 mmHg {MFV= [80+ (50×2)] /3, MFV=60, PI= (80-50) /60, 搏动指数 (PI) 为 0.5, ICP=0.5×11.1+1.43 mmHg }。b. 幕下 ICP 估计值约为 10 mmHg {MFV= [30 + (15×2)] /3, MFV 为 20, PI= (30-15) /20, PI 为 0.75, ICP=0.75×11.1+1.43 mmHg }

案例 2

患儿为一名刚出生 1 日的、足月新生儿，出生后被诊断为 DWS，影像学检查提示：患儿颅后窝很小、小脑幕位置低，并伴有明显脑积水。

进行 TCD 检查提示幕上颅内压增高。进行 V-P 分流术，患儿术后没有发生任何并发症。术后随访 CT 和 MRI 显示幕上和幕下间隙 ICP 均有下降表现。随访 5 年，患儿生长良好，但有轻度至中度认知功能障碍。

案例 3

患儿为一名 1 个月大的足月新生儿，在置入高压 V-P 分流管进行 V-P 分流术后，出现嗜睡、呕吐和昏睡数日而被送往医院急诊室。颅脑 CT 提示 DWS，小脑幕位置基本正常，没有证据表明 ICP 在幕上和幕下脑室间存在明显差异（图 22.3a）。对患者进行再次手术：将 V-P 分流阀调整为中低压

型，并进行囊肿-腹腔分流（两个分流器的瓣膜压力相同）。术后随访，患儿恢复良好。随访 6 个月，影像学检查提示患儿小脑复张（图 22.3b），一般情况良好。术后随访 2 年，患儿智力正常，且持续精神状况良好，但遗留认知障碍和心理问题，患儿非常容易情绪化，并且具有攻击性。

案例 4

患儿为一名 10 个月大的女婴，被诊断为脑积水和 DWS，并在另一家医院接受过治疗。她先后总共接受了 18 次 EVD，并反复进行 V-P 分流术和修正术。刚转入本院时，持续发热（体温 39.5℃）、昏迷、肌张力低、不能吮吸和吞咽。入院时 CT 扫描显示，双侧侧脑室、第三脑室也扩张，颅后窝较小，小脑向后向下推挤，小脑幕、窦汇未抬高，脑干受压变形（图 22.4a）。遂再次安排手术，术中取出 V-P 分流器，并重新置入 EVD。患儿的 CSF 培养出放线菌，并进

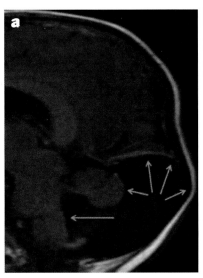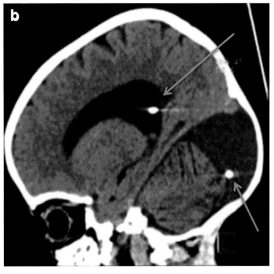

图 22.3　a. 1 个月大足月婴儿，诊断为 DWS 合并脑积水。颅内压较高，箭头示小脑受压、脑干扁平、小脑幕略向上凸起，手术采用中低压 V-P 分流术和囊肿-腹腔分流术。b. 术后 2 年，随访颅脑 CT 显示，侧脑室和颅后窝 DWS 囊肿内分别可见到分流器的尖端，小脑明显复张

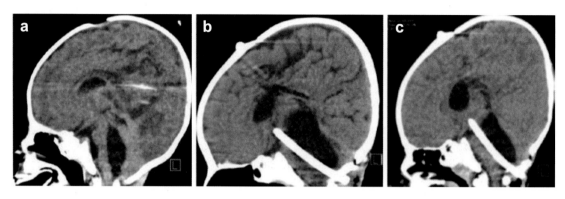

图 22.4　病例 4。a. 颅后窝压力低于幕上压力。b. 进行第三脑室-DWS 囊肿和第四脑室-腹腔分流术。c. 术后 3 天复查 CT 显示分流管在位，患儿高颅压症状缓解

行了全程万古霉素治疗。经治疗后，患儿颅内感染控制良好，并于 4 周后再次行 V-P 分流术。然而，术后患儿病情持续恶化，再次失去了吸吮能力，并持续处于昏睡状态。

因此，我们决定进行第三脑室囊肿和第四脑室-腹腔分流术。脑室端导管设计如下（图 22.5）。

（1）将导管中带孔的部分置入第三脑室。

（2）测量中脑导水管的长度，尽量避免留置在中脑导水管中的导管含有带孔部分。

（3）将位于第四脑室内的囊肿壁做多个小的切口。

（4）颅内导管出口接中低压分流阀，分流阀远端与腹腔端分流管相连。术后 3 天，患儿苏醒，并逐渐恢复了吮吸能力和微笑。随访 12 个月后，患者一般情况良好，开始生长发育，并可以自行坐起。虽然，患儿在发育和认知功能上仍有明显的迟滞现象。但

术后 CT 复查显示分流管位置持续在位，表现出颅后窝内压力降低的迹象（图 22.4b）。

22.3　分析思考及新的治疗理念

DWS 可以通过以下几种方式进行分类：

（1）根据遗传学因素可分为综合征型 DWS 和非综合征型 DWS。

（2）是否与脑积水有关。

（3）与脑积水和其他中枢神经系统异常有关。

（4）幕上脑室和幕下脑室间存在 ICP 梯度差（表 22.1）。

22.3.1　高压力型 DWS 囊肿

（1）颅后窝内的压力高于幕上脑室内的压力（TCD 估计）。

（2）小脑幕和横窦向上移位。

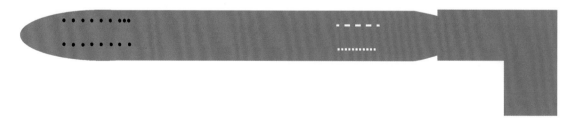

图 22.5　根据第三脑室、中脑导水管和第四脑室长度，设计可连通第三脑室-第四脑室及 DWS 囊肿的导管

表 22.1　DWS 的 ICP 梯度分类

分　组	ICP 梯度压差	小脑幕和窦汇	小脑受压	脑干变形	颅骨异常	颅后窝体积
高压力型 DWS 囊肿	颅后窝内压力＞幕上压力	上移	小脑明显受压或小脑蚓部缺如	受压和变形	隆起畸形	增大
平衡压力型 DWS 囊肿	颅后窝压力＝幕上压力	正常位置	小脑萎缩，小脑蚓部缺如	正常或轻度受压	正常形状	正常或轻微增大
低压力型 DWS 囊肿	颅后窝压力＜幕上压力	下移	小脑萎缩，小脑蚓部缺如	正常或变形	扁平枕骨	体积减小
变异型 DWS 囊肿	颅后窝压力≥幕上压力，或≤幕上压力	正常位置或轻微抬高	小脑萎缩、受压，小脑蚓部缺如	正常或变形	正常、隆起或扁平的枕骨	正常、减小或轻微增大

（3）小脑蚓部缺失，小脑受压，并向上方、内侧及颅后窝的其他位置移位。

（4）典型的脑干变形。

（5）颅骨异常（枕骨畸形）。

（6）颅后窝扩大。

22.3.2　平衡压力型 DWS 囊肿

（1）颅后窝压力与 TCD 估计的幕上部分的颅内压相等。

（2）小脑幕和横窦的位置正常。

（3）小脑蚓部缺失，小脑萎缩。

（4）脑干结构异常。

（5）颅骨形状通常正常。

（6）颅后窝大小正常。

22.3.3　低压力型 DWS 囊肿

（1）据 TCD 估计，颅后窝的压力低于幕上部分的颅内压力。

（2）小脑幕和横窦向下移位。

（3）小脑蚓部缺如，小脑萎缩。

（4）脑干结构异常。

（5）颅骨通常为正常形状或表现为扁平颅骨。

（6）颅后窝正常或变小。

22.3.4　变异型 DWS 囊肿

（1）颅后窝的压力高于或低于幕上的颅内压。在某些情况下，根据 TCD 的估计，幕上和幕下的 ICP 值是相等的。

（2）小脑幕、窦汇和横窦的位置可以向下、向上或处于正常的位置。

（3）小脑蚓部缺如，小脑萎缩。

（4）脑干结构异常。

（5）颅骨形状通常为正常，也可表现异常形状。

（6）大多数患者的颅后窝大小正常。

基于这些发现，设计出相应的治疗方案，见下流程图 22.1。

22.4　从文献综述和经验中得出的观察结果

（1）由于多种因素的存在，ICP 在颅内不同的区域之间存在差异。在一些病例中，

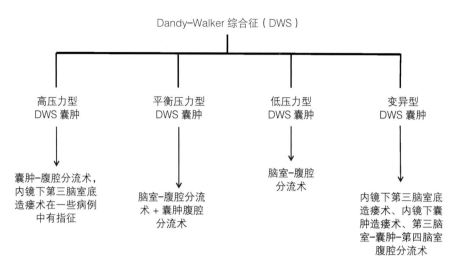

流程图 22.1　DWS 的治疗方案

经 TCD 可估计出幕上 ICP 高于幕下 ICP，表现为幕上脑室积水、小脑幕位置低，颅后窝小。在另外一些病例中，经 TCD 可估计出幕下 ICP 高于幕上 ICP，表现为小脑幕位置高、枕骨膨出、脑干和小脑受压等表现。而有些情况，幕上 ICP 和幕下 ICP 均升高。小脑幕位置的改变可能是由于患儿基因异常或胚胎在宫内发育期间，幕上和幕下隔室之间存在的 ICP 梯度差导致的。

（2）在治疗和进行分流了手术时，应考虑到上述情况，以便：

1）如果 DWS 囊肿内 ICP 升高，提示幕下 ICP 高于幕上 ICP，应行囊肿-腹腔分流术，也可行或不行 V-P 分流术。此外，对于该类患者，除了进行囊肿-腹腔分流术之外，联合内镜下第三脑室底造瘘术（ETV）也是一种非常有效的治疗方案。

2）如果小脑幕位置低，提示 DWS 囊肿内 ICP 较低（幕上 ICP 高于幕下 ICP），则不需要囊肿-腹腔分流术，通常单纯进行 V-P 分流术即可。

3）如果幕上和幕下两个腔室中 ICP 基本相同，建议两处均进行分流：V-P 分流术和囊肿-腹腔分流术。

4）对于变异型 DWS 囊肿患者，应根据每种具体情况制定相应的治疗方案。本组病例具体包括蛛网膜囊肿、孤立性第四脑室、感染后粘连、蛛网膜囊肿和 Blake 囊肿。在这些病例中，患者的 ICP 差异很大。具体处理措施，将脑室系统与囊肿之间进行开窗造瘘，使蛛网膜下腔能通过分流装置与腹腔相连；重建中脑导水管结构，置入第三脑室-第四脑室间引流管，或进行第三脑室-第四脑室-腹腔分流术；对于近端导管，应将导管的带孔部分完整地放置在第三脑室内，穿过中脑导水管的部分不得带有任何侧孔或开口。但是，放置在囊肿内和第四脑室内的导管部分应做额外的侧孔。最后，将该导管与分流阀和腹腔端导管相连接。

（3）ETV 是一种有效的备选治疗方案，尤其是对 2 岁后的患者。

（4）应对这些患者进行染色体和基因检测，以预测患者的远期预后。有染色体和基因异常的患儿可能存在生长发育迟缓和认知功能障碍。

（5）这些儿童的认知功能和心理发育可

能会受到影响。因此，儿科心理学家应该尽早开始对其进行随访。

22.5 讨 论

颅后窝中线处囊肿（如 DWS）的分类在学术上仍存在争议，并被多次进行更正及修订[1, 8-11]。其中 Blake 囊肿被认为是 DWS 中的一个独立分类。

Klein O 等人在 2006 年总结了关于 DWS 的定义、种类、治疗方案和预后方面的知识。他们将 DWM 定义为："与小脑蚓部发育不全、假囊性第四脑室、小脑幕和窦汇向上移位、横窦及颅后窝扩大有关的一种畸形。其常与遗传异常、脑畸形（旋转异常、灰质异位、脑膨出、胼胝体发育不全）或全身系统性畸形（心脏、骨骼、消化道、泌尿生殖系统和面部异常）有关。DWS 有时被认为是多种综合征的一部分"[12]。

大多数的 DWS 病例都与脑积水有关系。脑积水究竟是该综合征的一部分，还是该综合征导致的结果，这两种观点应该都是正确的。然而，脑积水不应被视为一个孤立的问题去处理。治疗时要考虑 DWS 囊肿的问题，因此合理且有效的治疗方案应考虑到脑积水的类型和原因，并应结合 DWS 囊肿的具体情况[1]。幕上和幕下腔室的 ICP 梯度也应考虑在内。具体的治疗应根据患者的实际情况，来决定是采用囊肿开窗造瘘术、脑室／囊肿-腹腔分流术，还是内镜下第三脑室底造瘘术等其他治疗方案。

22.6 基因和染色体异常

Pascual-Castroviejo I 等人在 1991 年研究了 38 例 DWS 患者，发现男女比例约为

1∶3。这些病例中，有合并其他一些相关的异常，有 6 例患者合并有血管瘤，还有其他关于眼科、心脏和肢体方面的相关异常。对于中枢神经系统的异常，主要包括胼胝体发育不全、枕部脑膜膨出和大头畸形。因此，得出结论：DWS 可能与基因有关[13]。这 38 例 DWS 患者当中，女性发病率约为男性的 3 倍。这些患者当中，共有 32 例（84%）患者在出生后 1 年内确诊，其中有 17 例（44.7%）是在出生时即被确诊的。有 13 名婴儿（34%）在出生时的体重低于 3 000 g。对于所观察到的这几种畸形，最多的是毛细血管瘤，共有 6 例；其他也有关于心脏畸形、眼部畸形、胼胝体发育不全、肢体畸形和枕部膨出的情况。这些观察结果表明，DWS 为代表中枢神经系统紊乱的一类疾病，其发病可能受基因和遗传学相关方面的因素影响，并在临床上和病理上表现出相应的异常。其中头颅畸形当中，以巨颅畸形最常见，共有 31 例，发病率约为 82%。所有这些患者当中，共有 17 例（44.7%）患者死亡，其中有 11 名患儿于出生后 6 个月内死亡、3 名于 6～12 个月死亡、3 名于 1 年后死亡。成活的患者当中，有 11 名患者存在智力发育迟缓（IQ < 70），4 名患者智力偏低（IQ 在 70～85），仅有 2 名患者智力发育正常（IQ > 85）。DWS 患者早期死亡率较高，患儿在胚胎发育期间即可出现中枢神经系统结构异常，表现为复杂的综合征，因此在大多数情况下，它并不单纯是孤立的颅后窝畸形[13-15]。

新的研究表明，在某些情况下，像 3q23q25 这样的基因缺失可能是导致 DWS 的原因。D'antonio A 等人在 2016 年对 22 项关于 DWS 的研究进行 meta 分析，共包括 531 例 DWS 患儿，研究发现约有 16.3%

的 DWS 存在染色体异常[2]。

DWS 还有其他几种变体，如 Joupert 综合征、小脑顶盖闭合不全和蛛网膜中线囊肿等[6]。而关于小脑，已经证实它在不同阶段的认知功能的发育过程中起着重要的作用[16]。

22.7　产前诊断

DWS 的产前诊断已在多篇文献[7, 12, 16-19]中被讨论过。为了制定针对每个具体病例的治疗策略，尽早诊断很重要。对胎儿进行 MRI 检查，在临床上仍然存在争议。Klein O 等人在 2003 年指出，高质量的 MRI 检查是诊断胎儿 DWS 的必要条件[12]。然而，Guibaud L 等在 2012 年认为，对于胎儿而言，MRI 可能并不准确[18, 20]。

22.8　DWS 的自然病史

DWS 的自然病史也存在争议[5, 21, 22]。关于患者的预后、死亡率、认知功能和智商低下、发育迟缓及各种神经功能障碍等，这些和 DWS 相关的疾病本身的自然病史是很难精确估计的。

其具体结果在很大程度上取决于：

（1）患者自身的遗传疾病和染色体异常[21]。

（2）相关中枢神经系统及其他系统先天性异常。

（3）合并脑积水。

（4）ICP 梯度。

事实上，大多数的 DWS 病例都是在入院时确诊的[12]，其自然病史并不准确。患者发育迟缓和认知功能障碍可能是由小脑发育异常引起的。对 DWS 病例和其他的小脑

病变的研究表明，小脑在认知功能的发育和调控中发挥着重要的作用。这些观察结果激励着一些科学家研究这些现象，研究发现小脑与大脑皮质的高级功能中心相互关联。通过功能神经成像对认知功能进行检查，清楚地显示该过程中小脑被激活[14, 21]。Kozio LF 等人认为小脑在神经认知发育、智商、语言功能、学习能力、工作记忆和执行功能中发挥的作用，因而将小脑称为"监督学习的机器"。了解小脑与认知功能之间发展的关系，有助于对这些患者进行治疗，并预测 DWS 的预后[23, 24]。

对于有认知功能异常的 DWS 患者，建议对患者的小脑蚓部进行 MRI T2 相检查。对不同类型小脑的研究表明，如果小脑蚓部只有一个或两个能被识别的脑叶，则可能与其他小脑异常、认知功能障碍及远期预后较差有密切关系。然而，如果小脑蚓部包含三个能被识别的脑叶和两个深裂，则患者的预后通常较好[12, 19]。

22.9　死亡率

DWS 的死亡率尚无准确的统计数据。DWS 的死亡率可能与中枢神经系统异常或其他先天性异常有关。Salihu HM 等人在 2008 年对 196 例 DWS 患者进行了研究，发现其死亡率约为 25%。他们证实了 DWS 是一种异质性疾病而非同质性疾病的观点，因为 DWS 的生存率与其他先天性畸形存在着相关性。他们发现，如果两个或两个以上的器官同时受到影响，死亡率会增加 6 倍[25]。Salihu HM 等人在 2009 年扩大了他们在美国纽约州的研究，发现 DWS 死亡率存在明显的种族差异。他们发现，非西班牙裔黑种人和非西班牙裔白种人在自然死亡

率上没有差异，然而刚出生的 DWS 患儿的死亡率前者较后者增加了 8 倍[26]。Pascual-Castroviejo 等人在 1991 年的另一项研究发现，纳入研究的 38 例 DWS 患儿当中，有 17 例在出生后 12 个月内死亡，其死亡率约为 44.7%[13]。成活患儿的认知功能也存在智商低下的缺陷，智商 < 70 和智商在 70～85 各有 4 例，只有 2 名患者的智商正常。

22.10　拟议的新的 DWS 分类和管理指南

在对 DWS 的治疗过程中，神经外科医生和患者的亲属常常会因为治疗的效果不理想而感到沮丧。在相应的治疗过程中，尤其是 V-P 分流术，经常还会因为术后患者可能会出现一些特殊情况需要进行一次或多次的修正手术。对于治疗 DWS 的最佳方法，尚无普遍共识。问题是，脑积水是否应该被视为 DWS 的一部分？

对脑积水的处理是比较具有挑战性的，因为手术后常会面临着分流失败或需要再次进行分流修正术的可能性。对于分流设备未能充分引流脑脊液并降低 ICP，可能是由于对此类患者的病理生理学和脑脊液动力学的了解不足，进而影响了分流手术的具体操作[27, 28]。DWS 的治疗方案较多，包括 V-P 分流术、囊肿-腹腔分流术、双分流术和内镜下第三脑室底造瘘术（ETV）[12, 29]。除此之外，我们还增加了第三脑室-第四脑室 DWS 囊肿-腹腔分流术的方案。

文献中可查询到多种不同的手术方案，包括：联合分流术、颅后窝分流术、单纯 V-P 分流术等，也有 ETV。Sikorski CW 在 2005 年建议使用神经内镜进行造瘘，以取代双侧侧脑室和 DWS 间的引流管，以避免双分流方案可能出现的并发症。

Warf BC 在 2011 年通过进行 ETV 联合脉络丛烧灼术，成功地治疗了 DWS。DWS 和颅后窝囊肿的种类及类型较多，每一例患者的情况都不一样。因此，应在术前认真研究每一例患者的具体情况后再设计出相对应的手术治疗方案[30]。Hu CF 等人在 2011 年就报道了通过 ETV 成功的治愈了一例 6 个月大的 DWS 女婴[31]。因此，对每一例 DWS 或其变体病例都应进行深入研究，并针对每一例具体病例制定相应的个体化治疗策略，包括选择的手术治疗方案、术后随访、心理治疗及其他异常的治疗等。

DWS 的预后目前认为取决于基因和染色体异常的严重程度。中线囊肿和颅后窝与幕上颅窝之间的 ICP 梯度也可能对其预后有影响作用。DWS 目前的诊断依据主要为：① 有与第四脑室相通的大囊肿；② 有小的螺旋隆起的小脑蚓；③ 小脑幕向上移位；④ 颅后窝扩大；⑤ 正常小脑半球向前外侧移位；⑥ 脑干移位[7, 12, 20]。

小　结

DWS 是一种在影像学上有多种表现、临床症状各异、可能还具有遗传学特征的复杂的综合征。对于 DWS 的管理和治疗的最佳方案，目前尚无统一的标准和普遍的共识。一般情况下，应根据患者具体的临床症状和体征，对每一例患者针对性地制定出相对应的治疗策略。具体应根据 DWS 的囊内压力、幕上压力、脑积水及其他中枢神经系统异常的关系而定。除此之外，DWS 患儿的心理发展和认知功能方面的问题也应该被及早地关注。

参考文献

[1] Barkovich AJ, Kjos BO, Norman D, Edwards MS. Revised classification of posterior fossa cysts and cystlike malformations based on the results of multiplanar MR imaging. AJR Am J Roentgenol. 1989; 153(6): 1289–300.

[2] D'Antonio F, Khalil A, Garel C, Pilu G, Rizzo G, Lerman-Sagie T, Bhide A, Thilaganathan B, Manzoli L, Papageorghiou AT. Systematic review and meta-analysis of isolated posterior fossa malformations on prenatal ultrasound imaging (part 1): nomenclature, diagnostic accuracy and associated anomalies. Ultrasound Obstet Gynecol. 2016; 47(6): 690–7.

[3] Alanay Y, Aktaş D, Utine E, Talim B, Onderoğlu L, Cağlar M, Tunçbilek E. Is Dandy-Walker malformation associated with "distal 13q deletion syndrome"? Findings in a fetus supporting previous observations. Am J Med Genet A. 2005; 136(3): 265–8.

[4] Hirsch JF, Kahn AP, Renier D, Sainte-Rose C, Hirsch EH. The Dandy-Walker malformation. A review of 40 cases. J Neurosurg. 1984; 61: 515–22.

[5] McClelland S 3rd, Ukwuoma OI, Lunos S, Okuyemi KS. The natural history of Dandy-Walker syndrome in the United States: a population-based analysis. J Neurosci Rural Pract. 2015; 6(1): 23–6.

[6] Chowdhary UM, Ibrahim AW, Ammar AS, Dawoudu AH. Tecto-cerebellar dysraphism with occipital encephalocoele. Surg Neurol. 1989; 31(4): 310–4.

[7] Forzano F, Mansour S, Ierullo A, Homfray T, Thilaganathan B. Posterior fossa malformation in fetuses: a report of 56 further cases and a review of the literature. Prenat Diagn. 2007; 27(6): 495–501.

[8] Calabrò F, Arcuri T, Jinkins JR. Blake's pouch cyst: an entity within the Dandy-Walker continuum. Neuroradiology. 2000; 42(4): 290–5.

[9] Correa GG, Amaral LF, Vedolin LM. Neuroimaging of Dandy-Walker malformation: new concepts. Top Magn Reson Imaging. 2011; 22(6): 303–12.

[10] Has R, Ermiş H, Yüksel A, Ibrahimoğlu L, Yildirim A, Sezer HD, Başaran S. Dandy-Walker malformation: a review of 78 cases diagnosed by prenatal sonography. Fetal Diagn Ther. 2004; 19(4): 342–7.

[11] McClelland S 3rd, Ukwuoma OI, Lunos S, Okuyemi KS. Mortality of Dandy-Walker syndrome in the United States: analysis by race, gender, and insurance status. J Neurosci Rural Pract. 2015; 6(2): 182–5.

[12] Klein O, Pierre-Kahn A, Boddaert N, Parisot D, Brunelle F. Dandy-Walker malformation: prenatal diagnosis and prognosis. Childs Nerv Syst. 2003; 19(7–8): 484–9.

[13] Pascual-Castroviejo I, Velez A, Pascual-Pascual SI, Roche MC, Villarejo F. Dandy-Walker malformation: analysis of 38 cases. Childs Nerv Syst. 1991; 7(2): 88–97.

[14] Baillieux H, De Smet HJ, Paquier PF, De Deyn PP, Mariën P. Cerebellar neurocognition: insights into the bottom of the brain. Clin Neurol Neurosurg. 2008; 110(8): 763–73.

[15] De Smet HJ, Paquier P, Verhoeven J, Mariën P. The cerebellum: its role in language and related cognitive and affective functions. Brain Lang. 2013; 127(3): 334–42.

[16] Aletebi FA, Fung KF. Neurodevelopmental outcome after antenatal diagnosis of posterior fossa abnormalities. J Ultrasound Med. 1999; 18(10): 683–9.

[17] Gandolfi Colleoni G, Contro E, Carletti A, Ghi T, Camposasso G, Rembouskos G, Volpe G, Pilu G, Volpe P. Prenatal diagnosis and outcome of fetal posterior fossa fluid collections. Ultrasound Obstet Gynecol. 2012; 39(6): 625–31.

[18] Guibaud L, Larroque A, Ville D, Sanlaville D, Till M, Gaucherand P, Pracros JP, des Portes V. Prenatal diagnosis of 'isolated' Dandy-Walker malformation: imaging findings and prenatal counselling. Prenat Diagn. 2012; 32(2): 185–93.

[19] Klein O, Pierre-Kahn A. Focus on Dandy-Walker malformation. Neurochirurgie. 2006; 52(4): 347–56.

[20] Spennato P, Mirone G, Nastro A, Buonocore MC, Ruggiero C, Trischitta V, Aliberti F, Cinalli G. Hydrocephalus in Dandy-Walker malformation. Childs Nerv Syst. 2011; 27(10): 1665–81.

[21] Imataka G, Yamanouchi H, Arisaka O. Dandy-Walker syndrome and chromosomal abnormalities. Congenit Anom (Kyoto). 2007; 47(4): 113–8.

[22] Kollias SS, Ball WS Jr, Prenger EC. Cystic malformations of the posterior fossa: differential diagnosis clarified through embryologic analysis. Radiographics. 1993; 13(6): 1211–31.

[23] Koziol LF, Budding D, Andreasen N, D'Arrigo S, Bulgheroni S, Imamizu H, Ito M, Manto M, Marvel C, Parker K, Pezzulo G, Ramnani N, Riva D, Schmahmann J, Vandervert L, Yamazaki T. Consensus paper: the cerebellum's role in movement and cognition. Cerebellum. 2014; 13(1): 151–77.

[24] Koziol LF, Budding DE, Chidekel D. Adaptation, expertise, and giftedness: towards an understanding of cortical, subcortical, and cerebellar network contributions. Cerebellum. 2010; 9(4): 499–529.

[25] Salihu HM, Kornosky JL, Druschel CM. Dandy-Walker syndrome, associated anomalies and survival through infancy: a population-based study. Fetal Diagn Ther. 2008; 24(2): 155–60.

[26] Salihu HM, Kornosky JL, Alio AP, Druschel CM. Racial disparities in mortality among infants with Dandy-Walker syndrome. J Natl Med Assoc. 2009; 101(5): 456–61.

[27] Paladini D, Quarantelli M, Pastore G, Sorrentino M, Sglavo G, Nappi C. Abnormal or delayed development of the posterior membranous area of the brain: anatomy, ultrasound, diagnosis, natural history and outcome of Blake's pouch cyst in the fetus. Ultrasound Obstet Gynecol. 2012; 39: 279–87.

[28] Sikorski CW, Curry DJ. Endoscopic, single-catheter treatment of Dandy-Walker syndrome hydrocephalus: technical case report and review of treatment options. Pediatr Neurosurg. 2005; 41(5): 264–8.

[29] Ohaegbulam SC, Afifi H. Dandy-Walker syndrome: incidence in a defined population of Tabuk, Saudi Arabia. Neuroepidemiology. 2001; 20(2): 150–2.

［30］Warf BC, Dewan M, Mugamba J. Management of Dandy-Walker complex-associated infant hydrocephalus by combined endoscopic third ventriculostomy and choroid plexus cauterization. J Neurosurg Pediatr. 2011; 8(4): 377−83.

［31］Hu CF, Fan HC, Chang CF, Wang CC, Chen SJ. Successful treatment of Dandy-Walker syndrome by endoscopic third ventriculostomy in a 6−month-old girl with progressive hydrocephalus: a case report and literature review. Pediatr Neonatol. 2011; 52(1): 42−5.

第6部分

胎儿脑积水

Fetal Hydrocephalus

23 胎儿脑积水的检查
Fetal Examination for Hydrocephalus

Arwa Sulaiman Al Shamekh, Noura Al Qahtani, and Ahmed Ammar

23.1 胎儿脑室系统的发育

综合性地了解胎儿中枢神经的发育对全面理解脑积水的病理生理至关重要，在本章中我们将着重介绍胎儿脑室系统的发育及中枢神经系统发育中的重要标志。

胎儿中枢神经系统在妊娠的第 3 周首次以神经板的形式出现。在妊娠的第 18 天，神经板中央内陷，进而形成神经沟和双侧神经褶，这些神经褶会聚到一起直至在妊娠的第 4 周融合成神经管，即神经胚的形成过程。神经管通过其中央管样结构，即神经管腔，与羊水进行联系。在妊娠的第 4 周末，吻侧与尾侧神经孔开始关闭[1]。吻侧神经孔闭合后产生 3 个原始脑泡：前脑、中脑和后脑；尾侧神经孔闭合后，神经管腔和羊膜间的连接消失，从而形成原始的脑室系统。在妊娠的第 5 周，5 个次级脑泡开始发育，即端脑、间脑、中脑、后脑和延髓[2-6]。

在妊娠的第 6 周，大脑半球及脉络丛开始形成；妊娠的第 7 周，第四脑室中出现脉络丛结构；妊娠的第 8 周，脑室系统继续分化，脑室的额角与后角开始变得明显；妊娠第

8 周末，胚胎期结束。自胎儿期起，胎儿大脑的体积、质量、表面积均继续增加，且脑室的体积也伴随着增加。在接下来的几周之内，脑沟和脑回出现，脑室持续增长。直至妊娠的第 20 周时，脑室停止增长，其大小在接下来的整个妊娠期保持稳定[7, 8]。表 23.1 显示了胎儿的胎龄、与之相应的中枢神经系统发育的重要发展标志及超声检查中可见到的内容。

23.2 超声检查

1958 年，Donald 等人在《柳叶刀》上发表《利用脉冲超声对腹部肿块的研究》，其中包含了第一张胎儿头部超声图像及其他各种妇产科超声图像，创造了在临床上用超声识别胎儿解剖结构的最早记录。直到 20 世纪 60 年代末和 70 年代初，超声检查（US）在临床上应用逐渐变得广泛和标准化，并出现了 "超声波热" 现象[9]。目前，对胎儿中枢神经系统进行的特异性超声检查，即神经声像图检查，已是产前筛查的首选方式。

超声检查结果的检测和声波的解析源自对其背后的基本物理原理的充分应用。超

A.S. Al Shamekh (✉)
College of Medicine, Imam Abdulrahman Bin Faisal
University, Al Khobar, Saudi Arabia
e-mail: arwa.shamekh@gmail.com

N. Al Qahtani
Department of Obstetrics and Gynecology, Imam
Abdulrahman Bin Faisal University,

King Fahd University Hospital, Al Khobar, Saudi Arabia

A. Ammar
Department of Neurosurgery, King Fahd University Hospital,
Imam Abdulrahman Bin Faisal
University, Al Khobar, Saudi Arabia
e-mail: ahmed@ahmedammar.com

表 23.1 胎儿脑室系统的发育阶段及一些中枢神经系统重要的标志

妊娠早期（胚胎）				
第 4 孕周	第 5 孕周	第 6 孕周	第 7 孕周	第 8 孕周
• 3 个原始脑泡 • 吻侧神经孔闭合，之后尾侧神经孔闭合（为原始脑室系统的发育起点） • 视觉脑泡形成 • 可见端脑腔	• 5 个次级脑泡 • 侧脑室开始形成 • 可见菱形窝 • 内侧和外侧脑室壁隆起缩约形成侧脑室	• 大脑半球开始出现 • 室间孔变小 • 脑室侧壁细胞聚集（未来的脉络丛） • 松果体和嗅结节	• 第四脑室脉络丛明显 • 位于第四脑室顶端的吻侧和尾部膜区 • 硬脑膜形成 • 嗅球和视囊形成	• 侧脑室脉络丛明显 • 侧脑室前角和后角明显 • 视神经束与视交叉，皮质板明显 • 丘脑形成
妊娠早期（胎儿）				
第 9 孕周	第 10 孕周		第 11 孕周	第 12 孕周
• 外囊明显 • 形成有 5 个组成部分的橄榄核	• 穹隆连合明显		• 第一个脑沟出现	• 胼胝体明显 • 可见大脑脚 • 脊髓髓鞘形成
妊娠中期				
• 胎儿小脑与成人相似 • 脑室停止扩张 • 岛周沟明显 • 可见脑皮质沟 • 大脑外侧沟闭合 • 腺垂体完全分化				
妊娠晚期				
• 原级脑沟明显 • 岛叶、扣带回和次级脑沟明显 • 胎儿大脑与成人的大脑基本相似				

声检查时通过利用换能器产生超声波（超过 20 000 Hz），当在遇到器官或组织时产生回声，被反射回至换能器，即脉冲反射波原理。当电流通过压电晶体时，会使其形状改变，形成脉冲，从而产生超声波。一旦这些声波被反射回至压电晶体中，便会产生与波强相对应的电流。然后，电流通过计算机"转换"成可在计算机屏幕上显示的图像。

超声检查仪工作时，一个脉冲可产生一条扫描线，若沿着不同点产生多个脉冲，就会形成多条扫描线，进而被扫描的器官/组织在显示器上形成可视的横断面图像[10-12]。

23.2.1 超声模式

为了简单起见，进行胎儿神经超声检查时，选用了几种最常用的模式：

（1）B 模式：亮度模式。这是胎儿成像中使用的基本二维模式，可显示胎儿大脑的二维灰度图像。

（2）多普勒模式：利用与血流相关的频率变化来显示血管（彩色多普勒）和测量血流参数（频谱多普勒）。

（3）三维超声（3D-US）：利用相控阵探头创建多个二维图像，这些图像经过处理后重建成三维图像。此模式可用于胎儿大脑和脑室的容积测量[13]。断层超声波成像（TUI）是其亚类，能产生与 MRI 图像相似的多平面高清图像。

（4）四维超声（4D-US）：以时间作为第四维度，四维超声可对胎儿大脑进行实时三维成像。

23.2.2 定位与平面

国际妇产科超声学会（ISUOG）指南指出：在低危妊娠中，经腹途径超声检查是对胎儿中枢神经系统进行检查的首选方法。但近年来经阴道进行超声检查在临床上被逐渐提倡应用。经阴道超声检查必须符合以下条件：妊娠小于 10 周、评估处于母体盆腔内较深的结构或因胎儿体位存在无法测量的躯体结构。经腹检查通常有 3 个轴向面：经侧脑室平面（可显示侧脑室和透明隔腔）、经小脑平面［可显示侧脑室、第五脑室（CSP），丘脑、小脑和小脑延髓池］及经丘脑平面（可显示侧脑室前角、第五脑室，丘脑和海马回，可用于计算双顶径和头围）。除 3 个轴向面之外，还有 2 个矢状面，即中央矢状面（可显示胼胝体、第五脑室、脑干、脑桥和颅后窝）和旁矢状面（可显示整个侧脑室、脉络丛及脑室旁结构）；4 个冠状面，即经额冠状面（可见大脑半球间裂隙、蝶骨和眼眶）、经尾状核冠状面（可见侧脑室前角、胼胝体膝部和第五脑室）、经丘脑冠状面（可见丘脑、室间孔、第三脑室和脑岛），以及经小脑冠状面（可见脑室枕角、大脑半球间裂隙和小脑），而这些平面更容易通过经阴道超声而探查到。表 23.2 总结了经腹超声探查与经阴道超声探查之间的主要差异性。开始检查时，孕妇需采取仰卧位暴露腹部。然后将导电凝胶涂于传感器头部，用涂上导电凝胶的传感器检查孕妇的腹部。定位胎儿的头部，以获得充分对称的轴向视图，在跨脑室平面取内侧壁和外侧壁之间最宽的水平线，以获得准确的侧脑室腔内直径[14, 15]。

表 23.2　产科经腹超声探查与经阴道超声探查的比较

经腹超声探查	经阴道超声探查
基础筛查	专用神经超声图（±三维）
膀胱充盈	膀胱排空
仰卧位 ± 倾斜位	截石位
3.5 ～ 6 MHz	7 ～ 9 MHz
穿透性强，分辨率低	穿透性差，分辨率高
频率较低，区域探测深度较深	频率较高，区域探测的深度较浅

探头的运动会被耻骨联合和孕妇的肋骨限制	探头的运动在阴道内会受到限制
肠内气体会使检查困难	检查不受肠内气体影响
探头类型：凸型、线型或相控阵式	阴道探头（可有或无相控阵式）
3 个轴向面 ±2 个矢状面，4 个冠状面（取决于胎儿的体位和先露）	2 个矢状面 +4 个冠状面（如果胎儿为头先露）

23.2.3　正常解剖

在妊娠早期（止于第 11 孕周），可利用二维超声（2D-US）的特定列线图技术测量胎儿头颅的双顶径（BPD）和头围（HC）。二维超声能检测到含有脉络丛的侧脑室、大脑半球间裂隙、大脑镰及开始硬化的颅骨。而三维超声（3D-US）能使超声医生在妊娠的第 11 孕周之前检查胎儿的大脑，以更复杂的细节描绘出初级脑泡的图像，且操作时间更短。正如 Kim 等人在 2008 年使用三维超声波演示模型，在妊娠第 7 ～ 12 孕周完成早期脑泡的体积评估和重建。在妊娠第 20 周时进行中枢神经系统基础检测中，应可观察到以下相关组织结构：头部的形状、侧脑室的大小和脉络丛、第五脑室的存在、丘脑、小脑和完整的小脑蚓部、枕大池的深度（2 ～ 10 mm），以及任何的脊椎畸形[16]。如果进行中枢神经系统检查怀疑存在可疑异常，或存在中枢神经系统畸形的高风险，则患者需要进行专门的神经超声检查。断层超声波成像（TUI）是一种精细的中枢神经系统检查方案，像脑沟回这样的细微结构也能被清晰显像，而且还可容易地获得三维重建血管显影。体积对比成像（VCI）可对任何大脑结构进行体积测量，用于评估胎儿的胎龄。对这些测量值的进一步分析能客观地反映脑室的变化或判断是否

存在颅内占位性病变[10, 17, 18]。

Malinger 等人在 2011 年利用多普勒超声检查胎儿（28.4 ± 4.5 孕周）大脑中动脉的血流速度，得出参数如下：收缩期峰值流速（PSV）为 35.1 ± 10.9 cm/s、搏动指数（PI）为 2.14 ± 0.7[19-21]。

23.2.4　病理生理学

胎儿脑室扩大是指侧脑室的腔内侧直径大于 10 mm，可发生于任何胎龄，分为 3 类：轻度脑室扩大（10 ～ 12 mm）、中度脑室扩大（12.1 ～ 15 mm）及重度脑室扩大（> 15 mm）。当胎儿颅内压持续增高导致脑室扩大时，就会表现为脑积水。脑积水与单纯的脑室增大的鉴别需检测颅内压增高的征象，如蛛网膜下腔消失，脉络丛与侧脑室的内侧壁分离 > 3 mm、出现脉络膜悬垂征的迹象，以及多普勒上显示出的静脉搏动减弱[10, 22]。

另一方面，不伴有颅内压增高征象的脑室增大也被认为是一种病理改变。这种病理过程使得大脑能适应不断扩大的脑室系统。当超声检查发现脑室增大时，必须进行详细的系统检查，用以发现或排除任何其他潜在的异常。表 23.3 显示了进行宫内检测可能检测到的相关病理改变，并对每种情况进行简要描述。胎儿脑积水可大致分

表 23.3　与胎儿脑积水可能相关的症状与畸形

其他中枢神经系统畸形（＞ 80%）			
中脑导水管狭窄	Chiari 畸形[23, 24]	Dandy-Walker 畸形[25]	神经管缺陷（NTD）[26, 27]
• 先天性或获得性 • 机制不明，可能为遗传性（Bickers-Adams-Edwards 综合征） • 常在第 20 孕周进行超声检查 • 超声检查结果：脑室明显增大、脑实质变薄、脉络膜悬垂、第三脑室增大、颅后窝完整、有或无巨颅畸形 • MRI 结果：超声结果+蛛网膜下腔变小+中脑导水管闭塞+中脑导水管水平流空现象缺失	• 小脑和/或脑干通过枕骨大孔下疝，有或无阻塞 • 超声检查结果：脑室明显增大、小脑向下分离及小脑延髓池闭塞（香蕉征）、额骨前侧突出（柠檬征）及腰骶部脊髓（膜）膨出 • MRI 结果：超声结果+狭小的颅后窝、低附着的小脑幕及低位窦汇区+喙状顶盖导致中脑导水管狭窄+枕骨大孔处拥挤+脑脊髓（膜）膨出+脊髓栓系	• 小脑蚓部发育不全三联征+第四脑室后部囊性扩张+颅后窝扩大伴窦汇区向人字缝处内陷 • 超声检查结果：小脑延髓池增大（≥10mm）+小脑蚓部发育不良+小脑半球间出现梯形间隙（在第 18 孕周之前，小脑蚓部尚未完全形成，因而特异性降低[28]） • MRI 结果：小脑蚓部发育不全+第四脑室囊性扩张+颅后窝扩大伴窦汇区向人字缝处内陷	• 妊娠第 27 天神经管闭合失败 • 包括：脑脊髓（膜）膨出症（50%）、无脑畸形（40%）、脑膨出（5%）、颅-脊柱裂、露脑畸形、脊髓栓系和裂枕露脑畸形（1%） • 脑脊髓（膜）膨出症的超声检查结果：开放性神经管缺陷伴后段扩张 • 脑脊髓（膜）膨出症的 MRI 结果：椎板外翻、椎管后壁缺失、存在神经板
颅后窝囊肿[25]		多小脑回畸形[29]	前脑无裂畸形（HPE）
• Blake 囊肿：由于第四脑室中央孔发育时没有开放，导致蛛网膜下腔和第四脑室之间缺乏沟通 • Blake 囊肿的影像学表现：旧小脑/小脑下囊性病变+脉络丛向前上方移位+囊肿与扩大的第四脑室相连 • 蛛网膜囊肿：由蛛网膜折叠产生、囊肿内充满液体 • 蛛网膜囊肿影像学表现：边界清楚的囊性病变+与第四脑室缺乏沟通		• 小脑皮质性发育畸形导致皮质排列与折叠异常 ± 脑回的融合 • 出现于第 20 孕周后 • 可通过超声波检测出：皮质带过度折叠+皮质高回声[30] • 可通过 MRI 更好地诊断，影像结果：皮质局灶性增厚+信号改变	• 前脑颅中线结构分离失败或分离不完全（在第 4～6 孕周） • 无脑叶型（最严重）、半脑叶型、脑叶型（最轻微）及脑半球之间的中部变异/端脑融合畸形 • 无脑叶型 HPE 超声检查结果：单脑室+丘脑融合+胼胝体缺失+两大脑半球间裂隙缺失+第五脑室缺失+脑镰缺失+第三脑室缺失+背侧囊肿+ACA 与 MCA 被 ICA 和 BA 无序分枝替代+皮质融合（煎饼状、茶杯状或球状）+面部畸形（长鼻、独眼畸形、单鼻孔、眼距过窄、喉头畸形） • 无脑叶型 HPE MRI 检查结果：超声结果+嗅束缺失 ± 视神经异常 • 半脑叶型 HPE 超声检查结果：SP 缺失+有枕角和颞角的单脑室+发育不全的大脑镰+不完全的两大脑半球间裂隙+部分/

续 表

颅后窝囊肿[25]	多小脑回畸形[29]	前脑无裂畸形（HPE）
		完全融合的丘脑＋发育不良的海马±轻度面部畸形（眼距过窄、唇裂） ● 半脑叶型 HPE MRI 结果：超声检查结果＋嗅束、嗅球缺失 ● 脑叶型 HPE 超声检查结果：侧脑室额角融合＋与第三脑室广泛连接＋穹隆融合＋SP 缺失＋SP 正常 / 发育不良＋ACA 移位（在颅骨下曲折分布）＋正常丘脑＋两大脑半球间裂隙＋脑镰 ● 脑叶型 HPE MRI 结果：超声结果 ● MIH 结果：第五脑室缺失＋胼胝体缺失＋脑镰缺失＋脑池突显＋额顶叶畸形融合

非中枢神经系统畸形		
颅面畸形	**心血管畸形**	**泌尿生殖器畸形**
● 唇腭裂：超声检查可发现胎儿上唇有垂直的低回声改变。腭裂可见于轴向平面，三维与四维超声有助于进一步评估病情 ● 低位耳郭：耳郭的位置比正常标准降低≥ 2SD ● 双侧视神经萎缩 ● 面骨畸形 ● 阿佩尔特综合征［尖头并指（趾）畸形］	● 室间隔或房间隔缺损 ● 先天性肺动脉狭窄或动脉导管未闭 ● 大血管转位 ● 左心室发育不全综合征	● 肾发育不良、膀胱发育不良、融合肾、输尿管重复畸形及其他畸形

胃肠道畸形	**骨骼畸形**	
● 脐膨出、腹裂畸形、食管、肛门和直肠畸形，以及克罗恩病	● 先天性马蹄内翻足是最常见的足部畸形	

综 合 征			
尖头并指（趾）畸形	**尖头多并指综合征**	**软骨发育不全**	**胎儿酒精综合征**[31]
● 颅骨畸形＋手指畸形（仅并指畸形） ● Apert 综合征：常染色体显性遗传；超声	● 颅骨畸形＋手指畸形（并指畸形＋多指畸形） ● Ⅰ～Ⅳ型	● 肢根型侏儒症 ● 散发性或常染色体显性（致死性纯合子） ● *FGFR3* 突变	● 是孕妇产前饮酒的结果 ● 超声与 MRI 结果：睑裂短、内眦赘皮、

尖头并指（趾）畸形	尖头多并指综合征	软骨发育不全	胎儿酒精综合征[31]
结果显示：颅骨形态异常、面中部发育不良、双侧并指畸形，以及其他可通过超声或 MRI 检测出的畸形 • Pfeiffer 综合征：常染色体显性遗传，三种亚型（2 型最严重），可在产前检测出来，超声和 MRI 检查提示：分叶状颅、眶距增宽、眼球突出和宽指	• Ⅰ型 /Noack 综合征：目前认为是 Pfeiffer 综合征的变异 • Ⅱ型 /Carpenter 综合征 • Ⅲ型 /Sakati-Nyhan 综合征 • Ⅳ型 /Goodman 综合征 • 超声和 MRI 可能发现的其他畸形：分叶状颅 + 心脏畸形 + 隐睾 + 多指畸形	• 通常发现于妊娠晚期 • 超声检查结果（二维 + 三维）和 MRI 结果：股骨短（< 5%）、三叉戟手、前额突出、面部畸形、巨颅伴颅底狭小、枕骨大孔狭窄、颈部延髓扭结、脑干升高、脊椎后部呈扇形改变、驼背、椎弓根管狭窄、椎板增厚、椎间盘增宽、腰骶角增大、前肋骨扩张、髋臼顶端变平、碑状髂翼、骨盆入口呈香槟杯形及干骺端扩张	人中光滑、面中部发育不良、上唇细长、小颅畸形、胼胝体发育不良、局灶性皮质增厚、先天性脊柱侧凸、尺桡骨关节炎、房间隔缺损 / 室间隔缺损（ASD/VSD），上睑下垂、视神经发育不全、肾发育不良、生殖器发育不全及宫内发育迟缓（IUGR）

无脑回-巨脑畸形	骨硬化症	小儿巨颅畸形综合征[33, 34]	X 染色体连锁性脑积水[35]
• 先天性脑皮质畸形导致脑回缺失 / 细小脑沟 • Ⅰ型：典型的无脑畸形 / 皮质下带异位。超声与 MRI 结果：少量浅沟 + 浅外侧裂（沙漏样观）、皮质增厚（12 ~ 20 mm）、前胼胝体发育不良、CSP+ CV • Ⅱ型：鹅卵石样无脑回畸形，超声和 MRI 检查结果：异常脑沟（大脑外侧裂变小 + 沙漏样观）、皮质表面多结节、后脑膨出、脑干畸形、小脑畸形及大脑半球异常	• 异常的破骨细胞导致骨骼增厚和变得脆弱 • 常染色体隐性遗传（婴幼儿，致死型） • 超声检查结果：骨密度增加、多处骨折及长骨变短 [宫内生长受限（IUGR）的证据]	• 脑源性巨人症 • 常染色体显性遗传 • 超声和 MRI 检查结果：胎儿过度生长、巨头畸形（倒置的梨形头）、羊水过多、颈项部皮肤透明层增厚、中枢神经系统异常及肾脏畸形	• AKA MASA 综合征 / L1 综合征 /CRASH 综合征（不再使用） • Xq28 突变 • 变异性智力迟钝、脑积水、肌痉挛、拇指屈曲畸形 • 超声检查结果：脑室增大、胼胝体发育不良、拇指屈曲内收 • MRI 结果：超声检查结果 + 双侧锥体束缺失

Fryns 综合征[33]	Goldenhar 综合征[33]	水致死综合征	异染性脑白质营养不良[36]
• 多发性先天性异常综合征 • 常染色体隐性遗传 • 超声和 MRI 检查结果：颅面异常（畸形、眶距增宽症、小眼畸	• 耳、眼、脊椎的一系列复杂畸形 • 超声和 MRI 检查结果（非特异性）：耳郭前移、半侧颜面发育不全综合征、单侧小眼	• 一系列致死性多重异常 • 常染色体隐性遗传 • 超声和 MRI 检查结果：唇腭裂、脑积水、胼胝体发育不良、	• 最常见的遗传性脑白质营养不良 • 常染色体隐性遗传 • MRI 检查结果：脑室周深部脑白质信号改变、皮质下 U 形纤

Fryns 综合征[33]	Goldenhar 综合征[33]	水致死综合征	异染性脑白质营养不良[36]
形、人中过长、扁平 / 宽鼻梁、巨口畸形、唇腭裂、小颌畸形、低位耳、脑积水、胼胝体发育不良、神经元移行异常）；胸部异常（CDH/ 腹脏器突出、肺发育不良）及肢体异常	畸形 / 无眼畸形、面部横裂、椎体节段错位、羊水量异常（AFV）	DWS、脑中线结构缺如、小颌畸形、多指畸形及足部畸形	维（蝴蝶型）+T1 低信号影 +T2 高信号影（虎斑型）；磁共振波谱分析显示 NAA 降低，而肌球蛋白、乳酸增加

黏多糖贮积症	多发性翼状胬肉综合征	Neu-Laxova 综合征[33, 37]	Meckel-Gruber 综合征[33]
• 由溶酶体酶缺乏引起的黏多糖过度聚积 • IH 型与IV型可表现有脑积水 • IH 型：Hurler 综合征，最严重、常染色体隐性遗传、一般会在 10 周岁前死亡（通常死于心脏病） • IV型：Morquio 综合征，寿命为 30 ~ 40 年（死亡原因通常为 C2 型脊髓病） • I 型的超声与 MRI 检查结果：巨头畸形、枕骨大孔狭窄、长骨缩短和变宽、桨状型肋骨、驼背及心脏异常 • IV型的超声与 MRI 检查结果：扁平椎骨、髋外翻、眶距增宽症、长头畸形及多发性远端肌肉骨骼异常	• 以颈部和关节软组织结构为特征的多发疾病 • 致死性与非致死性亚型 • 致死类型：常染色体 / X 连锁隐性遗传，与机体不相容 • 致死类型的超声与 MRI 检查结果：累及关节皮肤、囊性水瘤、胎儿水肿、颅面畸形、羊水过多及胎儿运动减弱	• 致死性多发性畸形综合征 • 常染色体隐性遗传 • 超声与 MRI 检查结果：运动功能减退、IUGR 、短颈、中枢神经系统异常（小头畸形、无脑畸形及小脑发育不良）、肢体畸变、肺发育不良、胎儿全身水肿、面部畸形（眼球突出、眶距增宽症、小颌畸形、扁平鼻及视力异常）	• 三联征：肾囊性发育不良、前脑无裂畸形 / 枕部脑膨出和多指（趾）畸形三联征[38] • 假 13-三体综合征 • 超声与 MRI 检查结果：枕叶脑膨出、肾回声增强、多指（趾）畸形、羊水过少 / 羊水过多及小头畸形

VACTERL 综合征伴脑积水	唐氏综合征[33, 39]	三倍体	骨骼发育不良[40]
• 椎体畸形 • 肛门直肠异常 • 心脏异常 • 气管食管瘘（TEF）和食管闭锁（EA） • 肾畸形 • 肢体畸形	• 21-三体综合征 • 母体不分离（95%）、父系罗伯逊易位（3%）及嵌合型三体（2%） • 超声检查结果：项背部皮肤透明层＞3 mm、项背部褶厚	• 额外的染色体组导致的致死性非整倍体 • 超声与 MRI 检查结果无特异性，包括：宫内发育迟缓、身体不对称、巨头畸形、脑积水、羊水过少、	• 病理学上表现为广泛的异常骨形成 • 表现出脑积水的类型：致死性侏儒症、短指发育不良及点状软骨发育不良 • 致死性侏儒症：分为

VACTERL 综合征伴脑积水	唐氏综合征[33, 39]	三倍体	骨骼发育不良[40]
• 脑积水	度＞6 mm、鼻骨发育不良、肠管回声增强、心脏畸形、胃肠道畸形、脑室增大及颅面部畸形	胎盘异常及并指（趾）畸形	两种亚型，一般在出生后 1 小时内死亡 • 致死性侏儒症的超声与 MRI 检查结果：胸腔狭窄、短而粗的弓形管状骨、前额隆起的巨头畸形及分叶状颅（Ⅱ型）[41] • 短指发育不良：出生后 1 年内的死亡率高达 97% • 短指发育不良的超声与 MRI 检查结果：下肢弯曲、胸腔狭窄、肩胛骨发育不良、肾积水及心脏异常 • 点状软骨发育不良（CDP）性畸形：分为肢根型（致死性）与非肢根型，骨骺端有钙盐沉积 • CDP 的超声与 MRI 检查结果：羊水过多、面部畸形及骨骺呈点状改变

Walker-Warburg 综合征[33]

HARDE 综合征

致死性先天性肌营养不良

常染色体隐性遗传

超声和 MRI 检查结果：脑积水、神经元迁移异常（无脑畸形）、中脑-脑桥连接处扭结、DWS 系列疾病、脑膨出、胼胝体发育不良、小眼球症、小耳畸形、生殖器畸形及唇腭裂

为 3 类：单纯性脑积水、原发性 / 遗传异常性脑积水和继发性脑积水。当脑脊液循环通路出现异常时，中脑导水管狭窄、Monro 孔阻塞或蛛网膜颗粒发育不良。遗传异常性脑积水是大脑发育异常的产物。继发性脑积水由颅内肿瘤、脑室内出血或感染所导致[42]。表 23.4 显示了脑积水不同分类下可能的病理改变，以及在每个异常中可以看到这些情况。图 23.1 ～图 23.3 是常规超声检查中显示出的脑室扩大并伴有其他异常的胎

表 23.4 脑积水分类

分 类	分级 / 亚类	结 果	预 后
单纯性	中脑导水管狭窄	• 脑室扩大 • 脑室位置正常 • 脑室壁光滑 • 脑皮质完整	• 预后多变[43] • 宫内手术能否改善患儿病情[44]
原发性 / 基因缺陷性	综合征性 与其他畸形相关	已在表 23.3 中讨论	畸形越严重，预后越差
继发性	出血相关性（IVH） Ⅰ级	出血局限于室管膜下基质	• Ⅰ级和Ⅱ级的预后通常较好 • Ⅲ级和Ⅳ级的预后一般较差[45]
	Ⅱ级	脑室出血体积 < 50% 脑室体积，脑室增大 < 15 mm	
	Ⅲ级	脑室出血体积 > 50% 脑室体积伴脑室扩张，脑实质无损伤	
	Ⅳ级	Ⅰ～Ⅲ级 + 脑室周围脑实质出血	
	肿瘤相关性 畸胎瘤（最常见） 非畸胎瘤性 其他起源的	• 常为幕上 • 畸胎瘤呈实性和囊性混合 • 钙化 • 血管形成过度 • 肿瘤内出血	预后不良（除了脉络膜乳头状瘤之外）
	感染相关性 弓形虫 其他（梅毒、水痘-带状疱疹病毒、小 DNA 病毒 B19） 风疹病毒 巨细胞病毒（最常见） 单纯疱疹病毒（HSV）[47]	• 脑室增大 • 室管膜下囊肿 • 室周 / 皮质钙化 • 小脑萎缩 • 豆纹动脉血管增厚（烛台征） • 多小脑回畸形	• 严重的巨细胞病毒感染：死亡率达 30% • 单纯疱疹病毒：未经治疗的死亡率为 100%（治疗后降低到 25%） • 水痘-带状疱疹：死亡率达 30%[46]

儿图像。

脑积水的进展可以分为 7 个阶段：① 脑室扩大；② 颅内压增高；③ 脉络膜悬垂；④ 蛛网膜下腔闭塞；⑤ 硬脑膜与上矢状窦扩张；⑥ 静脉搏动减弱；⑦ 颅骨增大。

如前所述，断层超声波成像（TUI）可产生与 MRI 相似的复杂图像，用于详细评估脑积水患者的大脑结构。VCI 是一种可用于测量脑积水胎儿的侧脑室容积的新方法。获取与分析侧脑室容积与颅内腔体积

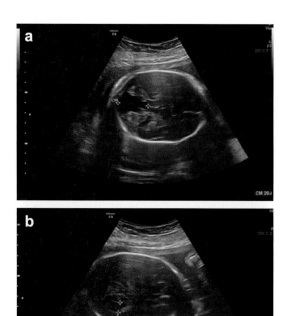

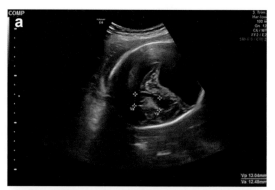

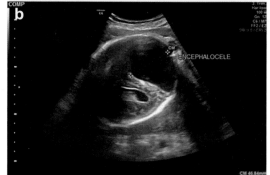

图 23.1　a. 27 周大的胎儿，枕大池扩大。b. 脑室轻微扩大（10 mm）

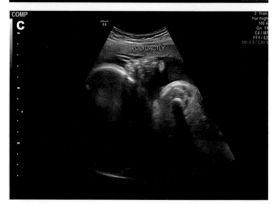

图 23.3　31 周大的胎儿中度脑室扩大（a），枕大池扩大（b）（46.84 mm）和枕部缺损（脑膨出），以及多指畸形（c）

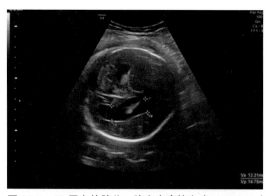

图 23.2　33 周大的胎儿，脑室中度扩大（14.75 mm）

的关系（脑室空间占用比），可有助于对脑室增大的病例进行随访[48,49]。由于引起脑积水的病理生理改变多种多样，因此并没有一种固定的、可预测的流速变化的模式。一些研究表明，轻度单纯性脑室增大与正常流速模式存在相关性；其他研究也表明当脑室内出血（IVH）时，PI 显著增加。

为了记录胎儿脑积水中有用、准确的与流量相关的参数，应使用一种特殊的分类方法，如合理利用上述标准，来对这些参数进行分类。文中列出了对胎儿脑积水的诊断可能有效的方法，尽管推荐做系列超声检查，但是关于应多久检查一次还没有明确的达成共识。

23.2.5 超声检查的优势

（1）超声波是非电离性的，对评估胎儿组织更有价值。

（2）设备更容易获得。

（3）成本效益好。

（4）几乎没有任何禁忌证。

（5）可实时成像。

（6）不受金属影响。

（7）检查过程中可以更机动灵活地调整对目标器官的检查。

（8）多普勒成像可对生理参数进行深入的分析。

23.2.6 超声检查的局限性

（1）过于依赖操作人员。

（2）仪器体型过大可能会带来一些限制。

（3）伪影。

（4）高频超声可能会有对胎儿造成热损伤或机械性损伤的风险。

（5）高声阻抗器官的成像质量下降（如颅骨骨化）。

23.2.7 超声的未来前景

在未来的几年里，胎儿超声检查不仅将成为胎儿筛查的金标准，也将成为一种特异性诊断工具被人们所依赖。由于专用神经声像图（三维、四维、多普勒成像）的逐渐发展，不仅可以显示生长中胎儿的复杂解剖结构，还可以评估不同情况下胎儿的神经行为状态。

Rizzo 等人在 2016 年利用 5D CNS+ 软件同时在 3 个平面（轴位、矢状位和冠状位）观察胎儿的双顶径、枕额径、头围、颅后窝、小脑及脑室内侧壁直径，展示了令人满意的胎儿脑容量评估结果。该技术的不足之处是需要一位经验丰富的且能够很好地解读胎儿中枢神经系统解剖声像图的超声医生[50]。

Kurjak 等人在 2012 年利用 4D 超声技术对胎儿进行了宫内神经行为评估。他们首次设计了 Kurjak's antenatal 神经发育测试评分（KANET 评分），用于检测、分类及追踪有异常发育迹象的胎儿。该方案的一个显著缺点是比较耗时[51]。另一方面，可观察胎儿运动系统的情况，以便于对胎儿面部运动进行评分[52]。虽然这些研究还没有将脑积水胎儿纳入其中，但这一情况在未来几年内可能会发生改变。

另外两种能够检测胎儿大脑微观结构变化的超声模式为：超声弹性成像与分子超声成像。分子超声成像尚未应用于临床，超声弹性成像已用于除评估大脑外的一系列临床应用中。由于二者都是新的检测方法，目前都尚未成为特异性诊断工具应用于临床。

23.3 磁共振成像

虽然超快速 T2 加权 MRI 在 20 世纪 80 年代初便开始发展，但直到 20 世纪 90 年代末和 21 世纪初，当这一序列被用于对胎儿的检查评估时，胎儿磁共振成像（MRI）的时代才得以正式开始。MRI 该序列的检查时间极短，对于拍摄处于移动中的胎儿的图像比较有益。MRI T2 加权像可更清晰地显示出大脑表面结构和脑脊液循环通路情况[53]。

MRI 背后的物理学是一门复杂的学科，尽管如此，我们还是努力让它尽可能地浅显易懂。MRI 系统中包含一种具有特殊场强（1.5 T 或 3 T）的磁体。液态氦浸没的线圈环绕着磁体，当其受到电流作用时，随着电子的流动，会形成一个垂直于回路强磁场。

当该磁场作用于人体时，体内的氢质子会重新进行自我调节，一些质子会与磁场方向同向排列，其他的则与磁场相反的方向反向排列。净磁化是由与主磁场同向对齐的少量剩余的质子产生的，为磁共振信号提供来源。磁场和电场的快速变化产生射频能量，转化为射频脉冲经射频线圈传输。90°射频脉冲使净磁化旋转至横向平面；180°射频脉冲可使净磁化在 −z 方向旋转 180°。净磁化矢量的弛豫和去相时间是获得基本 MR 序列的基础[54]。

23.3.1　MRI 检查的适应证及禁忌证

（1）适应证

1）母亲的体重指数增加，超声图像质量模糊。

2）羊水过少/羊水过多削弱了超声图像的质量。

3）通常是在妊娠中、晚期，需要把胎儿作为一个整体来观察时。

4）进一步评估超声检测到的中枢神经系统畸形。

5）对疑似有缺氧、缺血性损伤的评估。

6）相关畸形和综合征的筛查。

7）宫内生长受限潜在病因的评估。

8）存在疑似家族遗传综合征的筛查。

9）可能干扰胎儿发育的母体疾病。

10）孕妇腹部受创伤后的胎儿情况评估。

（2）禁忌证

1）绝对禁忌证：与其他任何 MRI 检查一样，如起搏器。

2）相对禁忌证：胎儿母体存在幽闭恐惧症（可以考虑对孕妇进行适当镇静）。

23.3.2　MRI 序列

胎儿脑成像中最常用的序列为单次激发快速自旋回波（SSFSE），属于 T2 加权序列。平衡快速场回波（b-FFE）是检查白质束的另一首选序列。T1 加权序列成像使用二维梯度回波（2D GRE）或涡轮快速小角度拍摄（FLASH）。T1 加权序列可用于检测出血、钙化和脂肪，其缺点是获取 T1 序列成像的时间太长（1～2 分钟），需要对母体进行镇静。总之，首次评估胎儿脑功能时，应选择 T2 加权序列；一旦需要更深入详细地研究，则应使用 T1 加权序列[55]。

23.3.3　定位与平面

要求孕妇取仰卧位，使胎儿头部位于线圈中央。如果孕妇不能耐受仰卧位，也可采取左侧卧位。同时拍摄 3 个平面（轴面、失状面和冠状面）的图像，通过轴向平面测量颅腔内直径[56]。

23.3.4　解剖

23.3.4.1　正常解剖结构

从第 20～21 孕周开始，便可通过 MRI 研究胎儿的解剖结构[57]，表 23.2 显示了不同胎龄时期可见的正常解剖结构。

23.3.4.2　病理状态下的解剖结构

一旦发现脑室扩大，应评估以下情况：额角扩大、不对称性脑室扩张（＞2～2.4 mm）、脑室壁异常、脑室内容物情况（脉络丛或隔膜）、胼胝体及第五脑室、脑实质异常、颅后窝畸形、生物特征值（BPD、HC、FOD 和脑指数）及颅外畸形等。这些都可通过超声检查而被检测到，但如果没有专门的神经超声声像检查，使用 MRI 也能达到良好的检查效果[58-61]。详细情况见表 23.3 和表 23.4。

23.3.5 MRI 的优势和局限性

23.3.5.1 优势

（1）非电离性。

（2）可一次性对胎儿进行整体评估。

（3）能更清晰地对中枢神经系统进行成像。

（4）对操作者的要求相对简单。

23.3.5.2 局限性

（1）禁用于不满 17 孕周的胎儿。

（2）对孕妇的体重有限制。

（3）费用较超声相对昂贵。

（4）易因运动产生伪影，可能需要对孕妇进行镇静。

（5）检查骨骼畸形价值有限。

（6）存在组织发热的理论风险。

23.3.6 胎儿 MRI 的发展前景

MRI 已在临床上应用于胎儿的检测，我们可以通过 MRI 从功能、结构及体积上来评估胎儿的大脑。当将这些方法应用于脑积水胎儿时，则可对此类人群的治疗提供相应的咨询和指导。

23.3.7 其他 MRI 成像

23.3.7.1 MRI 弥散加权成像

MRI 弥散加权成像（DWI）是利用布朗运动（即水分子的随机运动）来检测脑实质的微小结构变化。正常的大脑组织存在有限的水分子随机运动，但当脑组织出现损伤时（如脑卒中或感染），正常的生理结构被破坏，即会导致该区域水分子的随机运动增加。通过计算表观扩散系数（ADC），即水分子的净扩散，可以区分真正的扩散受限和 T2 穿透效应。真正的扩散限制在 DWI 上呈现为高信号，在 ADC 上表现为低信号[62]。

然而，DWI 在胎儿中的应用却不尽相同。DWI 不仅可用于检测各种胎儿的病理改变，而且还能展示持续发育中的胎儿中枢神经系统正常的发育过程。DWI 通过计算胎儿大脑不同结构的 ADC 值，对正常和异常胎儿的中枢神经系统进行评估。多项研究[Schneider 等人（2009）、Raghini 等人（2003）、Boyer 等人（2013）]记录了不同胎龄及发育中的胎儿大脑的正常 ADC 值[63-65]。

脑积水所导致的脑组织的微结构改变和生理紊乱，可通过 ADC 值进行量化，从而与正常胎儿大脑的 ADC 值进行对比。Erdem 等人在 2007 年展示了一项对 12 例胎儿的测量 ADC 值的研究结果，其中经超声检查显示脑室增大的胎儿，其额叶、枕叶白质及基底节的 ADC 值较低。长期脑积水扩散降低的机制被认为是由于颅内压增高和脑血流量减少直接导致的，从而引起胎儿脑组织缺血性损伤[66]。

虽然还没有与脑积水胎儿 ADC 值减少相关的长期研究结果，来为此类患者的预后提供参考。但 DWI 的出现为对胎儿中枢神经系统进行更深入的研究和分析提供了依据，并可在不可逆损害出现之前进行干预提供了指导。

23.3.7.2 磁共振波谱分析

磁共振波谱分析（MRS）依赖于化学位移，即解剖结构中不同化学物质的共振频率变化。换而言之，MRS 的代谢峰值与组织中的质子数相关。

表 23.5 总结了在正常胎儿脑组织中，Story 等人于 2011 年通过 MRS 发现、证实过的各种代谢产物。这些代谢产物在水信号

表 23.5　MRS 神经元标记产物（Story 等人，2011）

代 谢 产 物	相　关　性	峰值（ppm）
肌醇	标记用于：渗透调节、营养、细胞解毒与星形胶质细胞	3.5
胆碱	标记用于：髓鞘形成及膜脂质代谢	3.2
肌酸	标记用于：能量代谢	3.0
N-乙酰天冬氨酸	标记用于：神经细胞和少突胶质细胞	2.0
乳酸	标记用于：无氧糖酵解	1.3

被抑制时就会表达，这些代谢产物的水平和比率随着胎儿胎龄的增加而改变，并会随着任何病理情况的出现而发生变化[67]。

在胚胎的发育早期，神经元内 N-乙酰天冬氨酸（NAA）的水平较低，而肌醇和胆碱的水平相对较高；然而，随着孕龄的增加，体内 NAA 水平逐渐达到峰值，肌动蛋白和胆碱（Cho）的水平逐渐降低。虽然既往研究表明，成人脑组织中出现乳酸成分是一种病态表现，因为它表明组织存在缺氧所致的无氧糖酵解过程；而现阶段的推测为，在胎儿大脑快速成熟分化的过程中，一些组织可能会采取无氧糖酵解的方式，因而乳酸水平会略微增加[68-72]。

在胎儿脑积水中，Kok 等人（2003 年）发现，肌醇水平降低表明机体可能处于低渗状态。假设如果损伤的机制本质上是缺氧，则相应的发现应值得注意，如出现 NAA、Cr 降低，肌动蛋白、乳酸增加，提示可能预后不佳[73]。

MRS 中信噪比（SNR）的缺失是一个显著的缺陷，很大程度上是由胎动导致的；MRS 成像大约需要 5 分钟，可通过新的技术进行改进或纠正，如构造平均法或减少图像采集时间[74]。

23.3.7.3　弥散张量成像

弥散张量成像（DTI）对水分子高度敏感，可以通过平均弥散率（MD）、分子扩散率、各向异性分数（FA）和弥散的方向性来显示大脑和脑壁结构中的脑白质束。

可从 DTI 序列中导出 3 个图像：FA图、ADC 图及彩色编码图。FA 图描述了扩散张量的形状，FA 值介于 0 ~ 1，数值越大，说明扩散椭球面的延伸率越大[75]；ADC 图描述了扩散椭球面的大小，单位 ADC 值为 $10^{-3} mm^2/s$；磁共振彩色图（The Colormap），如名称所示，是对皮质束进行配色，红色表示左右方向，绿色表示前后方向，蓝色表示上下方向。重建这些彩色图可形成一个三维束状图。新生儿和儿童的不同年龄段的 DTI 图谱与生长百分位数图非常类似[74, 76, 77]。在小儿脑积水病例中，与对照组相比，手术后的 DTI 显示出随机网络特征的迹象，表现出较小的小世界网络特性，表明大脑网络的整合和分离出现了异常。

在胎儿发育的过程中，随着中枢神经系统含水量逐渐增加，以及髓鞘逐渐形成，DTI 参数出现的任何异常，都提示脑白质在发育过程中可能存在损伤[79-83]。

在胎儿脑积水中，通过对正常胎儿 DTI

的参数进行分析，来评估脑白质纤维束与脑皮质的情况，进而对临床上做出诊断和判断患儿的预后发挥至关重要的作用。

23.3.7.4 功能磁共振成像

当外界刺激引起局部神经活动增加时，进而会导致该区域血流量与静脉血氧合的增加，产生血氧水平依赖效应（blood-oxygen-level dependent, BOLD）。功能磁共振成像（fMRI）即利用这种效应来检测、显示大脑相应区域的激活情况。

胎儿 fMRI 已成功用于对声振和视觉刺激反应的评估[84]，分别显示出了颞叶和额叶的激活过程[85, 86]。对胎儿正常和病理状况下的静息状态网络（RSN）连通性进行评估，可有助于检测到异常的功能性框架和判断其严重程度[87]。

还没有研究将 fMRI 应用于评估胎儿的脑积水，但随着技术的进步与检查时间的缩短，fMRI 可能对了解脑积水胎儿大脑发育及功能有着重要作用。

23.3.7.5 胎儿脑积水的脑脊液流动

对脑脊液的流体动力学与生理学的评估正成为人们感兴趣的领域，评估病理状态下的情况［如正常压力脑积水（NPH）和 Chiari 畸形］以明确对某些治疗或干预措施的反应。脑脊液流动可以通过相位对比磁共振成像（PC-MRI）与时空标记反转脉冲磁共振成像（time-SLIP MRI）来进行测量和可视化。表 23.6 对比了 PC-MRI 与 time-SLIP MRI 之间的主要区别和差异。电影相位对比 MRI 联合计算机流体动力学（CFD）可用于中枢神经系统三维生理模型的设计，以量化脑脊液流体动力学[88-103]。

目前还没有研究表明已有使用上述方法观察或记录脑积水胎儿的脑脊液流动的研究，但在不远的将来，可能在产前或产后将这些方案应用于对此类患者的检查中，以期达到及时有效的治疗。

23.4 产科检查

胎儿脑积水的产科检查在很大程度上依赖于常规超声检查。在妊娠的中晚期和晚期可能检测出异常。在采集孕妇的详细病史后，产科检查从一般腹部检查和对宫高的评估开始，由于脑积水胎儿通常合并巨颅畸

表 23.6　两种用于评估脑脊液流动的方案比较

PC-MRI	Time-SLIP MRI
• 定量和定性（中线失状面获取） • 通过减去从流动自旋和静止自旋信号对比中收集到的数据量获得 • 利用速度编码值（Venc） • 测量脑脊液搏动和每博输出量 • 由于存在易变性，测量治疗反应不可靠 • 获取资料需要依赖于持续长时间的心动周期 • 可与 CFD 一起使用	• 定性 • 通过射频脉冲标记脑脊液来获取，并将脑脊液作为示踪剂以生成图像，抑制静止信号 • 利用 T1 时间间隔 • 明确脑脊液流动是典型的或非典型的，抑或未观察到脑脊液运动 • 可通过观察干预前和干预后的脑脊液流动，来判定干预措施的可靠性 • 最长可观察到脑脊液运动时间达 5 秒 • 无创性

形，宫高对胎龄的测量可提供很多的参考。测量完宫高之后，通过利奥波德手法调整并确定胎位和胎先露：第一步：通过对子宫底部的触诊以了解胎先露，通常可观测到脑积水胎儿为臀先露；第二步：在子宫两侧进行侧向用力触诊，来了解胎儿的体位（胎儿长轴与母亲长轴的关系），分为：纵向卧位、横向卧位或斜卧位；第三步：通过在耻骨联合上方握住胎先露向骨盆方向轻度推挤，和对子宫的控制进行辅助检测，以确认胎先露；第四步：重复以上操作，再次评估胎衔接情况。需要注意的是，正常的产科检查并不能完全排除胎儿脑积水，而常规产科排畸检查可提供相对准确的参考。

23.5　胎儿脑积水的遗传学

用于产前诊断基因异常的方法可分为两类：侵入性与非侵入性。侵入性方法包括：羊膜腔穿刺术、绒毛膜绒毛取样及经皮脐带血取样。无创产前筛查（NIPS）利用了无细胞胎儿 DNA 原理，即检测母亲血液中胎儿 DNA 的过程。有 4 个基因突变与单纯性脑室增大有关：L1CAM（L1 细胞黏附分子）、AP1S2（适配器相关蛋白复合物 1，siga-2 亚单位）、MPDZ（多 PDZ 结构域蛋白）及 CCDC88C（包含螺旋结构域蛋白 88C）[104]。一般来说，基因筛查通常是先用 NIPS 的任何一种方法进行检测，如果检测到基因异常，则进一步使用有创侵入性检查。总之，胎儿脑积水被认为是染色体异常或基因突变导致的，也可能二者之间存在相互影响。

小　结

胎儿脑积水的情况复杂，近年来成像技术的发展使我们不仅能够详细地观察到胎儿发育的细节，而且也能够从结构、灌注和功能的角度对胎儿的大脑进行评估。将这些方法整合到胎儿脑积水的检查中，将使我们比以往任何时候更能充分地了解其病理过程，并有助于我们决定哪些患儿可能从治疗中受益最多。这种整合也提醒我们，这些方法之间的关系是互补的，而非竞争性的。虽然胎儿脑积水的情况很复杂，但鉴于当今拥有的技术，可以使其变得相对简单。

参考文献

［1］Moore KL, Persaud TVN, Torchia MG. The developing human: clinically oriented embryology. Amsterdam: Elsevier Health Sciences; 2015.

［2］Müller F, O'Rahilly R. The human brain at stage 16, including the initial evagination of the neurohypophysis. Anat Embryol. 1989; 179(6): 551–69.

［3］Müller F, O'Rahilly R. The human brain at stage 17, including the appearance of the future olfactory bulb and the first amygdaloid nuclei. Anat Embryol. 1989; 180(4): 353–69.

［4］Müller F, O'Rahilly R. The development of the human brain from a closed neural tube at stage 13. Anat Embryol. 1988; 177(3): 203–24.

［5］Müller F, O'Rahilly R. The first appearance of the future cerebral hemispheres in the human embryo at stage 14. Anat Embryol. 1988; 177(6): 495–511.

［6］O'Rahilly R, Müller F. The development of the neural crest in the human. J Anat. 2007; 211(3): 335–51.

［7］O'Rahilly R, Müller F. Ventricular system and choroid plexuses of the human brain during the embryonic period proper. Am J Anat. 1990; 189(4): 285–302.

［8］Hans J, Lammens M, Hori A. Clinical neuroembryology: development and developmental disorders of the human central nervous system. New York: Springer; 2014.

［9］Campbell S. A short history of sonography in obstetrics and gynaecology. Facts Views Vis Obgyn. 2013; 5(3): 213.

［10］Kurjak A, Chervenak FA. Donald School textbook of ultrasound in obstetrics and gynecology. New Delhi: Jaypee Brothers Publishers; 2011.

［11］Bushberg JT, Boone JM. The essential physics of medical imaging. Philadelphia: Lippincott Williams & Wilkins; 2011.

［12］Kremkau FW, Forsberg F. Sonography principles and instruments. Amsterdam: Elsevier Health Sciences; 2015.

［13］Kim MS, Jeanty P, Turner C, Benoit B. Three-dimensional sonographic evaluations of embryonic brain development. J Ultrasound Med. 2008; 27(1): 119−24.

［14］International Society of Ultrasound in Obstetrics & Gynecology Education Committee. Sonographic examination of the fetal central nervous system: guidelines for performing the 'basic examination' and the 'fetal neurosonogram'. Ultrasound Obstet Gynecol. 2007; 29(1): 109.

［15］Malinger G, Lev D, Lerman-Sagie T. Normal and abnormal fetal brain development during the third trimester as demonstrated by neurosonography. Eur J Radiol. 2006; 57(2): 226−32.

［16］Chudleigh T, Smith A, Cumming S. Obstetric & gynaecological ultrasound: how, why and when. Amsterdam: Elsevier Health Sciences; 2016.

［17］Salomon LJ, Alfirevic Z, Bilardo CM, Chalouhi GE, Ghi T, Kagan KO, Lau TK, Papageorghiou AT, Raine-Fenning NJ, Stirnemann J, Suresh S. ISUOG practice guidelines: performance of first-trimester fetal ultrasound scan. Ultrasound Obstet Gynecol. 2013; 41(1): 102.

［18］Endres LK, Cohen L. Reliability and validity of three-dimensional fetal brain volumes. J Ultrasound Med. 2001; 20(12): 1265−9.

［19］Malinger G, Svirsky R, Ben-Haroush A, Golan A, Bar J. Doppler-flow velocity indices in fetal middle cerebral artery in unilateral and bilateral mild ventriculomegaly. J Matern Fetal Neonatal Med. 2011; 24(3): 506−10.

［20］Zalel Y, Almog B, Seidman DS, Achiron R, Lidor A, Gamzu R. The resistance index in the fetal middle cerebral artery by gestational age and ventricle size in a normal population. Obstet Gynecol. 2002; 100(6): 1203−7.

［21］Degani S. Evaluation of fetal cerebrovascular circulation and brain development: the role of ultrasound and Doppler. Semin Perinatol. 2009; 33(4): 259−69. WB Saunders.

［22］D'addario V, Rossi AC. Neuroimaging of ventriculomegaly in the fetal period. Semin Fetal Neonatal Med. 2012; 17(6): 310−8. WB Saunders.

［23］Curnes JT, Oakes WJ, Boyko OB. MR imaging of hindbrain deformity in Chiari II patients with and without symptoms of brainstem compression. Am J Neuroradiol. 1989; 10(2): 293−302.

［24］Hadley DM. The Chiari malformations. J Neurol Neurosurg Psychiatry. 2002; 72(2): ii38−40.

［25］Bosemani T, Orman G, Boltshauser E, Tekes A, Huisman TA, Poretti A. Congenital abnormalities of the posterior fossa. Radiographics. 2015; 35(1): 200−20.

［26］Mirsky DM, Schwartz ES, Zarnow DM. Diagnostic features of myelomeningocele: the role of ultrafast fetal MRI. Fetal Diagn Ther. 2014; 37(3): 219−25.

［27］Shaer CM, Chescheir N, Schulkin J. Myelomeningocele: a review of the epidemiology, genetics, risk factors for conception, prenatal diagnosis, and prognosis for affected individuals. Obstet Gynecol Surv. 2007; 62(7): 471−9.

［28］Pilu G, Visentin A, Valeri B. The Dandy-Walker complex and fetal sonography. Ultrasound Obstet Gynecol. 2000; 16(2): 115−7.

［29］Mavili E, Coskun A, Per H, Donmez H, Kumandas S,

Yikilmaz A. Polymicrogyria: correlation of magnetic resonance imaging and clinical findings. Childs Nerv Syst. 2012; 28(6): 905−9.

［30］Dhombres F, Nahama-Allouche C, Gelot A, Jouannic JM, Billette de Villemeur T, Saint-Frison MH, Ducou le Pointe H, Garel C. Prenatal ultrasonographic diagnosis of polymicrogyria. Ultrasound Obstet Gynecol. 2008; 32(7): 51−4.

［31］Kfir M, Yevtushok L, Onishchenko S, Wertelecki W, Bakhireva L, Chambers CD, Jones KL, Hull AD. Can prenatal ultrasound detect the effects of in-utero alcohol exposure? A pilot study. Ultrasound Obstet Gynecol. 2009; 33(6): 683−9.

［32］Barkovich AJ, Koch TK, Carrol CL. The spectrum of lissencephaly: report of ten patients analyzed by magnetic resonance imaging. Ann Neurol. 1991; 30(2): 139−46.

［33］Benacerraf BR. Ultrasound of fetal syndromes. Amsterdam: Elsevier Health Sciences; 2008.

［34］Chen CP. Prenatal findings and the genetic diagnosis of fetal overgrowth disorders: Simpson-Golabi-Behmel syndrome, Sotos syndrome, and Beckwith-Wiedemann syndrome. Taiwan J Obstet Gynecol. 2012; 51(2): 186−91.

［35］Marín R, Ley-Martos M, Gutiérrez G, Rodríguez-Sánchez F, Arroyo D, Mora-López F. Three cases with L1 syndrome and two novel mutations in the L1CAM gene. Eur J Pediatr. 2015; 174(11): 1541−4.

［36］Cheon JE, Kim IO, Hwang YS, Kim KJ, Wang KC, Cho BK, Chi JG, Kim CJ, Kim WS, Yeon KM. Leukodystrophy in children: a pictorial review of MR imaging features. Radiographics. 2002; 22(3): 461−76.

［37］Rode ME, Mennuti MT, Giardine RM, Zackai EH, Driscoll DA. Early ultrasound diagnosis of Neu-Laxova syndrome. Prenat Diagn. 2001; 21(7): 575−80.

［38］Ickowicz V, Eurin D, Maugey-Laulom B, Didier F, Garel C, Gubler MC, Laquerriere A, Avni EF. Meckel-Grüber syndrome: sonography and pathology. Ultrasound Obstet Gynecol. 2006; 27(3): 296−300.

［39］Bethune M. Literature review and suggested protocol for managing ultrasound soft markers for Down syndrome: thickened nuchal fold, echogenic bowel, shortened femur, shortened humerus, pyelectasis and absent or hypoplastic nasal bone. Australas Radiol. 2007; 51(3): 218−25.

［40］Benaicha A, Dommergues M, Jouannic JM, Jacquette A, Alexandre M, Le Merrer M, Ducou Le Pointe H, Garel C. Prenatal diagnosis of brachytelephalangic chondrodysplasia punctata: case report. Ultrasound Obstet Gynecol. 2009; 34(6): 724−6.

［41］Burrows PE, Stannard MW, Pearrow J, Sutterfield S, Baker ML. Early antenatal sonographic recognition of thanatophoric dysplasia with cloverleaf skull deformity. Am J Roentgenol. 1984; 143(4): 841−3.

［42］Ritner JA, Frates MC. Fetal CNS: a systematic approach. Radiol Clin N Am. 2014; 52(6): 1253−64.

［43］Levitsky DB, Mack LA, Nyberg DA, Shurtleff DB, Shields LA, Nghiem HV, Cyr DR. Fetal aqueductal stenosis diagnosed sonographically: how grave is the prognosis? AJR Am J Roentgenol. 1995; 164(3): 725−30.

［44］Emery SP, Greene S, Hogge WA. Fetal therapy for isolated aqueductal stenosis. Fetal Diagn Ther. 2015; 38(2): 81−5.

［45］Elchalal U, Yagel S, Gomori JM, Porat S, Beni-Adani L,

Yanai N, Nadjari M. Fetal intracranial hemorrhage (fetal stroke): does grade matter? Ultrasound Obstet Gynecol. 2005; 26(3): 233–43.

[46] Sauerbrei A, Wutzler P. The congenital varicella syndrome. J Perinatol. 2000; 20(8): 548.

[47] Brown ZA, Selke S, Zeh J, Kopelman J, Maslow A, Ashley RL, Watts DH, Berry S, Herd M, Corey L. The acquisition of herpes simplex virus during pregnancy. N Engl J Med. 1997; 337(8): 509–16.

[48] Haratz KK, Oliveira PS, Rolo LC, Nardozza LM, Milani HF, Barreto EQ, Araujo Júnior E, Ajzen SA, Moron AF. Fetal cerebral ventricle volumetry: comparison between 3D ultrasound and magnetic resonance imaging in fetuses with ventriculomegaly. J Matern Fetal Neonatal Med. 2011; 24(11): 1384–91.

[49] Hata T, Mori N, Tenkumo C, Hanaoka U, Kanenishi K, Tanaka H. Three-dimensional volume-rendered imaging of normal and abnormal fetal fluid-filled structures using inversion mode. J Obstet Gynaecol Res. 2011; 37(11): 1748–54.

[50] Rizzo G, Capponi A, Persico N, Ghi T, Nazzaro G, Boito S, Pietrolucci ME, Arduini D. 5D CNS+ software for automatically imaging axial, sagittal, and coronal planes of normal and abnormal second-trimester fetal brains. J Ultrasound Med. 2016; 35(10): 2263–72.

[51] Kurjak A, Stanojević M, Predojević M, Laušin I, Salihagić-Kadić A. Neurobehavior in fetal life. Semin Fetal Neonatal Med. 2012; 17(6): 319–23.

[52] Hata T. Current status of fetal neurodevelopmental assessment: four-dimensional ultrasound study. J Obstet Gynaecol Res. 2016; 42(10): 1211–21.

[53] Clouchoux C, Limperopoulos C. Novel applications of quantitative MRI for the fetal brain. Pediatr Radiol. 2012; 42(S1): 24–32.

[54] Pooley RA. Fundamental physics of MR imaging. Radiographics. 2005; 25(4): 1087–99.

[55] Saleem SN. Fetal MRI: an approach to practice: a review. J Adv Res. 2014; 5(5): 507–23.

[56] Prayer D. Fetal MRI. 1st ed. Berlin: Springer; 2011.

[57] Levine D, Hatabu H, Gaa J, Atkinson MW, Edelman RR. Fetal anatomy revealed with fast MR sequences. AJR Am J Roentgenol. 1996; 167(4): 905–8.

[58] Brown JS, Levine D. MR volumetry of brain and CSF in fetuses referred for ventriculomegaly. AJR Am J Roentgenol. 2007; 189(1): 145–51.

[59] Glenn OA, Barkovich AJ. Magnetic resonance imaging of the fetal brain and spine: an increasingly important tool in prenatal diagnosis, part 1. Am J Neuroradiol. 2006; 27(8): 1604–11.

[60] Mailath-Pokorny M, Kasprian G, Mitter C, Schöpf V, Nemec U, Prayer D. Magnetic resonance methods in fetal neurology. Semin Fetal Neonatal Med. 2012; 17(5): 278–84.

[61] Morris JE, Rickard S, Paley MNJ, Griffiths PD, Rigby A, Whitby EH. The value of in-utero magnetic resonance imaging in ultrasound diagnosed foetal isolated cerebral ventriculomegaly. Clin Radiol. 2007; 62(2): 140–4.

[62] Bammer R. Basic principles of diffusion-weighted imaging. Eur J Radiol. 2003; 45(3): 169–84.

[63] Boyer AC, GonÇalves LF, Lee W, Shetty A, Holman A, Yeo L, Romero R. Magnetic resonance diffusion-weighted imaging: reproducibility of regional apparent diffusion coefficients for the normal fetal brain. Ultrasound Obstet Gynecol. 2013; 41(2): 190–7.

[64] Righini A, Bianchini E, Parazzini C, Gementi P, Ramenghi L, Baldoli C, Nicolini U, Mosca F, Triulzi F. Apparent diffusion coefficient determination in normal fetal brain: a prenatal MR imaging study. Am J Neuroradiol. 2003; 24(5): 799.

[65] Schneider JF, Confort-Gouny S, Le Fur Y, Viout P, Bennathan M, Chapon F, Fogliarini C, Cozzone P, Girard N. Diffusion-weighted imaging in normal fetal brain maturation. Eur Radiol. 2007; 17(9): 2422–9.

[66] Erdem G, Celik O, Hascalik S, Karakas HM, Alkan A, Firat AK. Diffusion-weighted imaging evaluation of subtle cerebral microstructural changes in intrauterine fetal hydrocephalus. Magn Reson Imaging. 2007; 25(10): 1417–22.

[67] Story L, Damodaram MS, Allsop JM, McGuinness A, Wylezinska M, Kumar S, Rutherford MA. Proton magnetic resonance spectroscopy in the fetus. Eur J Obstet Gynecol Reprod Biol. 2011; 158(1): 3–8.

[68] Azpurua H, Alvarado A, Mayobre F, Salom T, Copel JA, Guevara-Zuloaga F. Metabolic assessment of the brain using proton magnetic resonance spectroscopy in a growth-restricted human fetus: case report. Am J Perinatol. 2008; 25(05): 305–9.

[69] Berger-Kulemann V, Brugger PC, Pugash D, Krssak M, Weber M, Wielandner A, Prayer D. MR spectroscopy of the fetal brain: is it possible without sedation? Am J Neuroradiol. 2013; 34(2): 424–31.

[70] Brighina E, Bresolin N, Pardi G, Rango M. Human fetal brain chemistry as detected by proton magnetic resonance spectroscopy. Pediatr Neurol. 2009; 40(5): 327–42.

[71] Evangelou IE, Du Plessis AJ, Vezina G, Noeske R, Limperopoulos C. Elucidating metabolic maturation in the healthy fetal brain using 1H-MR spectroscopy. Am J Neuroradiol. 2016; 37(2): 360–6.

[72] Pugash D, Krssak M, Kulemann V, Prayer D. Magnetic resonance spectroscopy of the fetal brain. Prenat Diagn. 2009; 29(4): 434–41.

[73] Kok RD, Steegers-Theunissen RP, Eskes TK, Heerschap A, van den Berg PP. Decreased relative brain tissue levels of inositol in fetal hydrocephalus. Am J Obstet Gynecol. 2003; 188(4): 978–80.

[74] Shetty AN, Gabr RE, Rendon DA, Cassady CI, Mehollin-Ray AR, Lee W. Improving spectral quality in fetal brain magnetic resonance spectroscopy using constructive averaging. Prenat Diagn. 2015; 35(13): 1294–300.

[75] Assaf Y, Ben-Sira L, Constantini S, Chang LC, Beni-Adani L. Diffusion tensor imaging in hydrocephalus: initial experience. Am J Neuroradiol. 2006; 27(8): 1717–24.

[76] Deshpande R, Chang L, Oishi K. Construction and application of human neonatal DTI atlases. Front Neuroanat. 2015; 9: 138.

[77] Shi F, Yap PT, Fan Y, Gilmore JH, Lin W, Shen D. Construction of multi-region-multi-reference atlases for neonatal brain MRI segmentation. Neuroimage. 2010; 51(2): 684–93.

[78] Yuan W, Meller A, Shimony JS, Nash T, Jones BV, Holland SK, Altaye M, Barnard H, Phillips J, Powell S,

McKinstry RC. Left hemisphere structural connectivity abnormality in pediatric hydrocephalus patients following surgery. Neuroimage Clin. 2016; 12: 631−9.

[79] Bui T, Daire J, Chalard F, Zaccaria I, Alberti C, Elmaleh M, Garel C, Luton D, Blanc N, Sebag G. Microstructural development of human brain assessed in utero by diffusion tensor imaging. Pediatr Radiol. 2006; 36(11): 1133−40.

[80] Gupta RK, Hasan KM, Trivedi R, Pradhan M, Das V, Parikh NA, Narayana PA. Diffusion tensor imaging of the developing human cerebrum. J Neurosci Res. 2005; 81(2): 172−8.

[81] Huang H, Xue R, Zhang J, Ren T, Richards LJ, Yarowsky P, Miller MI, Mori S. Anatomical characterization of human fetal brain development with diffusion tensor magnetic resonance imaging. J Neurosci. 2009; 29(13): 4263−73.

[82] Hüppi PS, Dubois J. Diffusion tensor imaging of brain development. Semin Fetal Neonatal Med. 2006; 11(6): 489−97.

[83] Kasprian G, Brugger PC, Weber M, Krssák M, Krampl E, Herold C, Prayer D. In utero tractography of fetal white matter development. Neuroimage. 2008; 43(2): 213−24.

[84] Gowland P, Fulford J. Initial experiences of performing fetal fMRI. Exp Neurol. 2004; 190: 22−7.

[85] Jardri R, Houfflin-Debarge V, Delion P, Pruvo JP, Thomas P, Pins D. Assessing fetal response to maternal speech using a noninvasive functional brain imaging technique. Int J Dev Neurosci. 2012; 30(2): 159−61.

[86] Garel C. New advances in fetal MR neuroimaging. Pediatr Radiol. 2006; 36(7): 621−5.

[87] Schöpf V, Kasprian G, Brugger PC, Prayer D. Watching the fetal brain at 'rest'. Int J Dev Neurosci. 2012; 30(1): 11−7.

[88] Battal B, Kocaoglu M, Bulakbasi N, Husmen G, Sanal HT, Tayfun C. Cerebrospinal fluid flow imaging by using phase-contrast MR technique. Br J Radiol. 2014; 84(1004): 758−65.

[89] Chen G, Zheng J, Xiao Q, Liu Y. Application of phase-contrast cine magnetic resonance imaging in endoscopic aqueductoplasty. Exp Ther Med. 2013; 5(6): 1643−8.

[90] Enzmann DR, Pelc N. Normal flow patterns of intracranial and spinal cerebrospinal fluid defined with phase-contrast cine MR imaging. Radiology. 1991; 178(2): 467−74.

[91] Greitz D. Cerebrospinal fluid circulation and associated intracranial dynamics. A radiologic investigation using MR imaging and radionuclide cisternography. Acta Radiol Suppl. 1992; 386: 1−23.

[92] Hentschel S, Mardal KA, Løvgren AE, Linge S, Haughton V. Characterization of cyclic CSF flow in the foramen magnum and upper cervical spinal canal with MR flow imaging and computational fluid dynamics. Am J Neuroradiol. 2010; 31(6): 997−1002.

[93] Linninger AA, Xenos M, Zhu DC, Somayaji MR, Kondapalli S, Penn RD. Cerebrospinal fluid flow in the normal and hydrocephalic human brain. IEEE Trans Biomed Eng. 2007; 54(2): 291−302.

[94] Matsumae M, Hirayama A, Atsumi H, Yatsushiro S, Kuroda K. Velocity and pressure gradients of cerebrospinal fluid assessed with magnetic resonance imaging: clinical article. J Neurosurg. 2014; 120(1): 218−27.

[95] Sherman JL, Citrin CM. Magnetic resonance demonstration of normal CSF flow. Am J Neuroradiol. 1986; 7(1): 3−6.

[96] Stoquart-El Sankari S, Lehmann P, Gondry-Jouet C, Fichten A, Godefroy O, Meyer ME, Baledent O. Phase-contrast MR imaging support for the diagnosis of aqueductal stenosis. Am J Neuroradiol. 2009; 30(1): 209−14.

[97] Sweetman B, Linninger AA. Cerebrospinal fluid flow dynamics in the central nervous system. Ann Biomed Eng. 2011; 39(1): 484−96.

[98] Velardi F, Hoffman HJ, Ash JM, Hendrick EB, Humphreys RP. The value of CSF flow studies in infants with communicating hydrocephalus. Childs Nerv Syst. 1986; 2(3): 139−43.

[99] Wentland AL, Wieben O, Korosec FR, Haughton VM. Accuracy and reproducibility of phase-contrast MR imaging measurements for CSF flow. Am J Neuroradiol. 2010; 31(7): 1331−6.

[100] Yamada S, Tsuchiya K, Bradley WG, Law M, Winkler ML, Borzage MT, Miyazaki M, Kelly EJ, McComb JG. Current and emerging MR imaging techniques for the diagnosis and management of CSF flow disorders: a review of phase-contrast and time-spatial labeling inversion pulse. Am J Neuroradiol. 2015; 36(4): 623−30.

[101] Yamada S, Miyazaki M, Kanazawa H, Higashi M, Morohoshi Y, Bluml S, McComb JG. Visualization of cerebrospinal fluid movement with spin labeling at MR imaging: preliminary results in normal and pathophysiologic conditions. Radiology. 2008; 249(2): 644−52.

[102] Öztürk M, Sığırcı A, Ünlü S. Evaluation of aqueductal cerebrospinal fluid flow dynamics with phase-contrast cine magnetic resonance imaging in normal pediatric cases. Clin Imaging. 2016; 40(6): 1286−90.

[103] Quencer RM. Intracranial CSF flow in pediatric hydrocephalus: evaluation with cine-MR imaging. Am J Neuroradiol. 1992; 13(2): 601−8.

[104] Kousi M, Katsanis N. The genetic basis of hydrocephalus. Annu Rev Neurosci. 2016; 39: 409−35.

产前脑积水的困境：胎儿脑积水的分级与分类

The Dilemma of Prenatal Hydrocephalus: Grading and Classification of Fetal Hydrocephalus

Ahmed Ammar

24.1 概 述

目前，关于如何处理宫内脑积水病例的问题，还未达成全球性的共识。究其原因，不是手术工具和医疗器械不够成熟，而是这些手术的预后具有较大的不确定性[1-6]。胎儿父母双方的家庭伦理和宗教价值观，以及他们的家庭、社会、风俗习惯，都是需要考虑且可能影响产前干预决策的因素[7, 8]。对于每一种处理产前脑积水的可选方案或对应的预防措施，在做出决定之前，都应将相应的影响因素考虑进去。关于胎儿心脏、泌尿道、膈疝方面的手术修复，临床上已取得了一些成功[9-12]。这给神经外科医生未来在产前进行脊柱裂修补及对扩张的脑室进行手术引流治疗带来了鼓舞。与产前脑积水的手术治疗相比，脊柱裂修补手术的施行率较高，其原因可能与脑积水的病理生理学有关。支持产前干预的神经外科医生的理论依据是：有研究表明脑积水的进展会严重影响胎儿的生长，以及对随后的脑、神经与认知功能发育也会造成严重的损伤[2-5, 13-17]。因此，有观点认为，在产前

通过早期降低 ICP、减少脑室中脑脊液积聚、缓解脑室扩张，能有效改善此类胎儿的预后。也有其他研究小组认为，胎儿合并的其他问题可能更为严重和复杂，包括胎儿的遗传状况、神经细胞及组织结构的功能等。而且产前的相关操作，会将孕妇暴露在不必要的风险当中，并且没有足够的证据表明这对婴儿的长期预后有益，还可能会引发非常严重的伦理问题。

24.2 典型案例

这种情况常见于不同的医疗中心，揭示了目前产前脑积水存在的困境。

一位产科医生在对一名妊娠 28 周孕妇进行常规检查时，发现她的胎儿患有脑积水。因此，产科医生联系了神经外科医生团队进行会诊，希望得到指导性的治疗意见。孕妇为 32 岁，既往体健，首胎。超声检查显示，这例具有 28 孕周的胎儿已连续进行性脑室扩大时间超过 4 周，暂未检出其他异常。院部组织安排了一次有患儿家长参加的多学科会诊。进行会诊的医疗团队包括：产

A. Ammar, M.D., M.B.Ch.B., D.M.Sc.
Department of Neurosurgery, King Fahd University Hospital, Imam Abdulrahman Bin Faisal University, Al Khobar, Saudi Arabia
e-mail: ahmed@ahmedammar.com

科医生、新生儿科医生、神经外科医生及遗传学专家等，此外还有一位社会工作者也参加了本次会诊。压力颇大的患儿父母问了几个相关问题，包括：

（1）胎儿的远期预后如何？胎儿存活的可能性是多少？

（2）导致胎儿脑积水的原因是什么？

（3）治疗的备选方案有哪些？ 这些方案的可行性与安全性如何？

（4）这次怀孕对孕妇和胎儿有什么风险？

（5）每种干预方案对孕妇有什么风险？

（6）每种干预方案对胎儿有什么风险？

（7）这些干预方案会对胎儿造成痛苦吗？

（8）再次妊娠的话可能出现脑积水胎儿的风险或概率是多少？

所有这些问题的答案都以通俗易懂、科学及专业的方式向家属解释。该病例清楚地阐明了，患儿母亲及治疗团队为了做出合理且恰当的决策时所面临的困境。迄今对于大多数这种问题，我们还没有得出一个绝对的、经证实的循证医学答案。

24.2.1 专业医学前景

医学专业性答案和治疗方案应基于严谨可靠的科学事实，而不能以任何理由拿孕妇自身的健康来冒险。脑积水的发生、进展及病理生理学过程是一个非常复杂的过程，目前尚未被完全了解[6, 12, 18, 19]。因此，除非存在明显的基因异常，否则大多数情况下并无法准确预测脑积水胎儿的预后和未来。而对于合并多种中枢神经系统畸形、巨大扩张的脑室、极薄脑皮质，脑组织呈现部分缺失或有相关基因突变的情况，则患儿的远期预后一般不佳[4, 7, 19-21]。对于合并轻度或中度脑室扩张的其他单纯性脑积水的情况[6, 11, 22, 23]，可以考虑进行产前干

预。也有少数研究表明，对于在产前已检测到的先天性畸形，如脊柱裂或脑积水，进行宫内干预后，不同的处理方案之间预后不同。但此类研究并未能提供关于其优点的有力证据[1, 19, 24-28]。Ammar A 和 Al Jama F 等人[25]在 1996 年介绍了他们通过使用经腹持续性宫内脑室外引流术，在产前对扩张的脑室进行减压治疗的有限经验。在该病例中，经治疗后胎儿的头围明显缩小，并成功地经阴道正常分娩。然而，并未提及此类脑积水胎儿及其母亲的长期随访结果。除了少数情况外，如 Cavalcant DP 和 Salomao MA 等人在 2003 的病例报道[29]，大多数介绍长期产前干预病例的文献也是如此。

24.2.2 伦理

处理产前脑积水病例的专业和伦理方案应基于：

（1）母亲的健康状况、意见和决定。孕妇有了解关于她们的胎儿及脑积水所有情况的权利。不同的治疗选择方案均应向孕妇本人告知，并且胎儿的父母双方都应参与决策、协助处理此类情况。随后，胎儿的母亲有绝对权利做出最终决定。

（2）胎儿情况、医疗状况。对于染色体与基因正常的单纯性脑室扩张胎儿病例，应与其他伴有先天性异常的产前脑积水病例进行鉴别和区分。

（3）胎儿所在的医疗中心可提供的检查方案、手术技术及产后护理的条件。如果孕妇所在的治疗中心条件不达标，孕妇与胎儿应被转诊至其他有条件的医疗中心。

（4）父母、家庭、社会伦理、价值观、文化和宗教信仰也应作为被考察的因素。

（5）医疗、教育系统、社会救援系统、

经济前景也应作为考虑因素。

24.3　胎儿脑积水的治疗经验

30 多年以来，可行的免费孕检为中枢神经系统先天性异常的早期诊断提供了较大的帮助。作为神经外科医生，面临着需要有效地利用这些重要的信息来为胎儿脑积水提供合理的治疗，从而改善预后[13, 30-35]。目前相关经验和诊疗制度仍需要继续探索和完善。

简而言之，通过相关的实验研究得出经验，总结概括如下：

（1）研究问题的规模。

（2）早期分娩、进入新生儿监护室及相关治疗的选择。

（3）设计新生儿分流方案（Ammar 分流术）。

（4）进行胎儿手术。

（5）总结手术及治疗经验。

（6）制订"产前脑积水管理指南（PHMG）"。

24.3.1　研究问题的规模

Awary B 和 Lardi A 等人[36] 在 1997 年的一项研究中表明，沙特阿拉伯新生儿脑积水的发病率约为 1/1 000，并记录了流产胎儿中的中枢神经系统异常的发生率。多项研究表明，脑积水的发病率在不同区域、不同种族间也有不同[13, 30-35]。总体而言，全球胎儿脑积水的发病率在分娩后存活下来的胎儿当中波动在 1/1 000 ～ 3/1 000，流产胎儿的脑积水发生率可能会更高。

24.3.2　早期分娩与进行分流手术用于胎儿脑积水的治疗

世界上已有少数几个医疗中心通过诱导

早期分娩，在分娩数天后，即实施 V-P 分流术进行治疗[6, 18, 19, 37, 38]。该治疗方案的依据主要是基于目前对相关的科学研究的认知，包括：① 大部分脑神经组织和细胞在宫内即已发育完成；② 颅内压增加和脑室扩张可能会影响正常发育，导致永久性神经损伤和认知功能障碍。因此，针对以上情况，设计出了一种以便诱导早期分娩和施行新生儿分流手术的方案。

（1）纳入标准

1）胎儿父母，特别是胎儿母亲，愿意接受并签署相关治疗方案的知情同意书。

2）脑积水是唯一检测到的异常情况。

3）脑积水呈持续进展状态，每 2 周进行一次常规超声检查，经 2 ～ 3 次检查后证实。

4）孕妇的一般情况良好。

5）胎龄介于第 28 ～ 34 孕周。

（2）具体的治疗策略、方法和预后

1）严格按照上述标准选择需要治疗的胎儿。

2）出生后立刻进行全面的新生儿检查，以确认并排除有无其他的先天性异常情况。

3）新生儿统一收治进入新生儿重症监护室。

4）新生儿出生后当日（第 1 天）就进行脑部 CT 扫描。

5）在出生后第 2 天或第 3 天时，进行 V-P 分流术。

6）术后 1 周后复查脑部 CT。

7）术后术区拆线后 10 ～ 15 天出院。

8）出院后密切随访。

1992—1994 年，共有 18 名新生儿接受了该方案的治疗。值得注意的是，对于在 ≤ 28 孕周分娩的新生儿，分流术后易出现腹部脑脊液吸收不良，头部沿着分流器路径

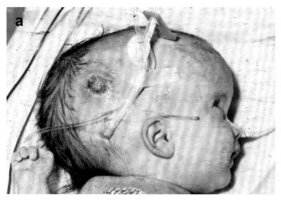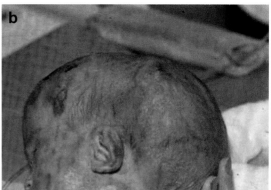

图 24.1 a. 婴儿头部术区的皮肤上出现一个凹陷，并形成溃疡。b. 分流术后早产儿头部绷带下方的头皮呈缺血改变

走行区域的皮肤出现变化、局部塌陷，甚至出现皮肤坏死等情况[25]（图 24.1a、b）。这些皮肤改变与坏死的原因可能是分流管和分流阀较大导致的，并最终诱发分流系统感染、脑膜炎甚至败血症的可能。因此，对于术后的患儿，亦应避免将头部包裹太紧。接受该治疗方案的患儿，术中对手术耐受性均较好，且总体预后良好。

在 20 世纪 80 年代末至 90 年代初，医生们曾努力去寻找体积更小、质地更软、结构更简单的分流器，以避免或减少此类并发症的发生。但并没有找到一款具有以上特征的分流器。因此，针对具有以上特征的早产儿和新

生儿，我们设计出了一种新型分流器[24]。

24.3.3 设计一种新型的可应用于早产儿 / 新生儿的分流器

该分离器由软硅胶制成的、带有储液囊的（双面凹陷设计，以避免对皮肤产生较大的压力）单分流器（图 24.2a）。并授权给一家大型分流器制造公司生产[39]。分流器中脑脊液流量及压力的控制符合 Poiseuille 方程，即 $Q=P\pi D^4/128 L\mu$（Q 为体积流量，P 为压强，D 为管腔直径，L 为管腔长度，μ 为黏滞系数）。

Adolf Ashraf 博士在海德堡研究所对

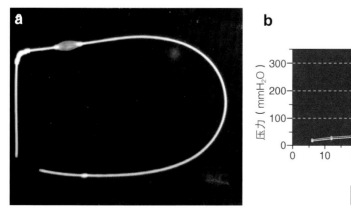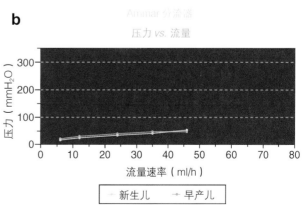

图 24.2 a. 由软硅胶制成的、带有储液囊的单分流器。b. 脑脊液流量-压力曲线

该分流器的流量与压力进行了研究和测试，得出了脑脊液流量-压力曲线（图 24.2b）。Ammar A[24] 于 1995 年报道了关于此种分流器的使用经验，从那时起，社会上也出现并量产了其他一些结构更小的、不同类型阀门的新生儿分流器。总体而言，此类分流器在临床上所取得的效果较好。

24.3.4　胎儿手术

已有多项关于宫内进行手术干预成功的临床报道[5, 18, 26, 28, 39-43]，这些报道已经过深入的研究分析，并且我们决定再次探索一下这种治疗方案的可能性及临床效果。

入选标准：① 胎儿父母，尤其是胎儿母亲，愿意接受该治疗方案并签署相关知情同意书。② 应给予充足的时间来与胎儿的母亲讨论手术方法、手术适应证、可能的并发症和预后。③ 脑积水是临床上胎儿唯一可检测到的异常。④ 脑室扩张的程度随着时间的推移而增大，并可通过连续的超声检查而检测到。⑤ 胎儿母亲的总体情况良好。⑥ 胎龄应在 28 ～ 32 孕周。

经腹持续性宫内脑室外引流[25]

选择经腹持续性宫内脑室外引流术治疗了 6 名符合纳入标准的脑积水胎儿。

进行该手术的目的是：① 降低胎儿的颅内压。② 缩小胎儿头围，以便可通过顺产分娩。

Ammar A 等人在 1997 年报道了通过该方法成功治疗了 1 例胎儿脑积水病例（图 24.3）。然而，第二个纳入的病例预后不佳，胎儿在刚出生后即死亡。

此后成立了一个专门的委员会，详细地研究了这些病例，并审查了这些病例的治疗方案和结果，提出一些建议，结果和

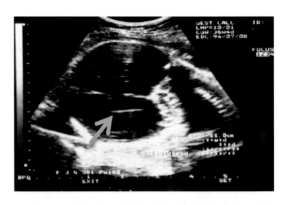

图 24.3　一个已有 32 孕周的胎儿脑超声成像，显示出脑室扩张。该病例被确诊为脑积水。箭头指示为侧脑室内用来引流脑脊液的脑室内导管

结论如下：

（1）并没有明确的证据可以表明，进行产前干预可更加有利于这些胎儿和新生儿的发育[3, 4, 43, 44]。

（2）孕妇所承受的心理压力是一个严重且需要值得关注的问题。

（3）实施此类手术存在伦理问题[7]。

（4）诱导早产的并发症严重，而且发生术后感染、分流器障碍的概率较高。

（5）迄今胎儿脑积水发生、发展的病理生理学机制并不清楚。脑室扩张与发生产前脑积水可能由多种原因导致，如生长发育过程中出现的中脑导水管狭窄，或出现由基因突变所引起的综合征。因此，目前仍需要进行进一步深入的研究[6, 14, 18, 38]，包括对染色体和基因的研究。鉴于以上因素制定了相应的指南。

24.3.5　产前脑积水管理指南（PHMG）

（1）确诊该病例为明确的脑积水病例。一旦检测到脑室扩张表现，应每隔 2 周进行 1 次超声或 MRI 检查。如果患者的脑室大小呈进行性增大，则脑积水的诊断明确。同时还应排除可能合并其他的中枢神经系统或

一般性先天性异常的情况。如果脑室体积未再进行性扩大，则在做出脑积水的诊断时应慎重。

（2）对已确诊的脑积水病例，应采集羊水标本进行基因和染色体分析。

（3）如果明确存在基因或染色体异常，并且该病例有相关脑积水综合征表现，则不应再进行宫内干预。应根据基因异常的严重程度、超声图像的发现，以及合并有其他相关的异常情况，考虑予以堕胎。

（4）如果没有明显的染色体或基因异常，也不伴有任何其他中枢神经系统或者一般先天性畸形的病例，可通过以下方案中的一种进行产前干预：

1）在第 32 孕周进行诱导分娩，胎儿出生后应立即仔细进行全面的神经功能检查和一般性常规查体。并应在胎儿出生后的第 1 天就立即行脑部 CT 检查，以明确诊断。然后选择进行 V-P 分流术或 V-A 分流术，以

及对胎儿进行完整的基因检测。

2）通过内镜辅助进行宫内干预（进行分流手术或引流手术）。

3）经正常顺产分娩的胎儿，于出生后立即进行仔细的常规查体及神经专科查体，并定期进行后续随访和胎儿检查。胎儿应于出生后第 1 天进行脑部 CT 扫描，决定选择 V-P 分流术或 V-A 分流术，以及对胎儿进行完整的基因检测（流程图 24.1）。

24.4 讨 论

2010 年，Dolk H 和 Loane M 等人通过欧洲先天性畸形监测组织（EUROCAT）在 22 个国家中每年新发约有 150 万先天性畸形的新生儿出生。2003—2007 年，他们发现每 1 000 名新生儿中约有 23.9 名出生时即患有严重的先天性畸形。其中约 80% 是活产婴儿，约 2.5% 的胎儿出生时即伴有

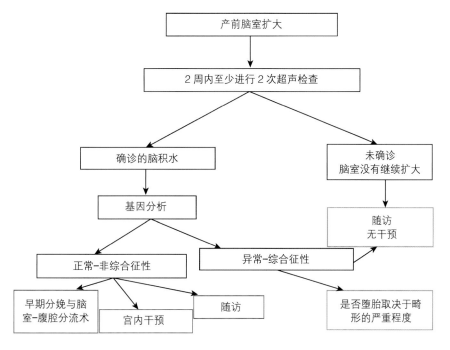

流程图 24.1　总结推荐的产前脑积水管理指南

严重的先天性畸形的新生儿死于出生后的第 1 周内；约 2% 的胎儿是死产或于妊娠第 20 周后死亡。在所有这些病例中，约有 17.6% 经产前诊断确诊后终止妊娠[4]。他们发现，在欧洲活胎新生儿脑积水的发病率约为 4.65/1 000，其中约有 9% 的病例来自多胎妊娠。

Dai L 等人于 2006 年对中国的一项在 1998—2004 年包含 4 282 536 名样本的活产婴儿进行了研究，确诊为脑积水的病例有 3 648 例。研究发现先天性脑积水的患病率在新生儿中约为 1.5/10 000，且所有这些脑积水患儿中约 96% 都为活产胎儿。确诊为脑积水的 3 648 例患儿当中，发病率有显著的性别差异，其中男性患儿约占 72%。值得注意的是，在中国新生儿脑积水表现出明显的地域差异性：在中国北方、新生儿脑积水多表现为单纯性脑积水，在中国南方、新生儿脑积水主要表现为脑积水综合征。通过以上研究发现，孕妇的年龄也是胎儿脑积水的危险因素。对于孕妇而言，产前脑积水发生率最高的年龄段为 20 岁以下，发生率约为 11.42/10 000[31]。在世界范围内，中国及南美洲的新生儿脑积水的发病率高于欧洲和美国。

在中国还有另一项与此类似的研究，却得出了另外一种不同的结果。Xie D 等人于 2016 年对一项 2005—2014 年的病例资料进行研究发现，胎儿先天性畸形的患病率约为 191.84/10 000。同时也发现先天性脑积水的患病率从 11.8/10 000 降至 5.29/10 000，新生儿神经管缺陷的患病率也从 7.87/10 000 降至 1.74/10 000[45]。

Cavalcanti DP 和 Salomão 于 2003 年在巴西研究发现，新生儿脑积水在当地的发生率已达 3.16/1 000。即自 1998 年以来，新生

儿脑积水的发生率呈持续的、显著性增长表现（$P=0.001$）[29]。

目前，已有对胎儿在产前进行宫内干预治疗的报道，并已在常规手术、泌尿外科手术、心脏手术和膈疝手术治疗中取得了良好的效果[2, 8, 12, 22]。但在神经外科中，情况与之不同，仅有一些个别关于对脊柱裂和脑积水病例成功地进行了宫内干预的报道[9, 10, 26, 333, 34, 46]。

24.5　胎儿脑积水所面临的困境

对于胎儿脑积水的治疗一直是所有神经外科医生所面临的挑战。关键问题在于产前干预是否有助于胎儿的正常生长，或能否改善脑积水的预后？然而手术干预也许并不会改善预后，甚至可能还会使胎儿的病情恶化，如发生出血或感染，甚至还可能会使孕妇面临严重的风险。

Holzgreve W 等人在 1993 年就对胎儿脑积水的预后和治疗结果提出了质疑。在他们既往收治的 118 个胎儿脑积水病例中，单纯性脑积水仅 28 例，64 例存在不同程度的畸形，26 例患儿表现为脑积水合并脊柱裂，其中的 6 例被证实存在染色体畸形。他们研究发现，在宫内早期治疗干预的胎儿脑积水的预后，比出生后再进行治疗干预的脑积水的预后要差。他们认为，其原因在于产后脑积水病例存在选择性偏倚[19]。因此，胎儿的父母，尤其是胎儿母亲，在做出任何决定之前都应该知道这些相关情况。所以他们认为，通过宫内早期干预来治疗脑积水的目的应以预防胎儿死亡为首要目标。Gupta JK 和 Bruce FC 等人在 1994 年即给出了他们的结论：在宫内进行手术治疗胎儿脑积水没有任何益处。他们也证实了之前的观察，即已被

超声确诊的脑积水胎儿，在出生之前进行干预的比在出生之后再进行干预的胎儿预后要差[19]。Vintzileos AM 等人在 1987 年报道了他们对 20 例胎儿脑积水的病例研究结论，其中有 14 例（70%）合并有其他先天性畸形，只有 30% 为单纯性脑积水。他们对这些脑积水胎儿进行定期的超声检查，同时每周还对胎儿的相关生物指标进行检测，一旦证实胎儿肺脏发育成熟，便经剖宫产提前娩出胎儿。该方案的治疗结果显示新生儿中的 45%（9 例）存活、20%（4 例）的新生儿出生一段时间后死亡、10%（2 例）在出生后即死亡，还有 20%（4 例）出现流产[21]。

24.6 胎儿手术的治疗进展

在 20 世纪 80、90 年代初有人尝试进行了一些动物试验和临床研究。这激励了一些神经外科医生去尝试使用这些新技术，尤其是难度不大的技术，以及使用可用于辅助诊断的医疗设备和仪器。

Glick PL 等人在 1984 年进行了一项对动物胎儿诱导脑积水的动物试验，然后采用脑室-羊膜腔分流术对其进行治疗。这些需要进行宫内分流术的试验动物主要采用胎羊和胎猴，并设立相应的实验对照组。他们发现，进行宫内分流手术的动物术后的总体生存率提高了，脑室体积也减小了，颅内压得以有效地降低。然而，同时他们也发现了一些严重的并发症，如术后继发性硬膜下血肿、硬膜下积液、分流器感染、分流器阻塞等。最重要的是，由脑积水所导致的脑组织病理性损害并没有得到改善。因此他们认为，在将此类治疗方案应用于人体之前，仍需要继续进行动物试验研究[10]。Mozik E 在 1985 年也支持进行动物试验研究，但同时也

强调进行宫内干预的原则一定要严格把握指征，一定要符合有利于孕妇及胎儿的原则[6]。

Drugan A 等人在 1989 年对一组诊断为宫内脑积水、未接受任何宫内治疗的脑积水胎儿的疾病自然演变史进行了研究。该组样本共包含 43 个病例，他们通过对这些病例的病史进行了分析研究后得出结论：脑室扩大伴有其他中枢神经系统畸形的病例预后差，而单纯性非进展性脑积水病例的预后则较好，进展性脑积水病例的预后不确定[5]。对于单纯性非进展性脑室扩大症病例无论是采用宫内治疗的方案，还是在出生后进行治疗的方案，目前仍存在较大争议。Koch CS 和 Gupta N 等人（2003 年）认为这种现象只是正常变异[35]。

Oi S 和 Matsumoto S 等人（1990 年），以及 Oi S 和 Yamada H 等人（1990 年）对胎儿脑积水的病理生理、新生儿的预后，以及影响宫内脑积水预后因素和施行的宫内手术方式等进行了研究分析。其中，有 4 例胎儿经母亲阴道进行了脑室穿刺术、1 例胎儿经母亲腹部进行了脑室穿刺术。他们发现，这些病例的颅内压都较高，与出生后再进行 V-P 分流术的患者一样。研究因素包括：① 脑积水的类型；② 胎儿的一般情况；③ 是否合并其他相关畸形；④ 明确诊断与分娩的时间间隔；⑤ 出生时胎儿的胎龄；⑥ 胎儿出生时的即刻的头围和脑积水的严重程度；⑦ 治疗开始时，胎儿或新生儿的年龄。他们发现，影响脑积水预后的唯一重要因素是从明确脑积水诊断到开始治疗前的胎儿期。这需要进行精确的病理生理学评估，可采用损伤小的、可靠的宫内手术技术[15, 23]。Davis GH 在 2003 年对胎儿脑积水相关手术资料做了一个回顾性研究，表明在宫内进行手术干预对没有基因异常的单纯

性脑积水的治疗有益。目前学术上对脑积水的自然史研究并未完全清楚，但胎儿脑积水的发展是一个动态的过程，轻度脑积水可能会进展为中度或重度脑积水，而中度脑积水也可能会转变为轻度，甚至脑室体积会恢复至正常状态[46]。因此，每次检查时都应准确地测量和计算脑室体积的大小。

Cavalheiro S 和 Moron AE 等人于 2003 年介绍了他们在 1986—2001 年完成的宫内手术的经验。他们对 39 例胎龄在 24 ～ 32 孕周的胎儿进行了手术，其中 20 例胎儿反复多次进行了脑室穿刺术治疗、18 例胎儿进行了脑室-羊膜腔分流术、1 例胎儿接受了内镜下第三脑室底造瘘术（ETV）。这些患儿当中，有 38 名患儿在出生后立即进行了 V-P 分流术。这些病例平均随访时间为 5 年（1 ～ 14 年）。后续随访结果显示：26 例患儿术后恢复至正常、预后良好，6 例患儿表现为轻至中度残疾，7 例患儿表现为重度残疾。因而他们得出结论认为，对于染色体正常、胎龄在 24 ～ 32 孕周的非感染性病例而言，进行宫内干预是有效的[44]。然而，这一结论也引起了较大的争议。这种预后良好的结果也可能是因为胎儿出生后进行 V-P 分流术所改善的，尤其是在缺乏随机双盲对照研究的情况下。von Koch CS 等人在 2003 年总结了宫内胎儿脑积水所面临的困境。虽然超声和 MRI 在胎龄 18 周时即可诊断出胎儿脑积水，也强调了持续性宫内脑积水会对这些患儿的远期预后存在着不利影响的客观事实，但目前外科手术对宫内脑积水的干预效果总体而言仍较差[35]。

24.7　胎儿脑积水的分类

Cavalcanti DP 等人在 2003 年将脑积水分为 4 个亚类，即单纯性脑积水、与感染相关的先天性脑积水、综合征性脑积水和伴多种缺陷相关的脑积水。他们认为，只有单纯性脑积水的病例可通过产前干预从中受益[29]。而这一结果可能受脑积水 + IVH 组的病例样本量的改变而变化。脑积水的病理生理、类型、相关畸形、染色体和基因缺陷对宫内脑积水的诊断和预后有很大影响。因此，在做出产前干预的决定时应将这些因素都考虑进去。

总之，不同学者按照不同的方法和标准对脑积水做出了不同的分类。通过研究这些分类，制定出便于分类的标准和依据：① 为便于研究和进行干预，给予信息标准化处理；② 以便于神经外科医生对胎儿脑积水的治疗做出决策；③ 为让脑积水胎儿的父母更容易理解相应的分级与分类，以便于他们更容易了解客观的病情，并参与做出决策。

胎儿脑积水分级标准（FHGS）

1 级：侧脑室前角扩张，侧脑室房部宽度≤ 10 mm。

2 级：呈轻度脑积水表现，侧脑室房部宽度介于 10 ～ 15 mm。

3 级：呈中度脑积水表现，侧脑室房部宽度＞ 15 mm，且存在可检测到的皮质受累。

4 级：脑室扩张明显、脑皮质变得极薄，可能合并有其他中枢神经系统畸形。

5 级：可在扩张的脑室内检测到 IVH。由 IVH 引起的脑积水病例的预后良好。

应对每例脑积水病例进行仔细检查，明确是否有染色体和基因异常、综合征性脑积水、单纯性脑积水，或合并有其他的中枢神经系统畸形（如脊柱裂和 / 或其他相关脑畸形）等，以了解其分类。

Pagani G 和 Thilaganathan B 等 人 在 2014 年对单纯性脑积水患者的神经发育结果进行了研究，发现约近 7.9% 的患者有发育异常[17]。然而，Scala C 等人在 2016 年的研究发现，单纯性脑积水患者中存在神经发育异常的仅约为 5.9%[47]。Chiu TH 等人于 2014 年研究发现，在中国台湾地区，对于没有合并其他畸形的轻度脑室扩大的病例一般预后良好（未进行宫内干预），在此后的生长发育过程中未出现神经功能缺陷[14]。

孕妇孕有脑积水胎儿时所面临的生理和心理压力是巨大的。在对这些孕妇进行相应的干预或治疗时，治疗前应将相应的影响因素充分进行考量。遗憾的是，对胎儿进行宫内手术时，在孕妇子宫上所形成的手术瘢痕近期和远期预后情况尚无深入的研究结论。

小　结

目前认为，对胎儿脑积水在产前进行干预的治疗方案仍需进一步研究。然而，无论是对于正常胎儿的大脑还是异常胎儿的大脑而言，关于其在宫内生长阶段的中枢神经系统发育、脑脊液循环的动力学、ICP 和脑室扩大的情况也需要继续进行更多的研究。在临床工作中，应规范选择病例、严格把握治疗指征。对病例进行临床干预时可有多种不同的方法，但截至目前，还无确凿证据表明哪种治疗方案为最优方案。

参考文献

[1] Cambria S, Gambardella G, Cardia E, Cambria M. Experimental fetal hydrocephalus. Ventriculo-amniotic shunt. Neurochirurgie. 1986; 32(4): 339−42.

[2] Chaveeva P, Stratieva V, Shivachev H, Aktash S, Panova M, Shterev A. Fetal therapy: intrauterine thoraco-amniotic shunting in macrocystic type cystic adenomatoid malformation of the lung: review of the literature and case report. Akush Ginekol (Sofiia). 2016; 55(Suppl 1 Pt 2): 15−9.

[3] Depp R, Sabbagha RE, Brown JT, Tamura RK, Reedy NJ. Fetal surgery for hydrocephalus: successful in utero ventriculoamniotic shunt for Dandy-Walker syndrome. Obstet Gynecol. 1983; 61(6): 710−4.

[4] Dolk H, Loane M, Garne E. The prevalence of congenital anomalies in Europe. Adv Exp Med Biol. 2010; 686: 349−64.

[5] Drugan A, Krause B, Canady A, Zador IE, Sacks AJ, Evans MI. The natural history of prenatally diagnosed cerebral ventriculomegaly. JAMA. 1989; 261(12): 1785−8.

[6] Mrozik E. Problems of and possibilities in fetal surgery. Geburtshilfe Frauenheilkd. 1985; 45(8): 503−10.

[7] Serlo W, Kirkinen P, Jouppila P, Herva R. Prognostic signs in fetal hydrocephalus. Childs Nerv Syst. 1986; 2(2): 93−7.

[8] Till SR, Everetts D, Haas DM. Incentives for increasing prenatal care use by women in order to improve maternal and neonatal outcomes. Cochrane Database Syst Rev. 2015; (12): CD009916.

[9] Ammar A, Al-Jama F, Rahman S, Anazi AR, Muazen Y, Sibai H. Prolonged intrauterine transabdominal ventricular external drainage. A method to decompress dilated fetal ventricles. Minim Invasive Neurosurg. 1996; 39: 1−3. George Thieme Verlag Stuttgart, New York.

[10] Glick PL, Harrison MR, Halks-Miller M, Adzick NS, Nakayama DK, Anderson JH, Nyland TG, Villa R, Edwards MS. Correction of congenital hydrocephalus in utero II: efficacy of in utero shunting. J Pediatr Surg. 1984; 19(6): 870−81.

[11] Glick PL, Harrison MR, Nakayama DK, Edwards MS, Filly RA, Chinn DH, Callen PW, Wilson SL, Golbus MS. Management of ventriculomegaly in the fetus. J Pediatr. 1984; 105(1): 97−105.

[12] Rosseau GL, McCullough DC, Joseph AL. Current prognosis in fetal ventriculomegaly. J Neurosurg. 1992; 77(4): 551−5.

[13] Clewell WH, Johnson ML, Meier PR, Newkirk JB, Hendee RW Jr, Bowes WA Jr, Zide SL, Hecht F, Henry G, O'Keeffe D. Placement of ventriculo-amniotic shunt for hydrocephalus in a fetus. N Engl J Med. 1981; 305(16): 955.

[14] Chiu TH, Haliza G, Lin YH, Hung TH, Hsu JJ, Hsieh TT, Lo LM. A retrospective study on the course and outcome of fetal ventriculomegaly. Taiwan J Obstet Gynecol. 2014; 53(2): 170−7.

[15] Oi S, Matsumoto S, Katayama K, Mochizuki M. Pathophysiology and postnatal outcome of fetal hydrocephalus. Childs Nerv Syst. 1990; 6(6): 338−45.

[16] Ortega E, Muñoz RI, Luza N, Guerra F, Guerra M, Vio K,

Henzi R, Jaque J, Rodriguez S, McAllister JP, Rodriguez E. The value of early and comprehensive diagnoses in a human fetus with hydrocephalus and progressive obliteration of the aqueduct of Sylvius: Case Report. BMC Neurol. 2016; 16: 45.

[17] Pagani G, Thilaganathan B, Prefumo F. Neurodevelopmental outcome in isolated mild fetal ventriculomegaly: systematic review and meta-analysis. Ultrasound Obstet Gynecol. 2014; 44(3): 254–60.

[18] Bruner JP. Intrauterine surgery in myelomeningocele. Semin Fetal Neonatal Med. 2007 Dec; 12(6): 471–6.

[19] Gupta JK, Bryce FC, Lilford RJ. Management of apparently isolated fetal ventriculomegaly. Obstet Gynecol Surv. 1994; 49(10): 716–21.

[20] Hill LM, Breckle R, Gehrking WC. The prenatal detection of congenital malformations by ultrasonography. Mayo Clin Proc. 1983; 58(12): 805–26.

[21] Vintzileos AM, Campbell WA, Weinbaum PJ, Nochimson DJ. Perinatal management and out-come of fetal ventriculomegaly. Obstet Gynecol. 1987; 69(1): 5–11.

[22] Holzgreve W, Feil R, Louwen F, Miny P. Prenatal diagnosis and management of fetal hydrocephaly and lissencephaly. Childs Nerv Syst. 1993; 9(7): 408–12.

[23] Oi SZ, Yamada H, Kimura M, Ehara K, Matsumoto S, Katayama K, Mochizuki M, Uetani Y, Nakamura H. Factors affecting prognosis of intrauterine hydrocephalus diagnosed in the third trimester—computerized data analysis on controversies in fetal surgery. Neurol Med Chir (Tokyo). 1990; 30(7): 456–61.

[24] Ammar A. Ammar Shunt: an option to improve the outcome of hydrocephalus detected in utero. Child Nerv Syst. 1995; 11(7): 421–3.

[25] Ammar A, Nasser M. Long term complications of buried valves. Neurosurg Rev. 1955; 18: 65–7.

[26] Birnholz JC, Frigoletto FD. Antenatal treatment of hydrocephalus. N Engl J Med. 1981; 304(17): 1021–3.

[27] Garne E, Loane M, Wellesley D, Barisic I. Eurocat Working Group. Congenital hydronephrosis: prenatal diagnosis and epidemiology in Europe. J Pediatr Urol. 2009; 5(1): 47–52.

[28] Ville Y. Recent developments in fetal surgery. Technical, organizational and ethical considerations. Bull Acad Natl Med. 2008; 192(8): 1611–21; discussion 1621–4.

[29] Cavalcanti DP, Salomao MA. Incidence of congenital hydrocephalus and the role of prenatal diagnosis. J Pediatr (Rio J). 2003; 79(2): 135–40.

[30] Clewell WH, Johnson ML, Meier PR, Newkirk JB, Zide SL, Hendee RW, Bowes WA Jr, Hecht F, O'Keeffe D, Henry GP, Shikes RH. A surgical approach to the treatment of hydrocephalus. N Engl J Med. 1982; 306(22): 1320–5.

[31] Dai L, Zhou GX, Miao L, Zhu J, Wang YP, Liang J. Prevalence analysis on congenital hydrocephalus in Chinese perinatal from 1996 to 2004. Zhonghua Yu Fang Yi Xue Za Zhi. 2006; 40(3): 180–3.

[32] Diemert A, Diehl W, Glosemeyer P, Deprest J, Hecher K. Intrauterine surgery—choices and limitations. Dtsch Arztebl Int. 2012; 109(38): 603–38.

[33] Dukanac Stamenkovic J, Steric M, Srbinovic L, Janjic T, Vrzic Petronijevic S, Petronijevic M, Cetkovic A. Fetal ventriculomegalies during pregnancy course, outcome, and psychomotor development of born children. Clin Exp Obstet Gynecol. 2016; 43(1): 63–9.

[34] Frigoletto FD Jr, Birnholz JC, Greene MF. Antenatal treatment of hydrocephalus by ventriculoamniotic shunting. JAMA. 1982; 248(19): 2496–7.

[35] von Koch CS, Gupta N, Sutton LN, Sun PP. In utero surgery for hydrocephalus. Childs Nerv Syst. 2003; 19(7–8): 574–86.

[36] Araujo J, Eggink AJ, van den Dobbelsteen J, Martins WP, Oepkes D. Procedure-related complications of open vs endoscopic fetal surgery for treatment of spina bifida in an era of intrauterine myelomeningocele repair: systematic review and meta-analysis. Ultrasound Obstet Gynecol. 2016; 48(2): 151–60.

[37] Awary B, El Lardi A, El Najashi S, El Umran K, Ammar A. Prevalence of hydrocephalus, myelomeningocele, Dandy Walker Syndrome and anencephaly in Saudi Arabia. Pan Arab Neurosurg J. 1997; 1: 31–5.

[38] Meiniel A. The secretory ependymal cells of the subcommissural organ: which role in hydrocephalus? Int J Biochem Cell Biol. 2007; 39(3): 463–8. Epub 2 Nov 2006.

[39] Al-Anazi A, Al-Mejhim F, Al-Qahtani N. In uteroventriculo-amniotic shunt for hydrocephalus. Childs Nerv Syst. 2008; 24(2): 193–5.

[40] Bruner JP. Intrauterine surgery in myelomeningocele. Semin Fetal Neonatal Med. 2007; 12(6): 471–6.

[41] Chervenak FA, Berkowitz RL, Tortora M, Hobbins JC. The management of fetal hydrocephalus. Am J Obstet Gynecol. 1985; 151(7): 933–42.

[42] Chervenak FA, Duncan C, Ment LR, Hobbins JC, McClure M, Scott D, Berkowitz RL. Outcome of fetal ventriculomegaly. Lancet. 1984; 2(8396): 179–81.

[43] Valat AS, Dehouck MB, Dufour P, Dubos JP, Djebara AE, Dewismes L, Robert Y, Puech F. Fetal cerebral ventriculomegaly. Etiology and outcome, report of 141 cases. J Gynecol Obstet Biol Reprod (Paris). 1998; 27(8): 782–9.

[44] Cavalheiro S, Moron AE, Zymberg ST, Dastoli P. Fetal hydrocephalus—prenatal treatment. Childs Nerv Syst. 2003; 19(7–8): 561–73.

[45] Xie D, Yang T, Liu Z, Wang H. Epidemiology of birth defects based on a birth defect surveillance system from 2005 to 2014 in Hunan Province, China. PLoS One. 2016; 11(1): e0147280.

[46] Davis GH. Fetal hydrocephalus. Clin Perinatol. 2003; 30(3): 531–9.

[47] Scala C, Familiari A, Pinas A, Papageorghiou AT, Bhide A, Thilaganathan B, Khalil A. Perinatal and long-term outcomes in fetuses diagnosed with isolated unilateral ventriculomegaly: systematic review and meta-analysis. Ultrasound Obstet Gynecol. 2017; 49(4): 450–9.

25 胎儿脑积水的手术治疗
Surgical Management of Fetal Hydrocephalus

Abdulrahman Al Anazi

25.1 概　述

脑积水通常被定义为脑脊液在脑室内异常积聚，导致脑室系统扩张，无论是否伴有颅内压增高的情况[1]。新生儿脑积水是最常见的中枢神经系统先天性异常，活产新生儿中发病率为 0.3/1 000 ～ 4.2/1 000[2]。在沙特阿拉伯，先天性脑积水在活产新生儿中的发病率为 1.6/1 000 ～ 1.8/1 000[3-5]。

总体而言，脑积水胎儿的死亡率直接取决于中枢神经系统外畸形的存在和严重性程度，而神经系统的预后则取决于潜在中枢神经系统畸形。在 Cherwenak FA 等人[6]的一份关于 50 名脑积水胎儿的研究表明，约 72% 的脑积水胎儿死于新生儿期，这些胎儿当中，又有约 84% 存在一个或多个严重的中枢神经系统畸形，约 49% 同时还合并有中枢神经系统外的畸形。这些胎儿的总体死亡率为 67%，对合并有多种中枢神经系统外畸形的胎儿则全部死亡，其中 57% 的死亡胎儿只存在单一的中枢神经系统外畸形[7]。OiS 等人[8]将 61 例胎儿脑积水病例分为：原发性脑积水（交通性脑积水、中脑导水管狭窄、室间孔闭锁和其他形式的梗阻性脑积水），伴有遗传异常的脑积水（与脊柱裂、颅骨裂、Dandy-Walker 畸形、前脑无裂畸形、脑发育不全性脑积水、无脑畸形、先天性囊肿等相关），以及继发性脑积水（病因为脑肿瘤、颅内出血或其他血管疾病、感染、创伤、硬膜下积液等）。其中原发性脑积水 19 例（31%）、伴有遗传异常的脑积水 34 例（56%）、继发性脑积水 8 例（13%）。原发性脑积水患者的平均智商为 74.2（范围为 20 ～ 132），伴有遗传异常的脑积水患者的平均智商为 52.4（范围为 20 ～ 120），继发性脑积水患者的平均智商为 26（范围为 5 ～ 70）[8]。因此，只有那些患有单纯性梗阻性脑积水的胎儿才是进行产前治疗的合适人群。

分流手术用于治疗脑积水的原理是基于一种假设，即脑室扩张是由脑室内压力持续增高所导致的。而增加的压力是由于脑室系统、中脑导水管或蛛网膜下腔的脑脊液的正常循环通道阻塞被所引起的。先天性梗阻性脑积水的超声诊断标准包括：连续检查显示有大头颅，或渐进性增大显著的孤立性侧脑室、第三脑室扩张等。然而，当表现有明显脑室扩张时，颅后窝和小脑的检查通常非常困难。与超声检查相比，MRI 具有不同的生物学和物理学原理，它具有极好的软组织

A. Al Anazi
Department of Neurosurgery, King Fahd Hospital of the University, Imam Abdulrahman Bin
Faisal University, Al Khobar, Saudi Arabia
e-mail: prof.anazi@gmail.com

对比度。MRI 可以对胎儿器官进行矢状位、冠状位等不同方位的扫描，以便能更好地显示小脑和胼胝体，包括脑桥、颅底等深处组织，甚至是颈椎[9]。

对胎儿进行 MRI 检查时，T2 加权序列成像效果最好，因为它的速度很快而可不受胎儿运动影响，能够非常精确地观察到颅后窝内的结构，如脑干和小脑，从而提高了诊断的准确性。此前那些超声检查无法检测到的小出血灶，现在也可通过胎儿 MRI 更容易地检测出来[8, 10-14]。胎儿脑积水是一种严重的畸形，在脑室扩张之下隐藏了大量不同程度的缺陷，每种缺陷可能都会朝向不同的方向进展，从而表现为不同类型的脑积水[15]。脑积水胎儿时期，即胎儿时期脑积水从发生开始进展到顶峰时对胎儿造成损伤的一段时间，也是进行产前干预或对预后结果造成差异的重要时期。发生于妊娠后 3 个月的胎儿脑积水的预后，总体而言比发生于妊娠初期阶段的胎儿脑积水的预后要好。通过对动物实验模型的研究表明，胎儿脑积水治疗的时间窗越早，其治疗效果越好。由于此类胎儿通常合并多种疾病，该动物实验的结果在临床实践中暂无法被证实。在合并有相关畸形的脑积水病例中，很多患者因为存在这些畸形，导致预后不佳[16-20]。在临床上，胎儿脑积水的实际发病率可能会被低估，因为许多妊娠初期胎儿死亡的病例通常未经研究便被丢弃。实际上，临床上对于脑积水胎儿被堕胎的数据很难进行统计。

25.2　胎儿脑积水的病理生理学

近年来，随着影像学技术的发展，超声和 MRI 已被应用在包括胎儿脑积水等宫内疾病的产前诊断[21-28]。长期以来，主要是通过对脑积水胎儿的中枢神经系统结构的形态学特征进行分析，来对胎儿脑积水的病理类型进行分类。然而，由于病理生理学的本质差异，包括 ICP 和脑脊液循环的动力学差异，必须将这些情况与宫内脑积水的临床具体类型放在一起来讨论，同时还应考虑到胎儿的胎龄[29]。Oi 等人分析了在脑积水情况下胎儿 ICP 的动力学情况[30]。胎儿在产前接受了经腹或经阴道脑室穿刺术，并且在引流脑脊液时测量 ICP。研究结果表明，在这些病例中，胎儿的 ICP 会升得很高，主要原因是脑积水所形成的压力与间歇性子宫收缩的共同作用造成的。在胎儿出生后不久，双顶径平均增加 7.7 mm，同时脑积水状态转化新生儿类型，即表现为巨颅畸形和相对较低的 ICP[30]。通过他们的研究发现，如果脑积水胎儿出现极高的 ICP 情况，主要是子宫收缩导致的。

Michejda 等人在通过一项对恒河猴脑积水模型产前治疗的研究发现，正常胎儿的 ICP 范围为 55 ～ 66 mmH$_2$O，而脑积水胎儿的 ICP 范围为 100 ～ 250 mmH$_2$O[31]。这与人类产前脑积水的情况截然不同，人类新生儿脑积水的特征通常表现为巨颅畸形和正常大气压下相对较低的 ICP[32]。有学者建议，应在胎儿脑积水的案例中对压力进行动态评估。但需要注意的是，胎儿颅骨应等同于宫内结构中的一个腔室。特别是，如果 ICP 持续维持在较高状态，通过脑室-羊膜腔分流术将脑脊液引流至羊膜腔并不是治愈胎儿脑积水的最佳治疗方案[33]。灵长类动物模型中子宫内分流术的实验结果比较令人欣慰，因为 CT 的结果[31]与脑皮质的组织学结果[18]均表明，术后胎儿的情况有所改善。然而，对于人类而言，脑积水可能还会合并各种畸形及与之对应的症状。胎儿脑积水颅内结构的形态学情况，在很大程度上依赖于超声检查。Thickman 等人也强调，除了超声检查，使用 MRI 对脑积水进行研究应该能提供更多与脑积水相关的、更精确的数据[34]。

25.3 临床胚胎学分期

上述胎儿脑积水的具体病理生理学特征主要是按临床表现和产后预后进行概括的。虽然临床上对先天性脑积水的分类有多种，但目前为止仍没有任何一种分类方案能够全面地分析影响胎儿出生后的预后因素。因为目前没有一种可用的分类能涵盖从胎儿到新生儿、再到婴儿这些时间段内脑积水的状态变化，也没法反映大脑潜在的发育或胚胎阶段的特点，尤其是神经元成熟的过程。Oi 等人根据这些观点提出了一种新的先天性脑积水的分类：先天性脑积水的前瞻性分类（PCCH）[29, 35, 36]。这种多因素分类法包含了绝大部分可能会影响先天性脑积水的因素，其主要因素如下：

（1）临床胚胎期（Ⅰ～Ⅴ期）：Ⅰ期，8～21 周；Ⅱ期，22～31 周；Ⅲ期，妊娠 32～40 周；Ⅳ期，产后 0～4 周；Ⅴ期，产后 5～50 周。

（2）临床胚胎型：P 型，不伴有相关病变的原发性或单纯性脑积水；D 型，伴有非畸形性病变相关的遗传异常性脑积水。

（3）临床类别：F 类，胎儿脑积水；N 类，新生儿脑积水；I 类，婴儿脑积水。

在临床胚胎阶段，每个阶段都考虑了临床治疗的需要，以及胎儿脑积水或婴儿神经元成熟的胚胎学过程。如下所示：

第一阶段：介于 8～21 孕周，此阶段为神经元细胞增殖、成熟过程的主要时期，在日本该阶段为终止妊娠的合法期。

第二阶段：介于 22～31 孕周，是胎儿组织器官在宫内发育的主要时期，该阶段胎儿肺部逐渐发育成熟，神经元细胞分化和迁移逐渐完成。

第三阶段：介于 32～40 孕周，该阶段神经元轴突逐渐生长发育成熟，也可能是胎儿脑积水的易发时期。

第四阶段：新生儿出生后的 0～4 周，该阶段神经元树突逐渐生长发育成熟，也是新生儿脑积水的主要发生时期。

第五阶段：婴儿出生后的 5～50 周，该阶段神经元的髓鞘逐渐形成并发育成熟，也是婴儿脑积水的主要发生时期。

在胎儿发育的不同阶段，可以根据胚胎发育当中大脑受累的情况、脑脊液循环的情况，以及不同的病理类型对脑积水进行分类。在胎儿脑积水、新生儿脑积水和婴儿脑积水的这些不同的临床类别中，主要对脑积水的病理生理学的差异、ICP 和脑脊液循环的动力学情况进行了讨论。

25.4 胎儿脑积水的历史

纵观整个人类医学史，脑积水一直困扰并挑战着临床医生。在很多方面，追溯脑积水治疗历史的过程就是与记录整个医学发展的平行过程。当回顾脑积水的治疗时，基础科学和治疗之间的整体关系被重新进行了梳理。随着医学在近千年来的不断发展，过去对该疾病的理解和治疗逐步得以改进，医生可开始重新审查对该病的治疗策略，并积极努力探索未来可行的治疗方案及可能改善预后的、合适的治疗方法。

在 19 世纪末之前的很长一段时间里，脑积水的治疗主要以观察为主而非进行干预处理。在公元前 5 世纪，"医学之父"希波克拉底[37]被认为是首位尝试并记录了脑积水治疗的医生[38, 39]。

随着超声、MRI 等作为检测胎儿畸形的诊断工具的出现与发展，人们在妊娠 15 周之前就有可能早期发现脑室扩大并诊断出脑积水。Bors[40]于 1925 年在动物实验中成功地实施了第一例动物胎儿手术，术中他切除了豚鼠胎儿的四肢。此后，他还在不同动物的子宫内实施了一系列中枢神经系统相关的手术，包括胎鼠脊髓横断术、胎鼠和胎猴脑皮质切除术，以及胎羊的脑室-腹腔分流术、脑室-胸膜腔分流术等[41-44]。在 20 世纪 80 年代初期，人们对胎儿脑积水治疗的关注焦点主要集中在梗阻性脑室扩大上。人们对梗阻性脑积水产生兴趣的原因主要是对其做出诊断相对容易，而且还会被此类患儿有较好的分流手术成功率所影响。进行此类动物实验模型中的理论依据为：对胎儿脑积水早期进行宫内分流手术治疗可能会防止因 ICP 持续升高造成的不可逆性脑损伤。脑组织这种修复能力是基于正常细胞的弹性，分流术后 ICP 降低后，脑皮质缺血改善、恢复神经突触的形成和神经递质的功能。Clewell 等人[45]于 1982 年，在美国科罗拉多大学第一次在人类脑积水胎儿中尝试进行的宫内分流的临床试验。该分流术被称为 Denver 分流术，是由经母体腹壁和子宫壁、在超声引导下进行的穿刺技术。临床上后来陆续出现不少类似的宫内分流试验，但其中大多数试验都合并有严重的并发症，如分流器移位（颅内性或颅外性）、分流管阻塞、术后感染、分流错位等[46-48]。

为了减少上述并发症，作者发明了一种特殊的脑室-子宫分流器，被称为 Al-Anazi 脑室-子宫分流器（KACTS 专利号：2289）。

国际胎儿外科注册中心为患者家属对胎儿脑积水的宫内治疗制定了指南[49]：

（1）单胎妊娠。

（2）无任何其他严重异常和畸形。

（3）脑室呈渐进性扩张表现。

（4）拥有多学科协作的专业性治疗团队和条件。

（5）胎儿的染色体组型正常。

（6）未发生病毒感染。

（7）胎龄 < 32 周或胎肺未发育成熟。

（8）后续需进行长时间的随访。

（9）治疗团队的所有成员一致同意协同进行手术。

Cavalheiro S 等人[50]介绍了他们对 57 名胎龄位于 24 ～ 32 周进展性脑积水胎儿，通过系统性的分析评估后进行了宫内手术治疗后的效果及经验。分别为：26 名胎儿重复多次进行了脑室穿刺术，3 名胎儿接受了内镜下第三脑室底造瘘术（仅 1 名胎儿手术成功，另外 2 名胎儿因宫内造瘘手术失败、术中临时改为脑室-羊膜腔分流术），30 名胎儿接受了脑室-羊膜腔分流术。

在超声引导下进行反复的脑室穿刺术时，应对胎儿的母亲进行适当的镇静。术中释放的脑室内的液体体积量应控制在 20 ～ 120 ml，并全程监测胎心，一旦出现胎儿心动过缓现象，立即停止释放液体。在超声引导下，经腹行脑室-羊膜腔分流术时，先置入一根猪尾导管（KCH-Rocket Medical PLC, New England），将导管的一端留在胎儿的侧脑室内，另一端放置于孕妇子宫的羊膜腔中。术中进行脐带穿刺、脐静脉置管，注射总剂量为 5 μg/kg 的枸橼酸芬太尼和 0.1 mg/kg 的泮库溴铵对胎儿进行麻醉，麻醉成功后进行第三脑室底造瘘术。在对胎儿麻醉成功约 5 分钟后，用 11 号外科手术刀、于孕妇腹部皮肤上做一个小切口，再用直径 2.5 mm 的穿刺针，在超声的引导下，在胎儿的前囟门边缘处进行穿刺，突破颅骨并进入侧脑室内。穿刺成功后拔出针芯，脑室内液体会随着压力的释放而流出。再通过针头置入 1 个直径 2.3 mm 的神经内镜（NeuroView, flexible scope, 25C, Traatek, USA），将 300 W 氙气照明系统与直径 1 mm 的工作通道相连接。在内镜下识别出 Monro 孔，将内镜经 Monro 孔置入至第三脑室，进行第三脑室底部造瘘，造瘘成功后可见胎儿基底动脉。再使用 2Fr Fogarty 导管充分扩大造瘘处开口后，依次退出内镜和穿刺针。最后，对孕妇腹部的穿刺点再次消毒后用辅料进行封闭。

在接受宫内治疗的 57 名胎儿中，有 26 例重复进行了脑室穿刺术。30 例接受了脑室-羊膜腔分流术。有 5 例胎儿术后因出现分流系统的移位与阻塞而进行了二次手术。进行分流手术的胎儿中，有 10 例胎儿的分流器移位到了宫腔中，有 6 例胎儿的分流器移位到了脑室内。在导管移位到脑室内的病例中，在胎儿出生后可通过神经内镜技术将导管取出。对于进行脑室-羊膜腔分流术的胎儿，在胎儿出生后，可取出分流管，重新进行脑室-腹腔分流术或神经内镜下第三脑室底造瘘术。对反复进行脑室穿刺的患者而言，未观察有空洞性囊肿形成。术中进行穿刺的次数应控制在 2 ～ 5 次。在明确胎儿的肺发育成熟后再进行分娩。对于进行脑室穿刺的胎儿，有 4 例在脑室穿刺术后发生早产。计划对 3 例胎儿中进行神经内镜下第三脑室底造瘘术，但由于技术与解剖的问题，只有 1 例胎儿顺利地完成了手术。所有这些胎儿在出生后均进行后续的脑室-腹腔分流术，手术所采用的分流器是一种没有储蓄囊的、脑室端具有 4 ～ 5 cm 直角导管的低压型分流装置（Codman's Accuo-Fluo）。18 例患者在出生后进行了内镜下第三脑室底造瘘术，其中 11 例后续未再进行分流手术。有 39 例患者随访时间超过 3 年，对他们进行智力评估测试，得出结果：26 例患儿智力正常（IQ > 70），6 例表现为轻度或中度残疾（IQ 介于 35 ～ 70），7 例表现为严重残疾（IQ < 35）。在那些妊娠后期（第三孕期之后）被诊断为脑积水的胎儿，术后预后最好。

25.5　Al-Anazi 脑室-子宫分流器

Al-Anazi 脑室-子宫分流器（VU 分流器）（图 25.1 和图 25.2）由一个长 25 ～ 30 mm、内径长 1.25 mm、中心开口的纵向短导管所组成。分流器有对称的侧翼可将分流器固定于相邻的颅骨上。脑室端分流管有 4 个开口，每边各 2 个，将脑脊液从脑室腔引流至导管的中央开口处，再通过单向阀门继续引流至颅外。该阀门可控制脑脊液单向流动，使之顺利进入母体的子宫腔中，并且能防止羊水倒流进入胎儿的脑室腔内。

在 2005 年 1 月至 2007 年 12 月，对 5 例患有单纯性梗阻性脑积水的胎儿进行了 Al-Anazi 脑室-子宫分流术（VU 分流术）。并进行诊断性经腹羊膜腔穿刺，留取羊水标本，经聚合酶链式反应和标本培养，来检测胎儿染色体核型、巨细胞病毒与弓形虫感染等。同时完善胎儿 MRI 检查（图 25.3），并要获得医院伦理委员会的许可及父母的知

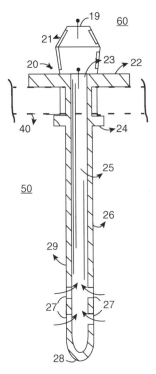

图 25.1　VU 分流器示意图（KACTS 专利号：2289）
19：阀门口；20：分流器固定处；21：单向阀；22：
分流器外翼；23：脑室导管近端开口；24：分流器内
翼；25：中央处纵向开口；26：脑室内端导管；27：
脑室内端导管开口处；28：脑室内导管末端；29：导
管壁；40：颅骨；50：脑室腔；60：子宫腔

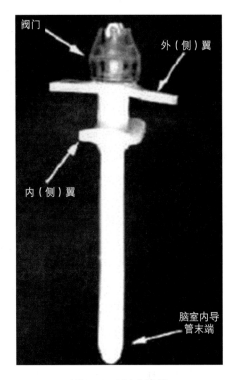

图 25.2　VU 分流器

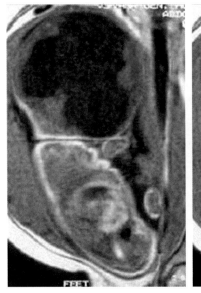
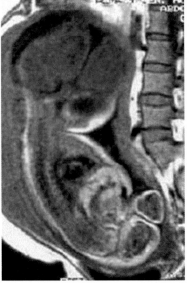

图 25.3　胎儿术前 MRI 清晰地显示脑积水

情同意。于妊娠 27 ～ 32 周，在全身麻醉下，通过超声引导，做常规比基尼状切口暴露子宫，在子宫上做 1 cm 长的切口，在超声引导下将分流器置入至目标位置。术中利用单极电凝套管，在胎儿头部的头皮、骨骼与硬脑膜开一小口；之后置入 Al-Anazi VU 分流器（KACTS 专利号：2289）[51-53]。此后，继续住院治疗 1 周，密切监测母亲与胎儿的情况。在患者出院后，每周对患者进行定期随访，以评估母亲与胎儿双方的情况。当胎儿发育成熟后，通过剖宫产对胎儿进行早期分娩，具体时机根据产科评估后决定。当胎儿被分娩后，立即取出此前置入的分流器装置，并用 1 号线严密缝合新生儿头皮上的切口。

进行宫内分流器置入手术的平均妊娠时间为 30 孕周。其中有 1 例病例，在置入分流器术后的 18 小时后孕妇出现了胎盘早剥，因此治疗团队的医生决定，为了孕妇及胎儿的安全，及时对胎儿进行引产。其余病例术后均继续顺利完成妊娠，未出现并发症。在表 25.1 中列出了该 5 例病例资料的详细数据和患者的就医情况。出院后，所有患者均定期进行门诊随访，随访发现所有胎儿术中置入的分流器都运行良好，胎儿的脑室体积

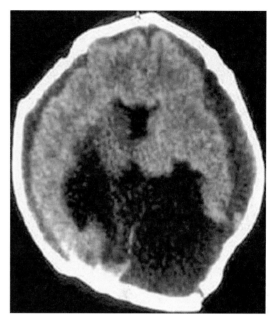

图 25.4　分娩当天进行的颅脑 CT 扫描，显示脑室体积减小、颅缝变窄

和双顶径（图 25.4）逐渐减小。然而，所有这些胎儿在出生后都出现不同程度的并发症（表 25.2）。这些胎儿在分娩时的平均胎龄为 35.2 周。在分娩过程中，术中所有分流器均被仔细、小心地固定，并进行保护（图 25.5）。虽然对于这些患儿而言，在早期进行宫内分流手术技术上取得了成功，但所有这些患儿的预后均不尽人意。

表 25.1　患儿的详细数据资料和就医情况

病例	母亲年龄	妊娠次数 / 生产次数	进行宫内分流手术时的孕周	分娩时的孕周	分流手术的时长（分钟）	术中并发症	术后即刻并发症	住院时长（天）
1	32	G6 P4+1	31	31	45	无	胎盘早剥	5
2	34	G4 P3	32	37	35	无	无	10
3	25	G3 P0+2	28	35	30	无	无	7
4	23	G1 P0	32	37	25	无	无	4
5	20	G1 P0	27	36	25	无	无	4

表 25.2　患儿的术后并发症

病例	分娩时的孕周	APGAR 得分	产科并发症	胎儿出生时体重（g）	新生儿并发症	神经功能预后情况
1	31	5.6	胎盘剥离	1 600	发绀型心脏病	8 个月后死于心脏并发症
2	37	8.9	无	2 300	分流术后感染	发育迟缓、视力不良
3	35	5.8	早产、胎膜早破	1 900	早产儿、分流术后感染、青光眼	发育迟缓
4	37	8.9	羊水过少、早产	2 800	葡萄球菌败血症	发育迟缓
5	36	6.8	早产	2 400	无	发育迟缓

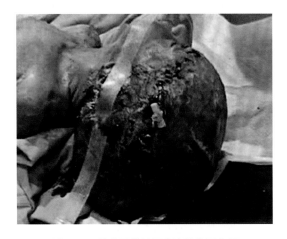

图 25.5　胎儿照片显示分流器位置良好

小　结

在首例进行子宫内手术治疗胎儿脑积水后的 30 多年以来，神经外科在妊娠期间治疗胎儿脑积水的技术方面几乎没有太大进展。当前，医学诊断技术的发展突飞猛进，我们已有更好的条件、能更精确地评估胎儿脑积水与相关的中枢神经系统异常情况。我们认为，对于未合并其他任何相关畸形的、无明显结构破坏性改变的，呈急性进展表现的脑积水胎儿，可考虑进行宫内手术。

参考文献

[1] Sutten L, Sun P, Adsick S. Fetal neurosurgery. Neurosurgery. 2001; 48: 124–44.

[2] Bruner J, Davis G, Tulipan N. Intrauterine shunt for obstructive hydrocephalus—still not ready. Fetal Diagn Ther. 2006; 21: 532–9.

[3] Al-Anazi AR, Nasser MJ. Hydrocephalus in the Eastern province of Saudi Arabia. Qatar Med J. 2003; 12: 133–5.

[4] El-Awad ME. Infantile hydrocephalus in south-western region of Saudi Arabia. Ann Trop Paediatr. 1992; 12: 119–23.

[5] Murshid W, Imma Dad M, Jarallah J. Epidemiology of infantile hydrocephalus in Saudi Arabia: birth prevalence and associated factors. Pediatr Neurosurg. 2003; 32: 119–23.

[6] Cherwenak FA, Duncan C, Ment LR, et al. Outcome of fetal ventriculomegaly. Lancet. 1984; 2: 179–81.

[7] Nyberg DN, Mac LA, Hirch J, et al. Fetal hydrocephalus. Radiology. 1987; 163: 187–91.

[8] Oi L, Honda Y, Hidaka M, et al. Intrauterine high-resolution magnetic resonance imaging in fetal hydrocephalus and prenatal estimation of postnatal outcomes with "perspective classification". J Neurosurg. 1998; 88: 685–94.

[9] Kirkinen P, Partanen K, Vainio P, et al. MRI in obstetrics: a supplementary method for ultrasonography. Ann Med. 1996; 28: 131–6.

[10] Benacerraf BR, Shipp TD, Bromley BR, Levine D. What

does magnetic resonance imaging add to the prenatal sonographic diagnosis of ventriculomegaly? J Ultrasound Med. 2007; 26: 1513−22.

[11] Dill P, Poretti A, Boltshauser E, Huisman TA. Fetal magnetic resonance imaging in midline malformations of the central nervous system and review of the literature. J Neuroradiol. 2009; 36: 138−46.

[12] Jeanty P, Dramaix-Wilmet M, Delbeke D, Rodesch F, Struyven J. Ultrasonic evaluation of fetal ventricular growth. Neuroradiology. 1981; 21: 127−31.

[13] Leidig E, Dannecker G, Pefeifer KH, Salinas R, Pfeifer G. Intrauterine development of post-haemorrhagic hydrocephalus. Eur J Pediatr. 1988; 147: 26−9.

[14] Levine D, Trop I, Mehta TS, Barnes PD. MR imaging appearance of fetal cerebral ventricular morphology. Radiology. 2002; 223: 652−60.

[15] Manning FA, Harrison MR, Rodeck C, Members of the International Fetal Medicine and Surgery Society. Catheter shunts for fetal hydronephrosis and hydrocephalus: report of the international fetal surgery registry. N Engl J Med. 1986; 315: 336−40.

[16] Chervenak FA, Ment LR, McClure M, Berkowitz RL, Duncan C, Hobbins C, Scott D. Outcome of fetal ventriculomegaly. Lancet. 1984; 2: 179−81.

[17] Clark RG, Milhorat TH. Experimental hydrocephalus—light microscopic findings in acute and subacute obstructive hydrocephalus in the monkey. J Neurosurg. 1970; 32: 400−13.

[18] Edwards MSD, Harrison MR, Halks-Miller M, Nakayama DK, Berger MS, Glick PL, Chinn DH. Kaolin induced congenital hydrocephalus in utero in fetal lambs and rhesus monkeys. J Neurosurg. 1984; 60: 115−22.

[19] Stein SC, Feldman JG, Apfel S, Kolh SG, Casey G. The epidemiology of congenital hydrocephalus. A study in Brooklyn, N.Y. 1968−1976. Childs Brain. 1981; 8: 253−62.

[20] Cavalheiro S, Moron AF, Zymberg ST, Dastoli P. Fetal hydrocephalus—prenatal treatment. Childs Nerv Syst. 2003; 19: 561−73.

[21] Hoffman-Tretin JC, Horoupian DS, Koenigsberg M, Schnur MJ, Llena JR. Lobar holoprosencephaly with hydrocephalus: antenatal demonstration and differential diagnosis. J Ultrasound Med. 1986; 5: 691−7.

[22] Bronshtein M, Zimmer E, Greshonu-Baruch R, Yoffe N, Meyer H, Blumenfield Z. First and second trimester diagnosis of fetal ocular defects and associated anomalies: report of eight cases. Obstet Gynecol. 1991; 77: 443−9.

[23] Patten RM, Mack LA, Finberg HJ. Unilateral hydrocephalus: prenatal sonographic diagnosis. AJR Am J Roentgenol. 1991; 156: 359−63.

[24] McGahan JP, Haesslein HC, Meyers M, Ford KB. Sonographic recognition of in utero intraventricular hemorrhage. AJR Am J Reontgenol. 1984; 142: 171−3.

[25] Hanigan WC, Gibson J, Kelopoulos NJ, Cusack T, Zwicky G, Wright RM. Medical imaging of fetal ventriculomegaly. J Neurosurg. 1986; 64: 575−80.

[26] Montegudo A, Reuss L, Tiomr-Tritsch IE. Imaging the fetal brain in the second and third trimester using transvaginal sonography. Annu Rev Hydroceph. 1992; 10: 53s55.

[27] Clark SL, deVore GR, Sabey P. Prenatal diagnosis of cysts

of the choroid plexus. Obstet Gynecol. 1988; 72: 585−7.

[28] Oi S, Matsumoto S, Katayama K, Mochizuki M. Prenatal neuroimaging in fetal dysraphism. Neurosonology. 1990; 3: 90−6.

[29] Oi S, Sato O, Matsumoto S. A new classification for congenital hydrocephalus and postnatal prognosis (Part I). A proposal of a new classification of fetal/neonatal/infantile hydrocephalus based on neuronal maturation process and chronological changes. Jpn J Neurosurg (Tokyo). 1994; 3: 122−7.

[30] Oi S, Matsumoto S, Katayama K, Mochizuki M. Pathophysiology and postnatal outcome of fetal hydrocephalus. Childs Nerv Syst. 1990; 6: 338−45.

[31] Michejda M, Queenan JT, McCullough D. Present status of intrauterine treatment of hydrocephalus and its future. Am J Obstet Gynecol. 1986; 155: 873−82.

[32] Shapiro K, Fred F, Marmarou A. Biomechanical and hydrodynamic characterization of hydrocephalic infant. J Neurosurg. 1985; 63: 69−75.

[33] Clewell WH, Johnson ML, Meier RP, et al. A surgical approach to the treatment of fetal hydrocephalus. N Engl J Med. 1982; 306: 1320−5.

[34] Thickman D, Mints M, Mennuti M, Kressel HY. MR imaging of cerebral abnormalities in utero. J Comput Assist Tomogr. 1984; 8: 1058−61.

[35] Oi S. Classification of hydrocephalus: critical analysis of classification categories and advantages of "Multi-categorical hydrocephalus classification" (Mc HC). Childs Nerv Syst. 2011; 27: 1523−33.

[36] Oi S. Hydrocephalus research update: controversies in definition and classification of hydrocephalus. Neurol Med Chir (Tokyo). 2010; 50: 859−69.

[37] Hippocrates: De Morbis. Cited by Whytt R: observations on the dropsy in the brain. Edinburgh: Balfour; 1768. p. 4.

[38] Davidoff LE. Treatment of hydrocephalus. Arch Surg. 1929; 18: 1737−62.

[39] Drake JM, Sainte-Rose C. The shunt book. Cambridge: Blackwell Science; 1995. p. 3−12.

[40] Bors E. Bie methodic der intrauterine operation am uberlebenden saugerties foetus. Arch EntwckIngsmech. Organ. 1925; 105: 655−66.

[41] Barron D. An experimental analysis of some factors involved in the development of the fissure pattern of the cerebral cortex. J Exp Zool. 1950; 113: 553−81.

[42] Hooker D, Nicholas J. Spinal cord section in rat fetuses. J Comp Neurol. 1930; 50: 413−67.

[43] Nakayama DK, Harrison MR, Berger MS, et al. Correction of congenital hydrocephalus in utero: part I-the model: intracisternal kaolin produces hydrocephalus in fetal lambs and rhesus monkeys. J Pediatr Surg. 1983; 18: 331338.

[44] Rakic P, Goldman-Rakic P. Use of fetal neurosurgery for experimental studies of structural and functional brain development in non-human primates. In: Perinatal neurology and neurosurgery. New York: SP Medical and Scientific Books; 1985. p. 1−15.

[45] Clewell WH, Johnson ML, Meier PR, et al. A surgical approach to the treatment of fetal hydrocephalus. N Engl J Med. 1982; 306: 1820−5.

[46] Micheida M. Intrauterine treatment of hydrocephalus. Fetal Ther. 1986; 1: 75−9.

［47］Reynolds J, Pernoll M, Gill W, et al. A case of ventricular-amniotic shunting. South Med J. 1985; 78: 203−5.

［48］Ammar A, Rahman S, Anazi AR, Muazen Y, Sibai H. Prolonged intrauterine transabdominal ventricular external drainage. A method to decompress dilated fetal ventricles. Minim Invasive Neurosurg. 1996; 39: 1−3.

［49］Harrison MR, Filly RA, Golbus MS, et al. Fetal treatment. N Engl J Med. 1982; 307: 651−2.

［50］Cavalheiro S, Fernandes AM, Almodin CG, et al. Fetal hydrocephalus. Childs Nerv Syst. 2011; 27: 1575−83.

［51］Al-Anazi A. Novel shunt device for intrauterine treatment of hydrocephalus. Pan Arab J Neurosurg. 2007; 11: 37−40.

［52］Al-Anazi AR, Al-Mejhim F, Al-Qahtani N. In-utero ventriculoamniotic shunt for hydrocephalus. Childs Nerv Syst. 2008; 24: 193−5.

［53］Al-Anazi AR. In-utero ventriculouterine shunt treatment of fetal hydrocephalus: preliminary study of Al-Anazi ventriculouterine shunt. Neurosurg Q. 2010; 20: 1−4.